LIMB DEFORMITIES DISABILITIES
AND FUNCTIONAL RECONSTRUCTION
BIG DATA ANALYSIS

肢体畸形残疾
功能重建大数据

主　编　秦泗河　王一岚　张峻铭

副主编　石　磊　郭保逢　臧建成　郑学建

编　者（以贡献排序）

刘昱欣　杨　蒙　刘玉芳　高立东　李　丹　张　盼
王永娜　郭　佳　盛　凯　刘丽珠　李　艳　焦绍锋
潘　奇　王振军　李文玲

科学技术文献出版社
SCIENTIFIC AND TECHNICAL DOCUMENTATION PRESS
·北京·

图书在版编目（CIP）数据

肢体畸形残疾功能重建大数据 = LIMB DEFORMITIES DISABILITIES AND FUNCTIONAL RECONSTRUCTION BIG DATA ANALYSIS / 秦泗河，王一岚，张峻铭主编. -- 北京 : 科学技术文献出版社，2024. 8. -- ISBN 978-7-5235-1560-0

Ⅰ. R682

中国国家版本馆 CIP 数据核字第 2024BB0733 号

肢体畸形残疾功能重建大数据

策划编辑：付秋玲　　责任编辑：郭　蓉　何惠子　　责任校对：张永霞　　责任出版：张志平

出 版 者　科学技术文献出版社
地　　址　北京市复兴路15号　邮编　100038
编 务 部　（010）58882938，58882087（传真）
发 行 部　（010）58882868，58882870（传真）
邮 购 部　（010）58882873
官方网址　www.stdp.com.cn
发 行 者　科学技术文献出版社发行　全国各地新华书店经销
印 刷 者　北京地大彩印有限公司
版　　次　2024 年 8 月第 1 版　2024 年 8 月第 1 次印刷
开　　本　889 × 1194　1/16
字　　数　562千
印　　张　23.5
书　　号　ISBN 978-7-5235-1560-0
定　　价　198.00元

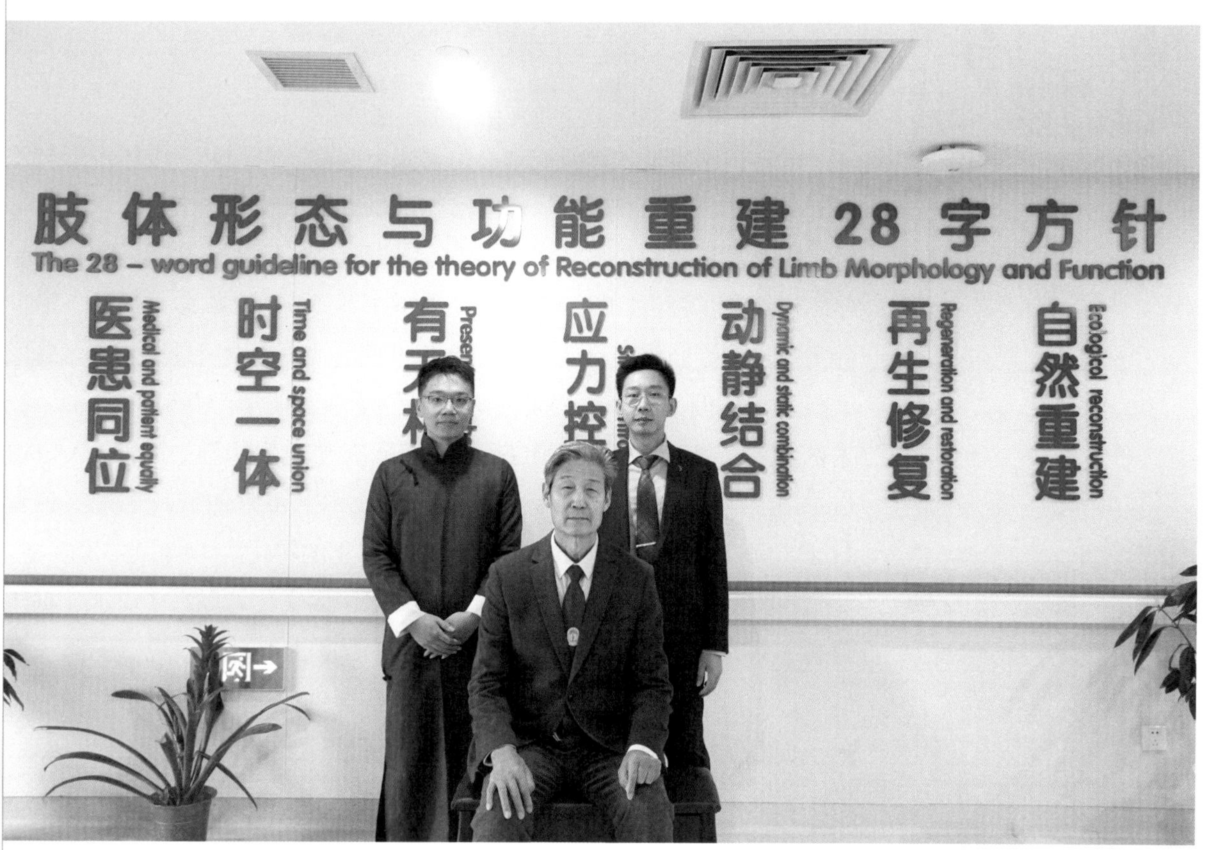

主编秦泗河（中）、王一岚（左）、张峻铭（右）

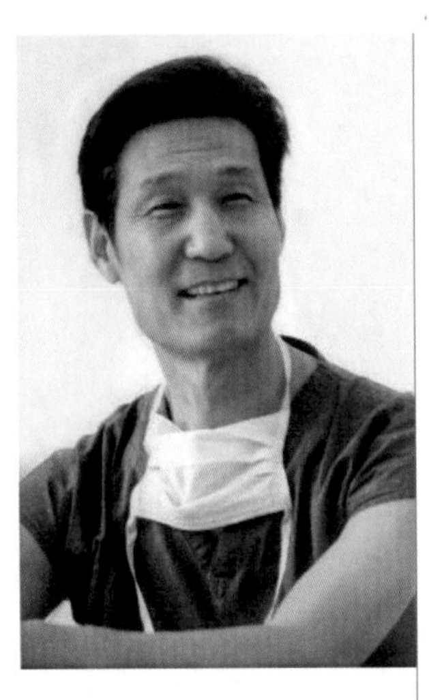

秦泗河

现任国家康复辅具研究中心附属康复医院名誉院长、肢体矫形与重建外科主任，被俄罗斯库尔干国家 Ilizarov 中心聘为名誉教授。

从事矫形外科—肢体畸形残疾手术矫治临床工作 45 年，截至 2023 年 12 月，主持肢体畸形残疾手术 37 763 例，涵盖 230 多个病种，是世界上手术治疗肢体畸形残疾患者最多的医生，建成中国最大的肢体畸形残疾手术病例数据库。其是中国第一位赴俄罗斯学习并引进 Ilizarov 技术的学者，发起成立国际 Ilizarov 技术研究与应用协会中国部（ASAMI China）。运用手术结合外固定（Ilizarov 技术）治疗四肢畸形残疾患者 11 238 例，主导完成了 Ilizarov 技术中国本土的转化。

扎根中国本土，依据中国国情，深研中国文化，以患者需求、重建目标、解决问题为导向，提出了骨科自然重建理念，形成“一路、两线、三平衡”下肢重建原则，不断地创新解决骨科疑难病及肢体畸形残疾，创立了中国特色秦泗河医疗模式与手术风格的四肢矫形技术体系，救治了上万例复杂的四肢残缺畸形，多次应邀赴境外手术示教。

主编 18 部学术著作，其中《肢体形态与功能重建丛书》(共 6 分册)，于 2021 年获国家出版基金资助立项，并于 2023 年 9 月出版发行。主编的英文著作 *Lower Limb Deformities*（《下肢畸形矫正与功能重建》）由施普林格（Springer）出版集团于 2020 年出版，在国际医学界引起广泛影响；另有英文著作 *Atlas of Limb Deformity Etiological Classification*（《肢体畸形图谱：病因分类》）将于 2024 年由施普林格出版集团出版。

学术任职：先后创建中国医师协会外固定与肢体重建委员会，中国医师协会肢体延长与重建学组，中国医师协会骨搬移糖尿病足学组，中国残疾人康复协会脊柱裂学组，中国康复辅具器具协会肢体残障功能重建分会等并任首届主任委员；国际 Ilizarov 技术研究与应用协会（ASAMI）与国际肢体延长与重建学会（ILLRS）中国部主席；在 2024 年 9 月 17 日至 22 日北京召开的第六届世界肢体重建大会担任组织与学术委员会主席。

前言

秦泗河矫形外科大数据库的诞生，跨越45年，从初期仅实施脊髓灰质炎后遗症手术治疗开始，继而治疗病种扩展至脑性瘫痪、膝内翻、膝外翻、先天性四肢畸形、罕见骨病等200余个病种。分久必整合、总结与反省，量变越质变、经验酿智慧，智慧化生命，演化为秩序，以简驾驭繁，医道法自然。

“矫形树，东方立，救肢残，疗效奇，杏林春满俊才旺，四海闻道领首已。”秦泗河以问题为导向，以重建肢体形态与功能为目标，跟着患者的需求走，建立出一条具有中国特色的医学理念与技术风格的技术体系，使得西方国家的骨科专家以好奇之心向秦泗河探究学习。于是，特邀秦泗河赴俄罗斯、孟加拉国、印度手术示教，葡萄牙、加拿大、澳大利亚、意大利、埃及等国家的著名骨科专家来北京与秦泗河同台手术，印度、俄罗斯9位高年资骨科医生来秦泗河所在医疗团队进修学习。2018年6月，秦泗河被俄罗斯库尔干国家Ilizarov中心聘为名誉教授；2019年8月，在英国召开第四届世界肢体重建大会，秦泗河被推荐为全球四位演讲大师之一。2022年10月，在墨西哥坎昆，第五届世界肢体重建大会的两位主席将代表主办权的火炬传递给秦泗河，宣布其担任第六届世界肢体重建联合会主席。

在秦泗河矫形外科大数据库中，输入病例37 000余例，近百万个影像资料。大数据库的出现极大方便了矫形外科临床资料的存储、分析和传播。大量数据就此集成，有序重构自显灵，灵性出万象，风骨超常伦，数据智能化，有无相互生！

《秦泗河矫形外科大数据》是世界矫形外科学史上首部大数据著作，也填补了中国临床医学单中心大数据著作的空白。本书刊载了秦泗河团队发表的近400篇论文目录，主编出版的学术与人文著作20余部，100多篇秦泗河发表的人文哲学文章，290多种手术方式名称，一定程度上反映出秦泗河的矫形外科临床、学术、国际交流与思想演化史。

新思想决定新认知，新理念决定新事实。秦泗河提出与践行的模仿自然、生态重建等新思想、新理念，45年积累总结的肢体矫形与重建外科资料，时间越久远，这部著作凸显的历史价值越大。

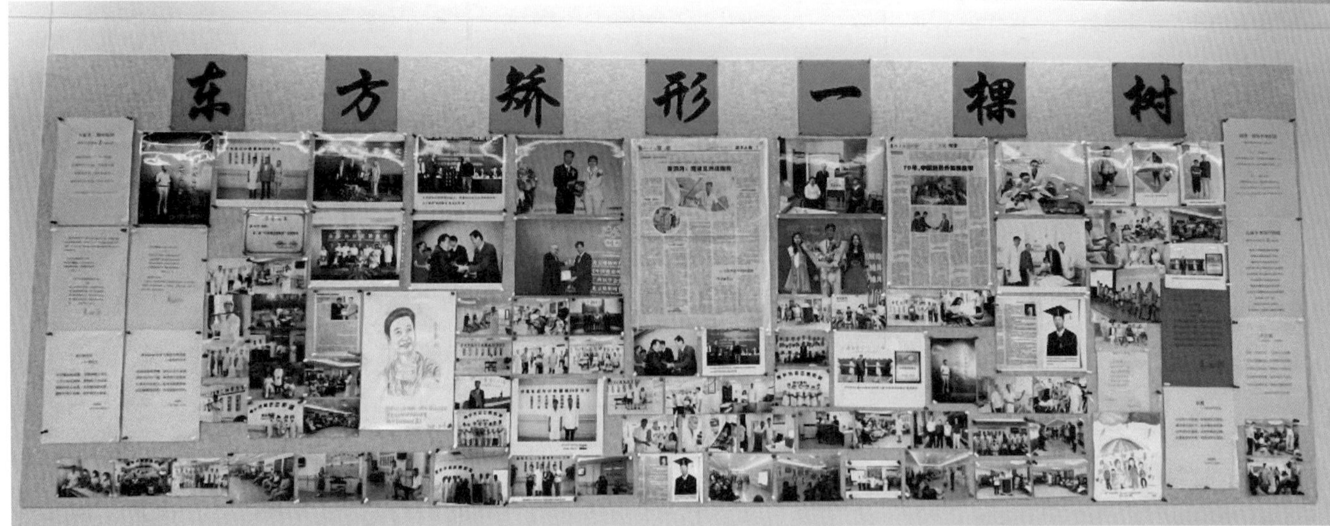
东方矫形一棵树

▲图 1　秦泗河矫形外科——东方矫形一棵树

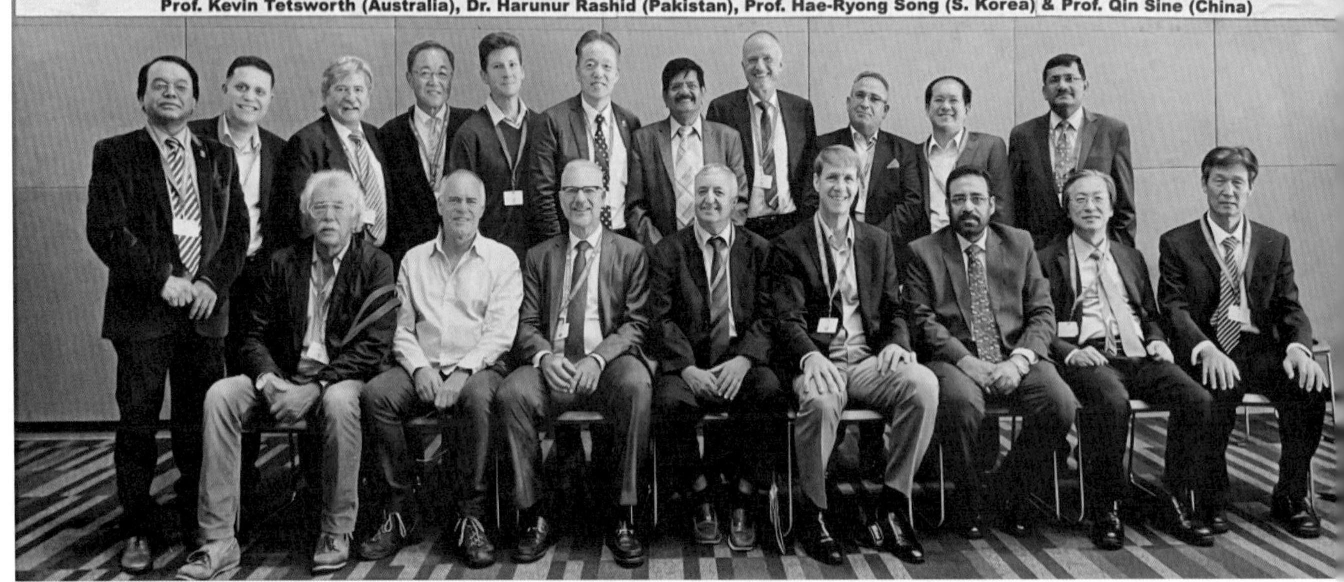
BOARD MEETING OF 2ND ASAMI BR AND ILLRS IN BRISBANE CONVENTION
AUSTRALIA, 23RD SEPTEMBER 2016
FROM LEFT TO RIGHT STANDING: Prof. Md. Mofakhkharul Bari (Bangladesh), Dr. Minoo Patel (Australia), Prof. Jose Bongiovanni (Brazil),
Prof. Michiko Takahashi (Japan), Dr. Pavel (Poland), Prof. Takashi Matsushita (Japan), Prof. Harshad M. Shah (India),
Prof. Rainer Baumgart (Germany), Dr. Oliver Birke (Norway), Prof. Chua Yeok Pin (Malaysia), Dr. James Fernandes (U.K)
FROM LEFT TO RIGHT SITTING: Prof. Maurizio Catagni (Italy), Dr. Nuno Craveiro Lopes (Portugal), Prof. Dror Paley (USA), Prof. Ghassan Salameh
Prof. Kevin Tetsworth (Australia), Dr. Harunur Rashid (Pakistan), Prof. Hae-Ryong Song (S. Korea) & Prof. Qin Sine (China)

▲图 2　2016 年 7 月，在澳大利亚布里斯班各国肢体重建学会主席合影，右一为秦泗河

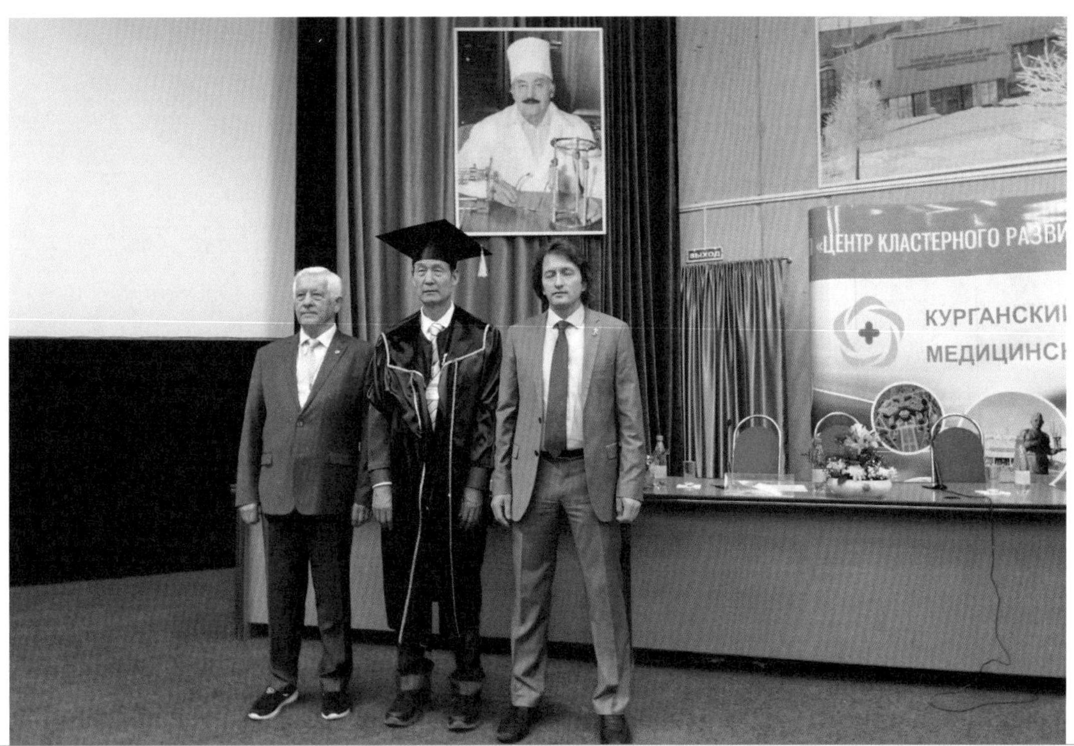

▲图 3　2018 年 6 月，在俄罗斯库尔干国家 Ilizarov 中心，为秦泗河举行名誉教授的聘任仪式，左为前任中心主任 V ladimir I.Shevtsonv，右为时任主任 Alexander Gubin

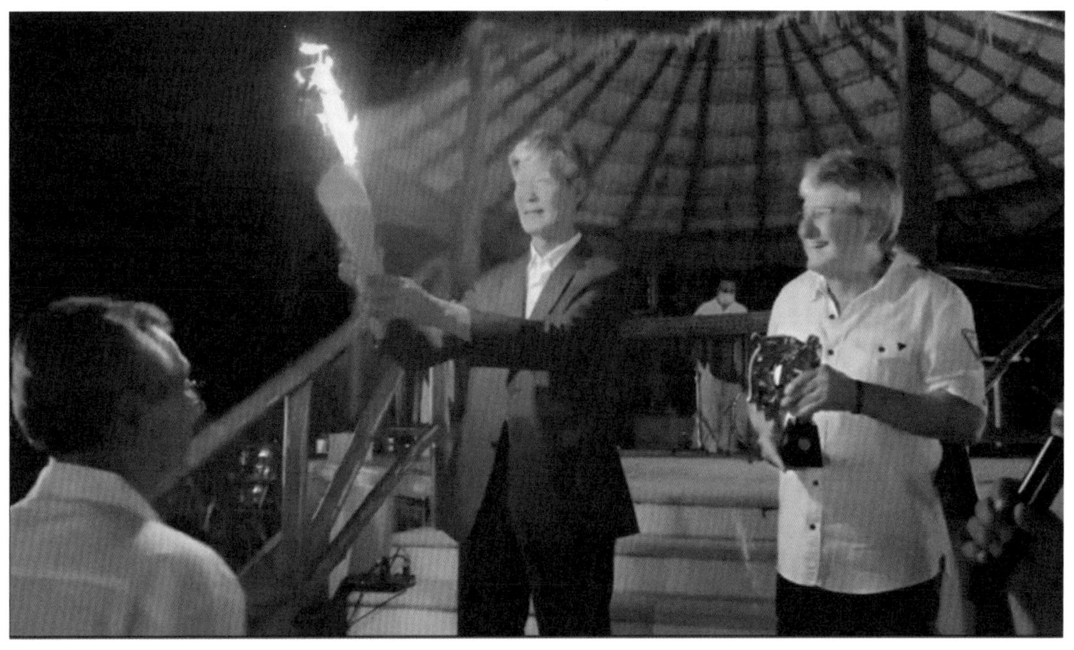

▲图 4　2022 年 10 月，在墨西哥坎昆，第五届世界肢体重建大会的两位主席——巴西的 José Carlos Bongiovanni，墨西哥的 Fernando de la Huerta 教授，将代表大会主办权的火炬传递给秦泗河，正式宣布秦泗河接任第六届世界肢体重建联合会主席

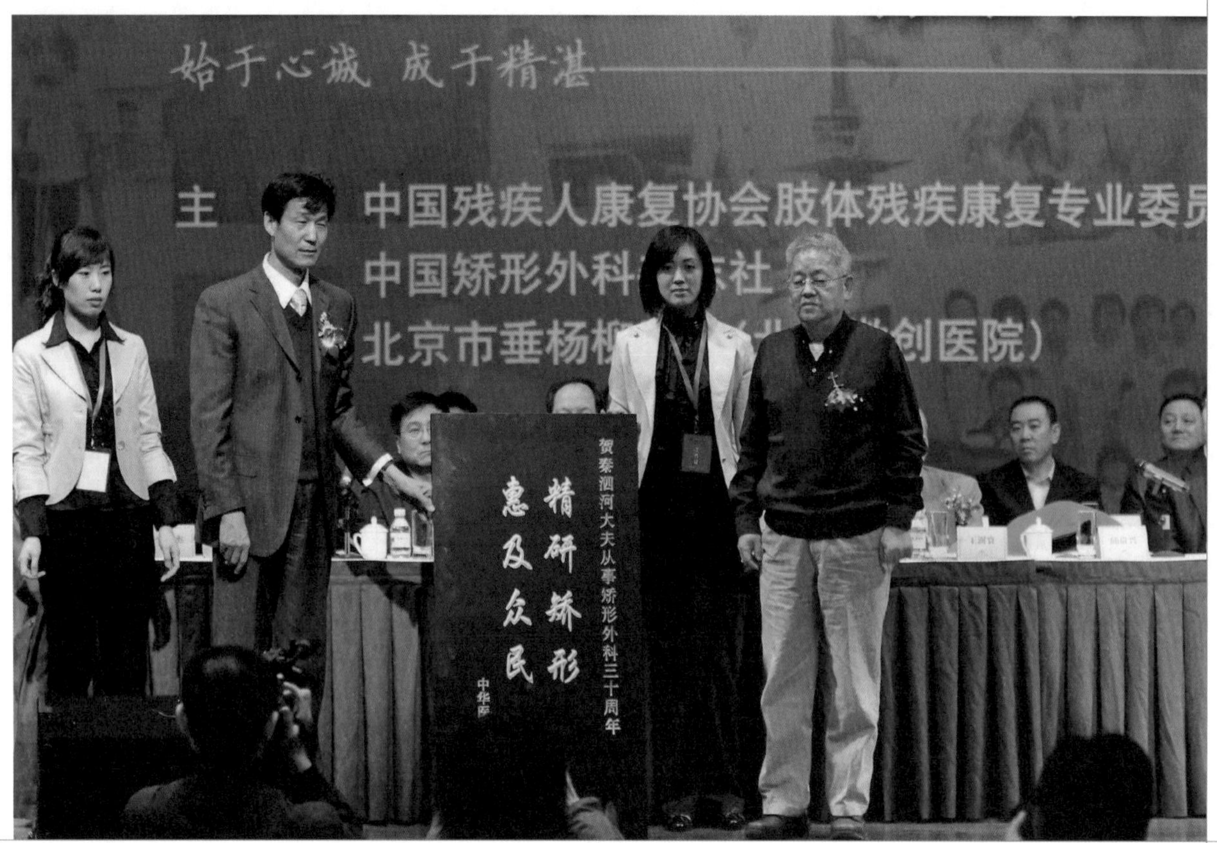

始于心诚 成于精湛
主 中国残疾人康复协会肢体残疾康复专业委员
中国矫形外科
北京市垂杨柳
创医院)
贺秦泗河大夫从事矫形外科三十周年
精研矫形
惠及众民

▲图 5 邱贵兴院士向秦泗河赠送牌匾“精研矫形 惠及众民”

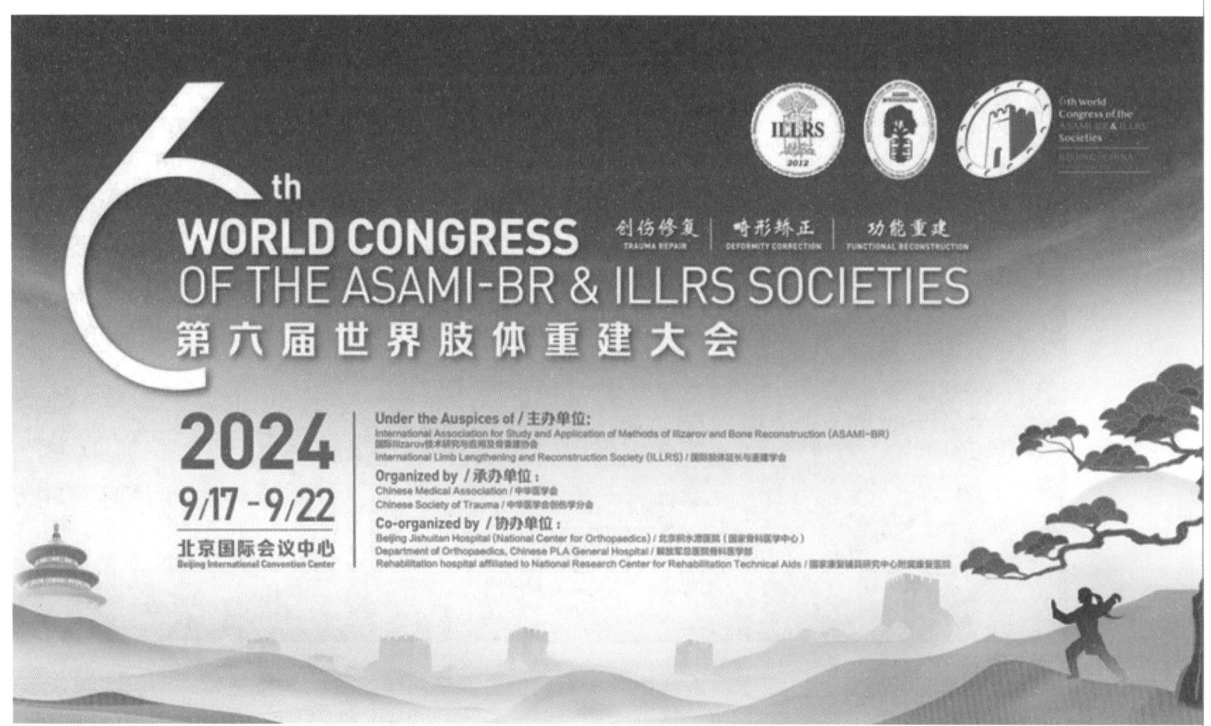

ILLRS
6th
WORLD CONGRESS
OF THE ASAMI-BR & ILLRS SOCIETIES
第六届世界肢体重建大会
创伤修复
TRAUMA REPAIR
畸形矫正
DEFORMITY CORRECTION
功能重建
FUNCTIONAL RECONSTRUCTION
2024
9/17-9/22
北京国际会议中心
Beijing International Convention Center
Under the Auspices of / 主办单位:
International Association for Study and Application of Methods of Ilizarov and Bone Reconstruction (ASAMI-BR)
International Limb Lengthening and Reconstruction Society (ILLRS)
Organized by / 承办单位:
Chinese Medical Association / 中华医学会
Chinese Society of Trauma
Co-organized by / 协办单位:
Beijing Jishuitan Hospital (National Center for Orthopaedics)
Department of Orthopaedics, Chinese PLA General Hospital
Rehabilitation hospital affiliated to National Research Center for Rehabilitation Technical Aids

▲图 6 第六届世界肢体重建大会将于 2024 年 9 月 17 日至 9 月 22 日在北京国际会议中心召开

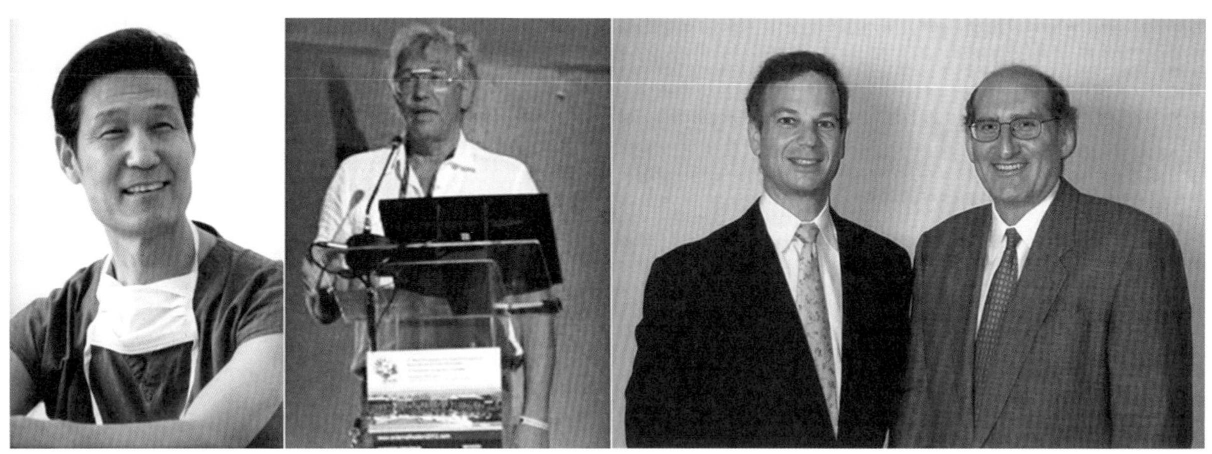

▲图 7　英国召开第四届肢体重建大会，全球推选出 4 位演讲大师：秦泗河（中国），Catagni（意大利），Dror.Paley（美国）和 JohnE.Herzenburg（美国）

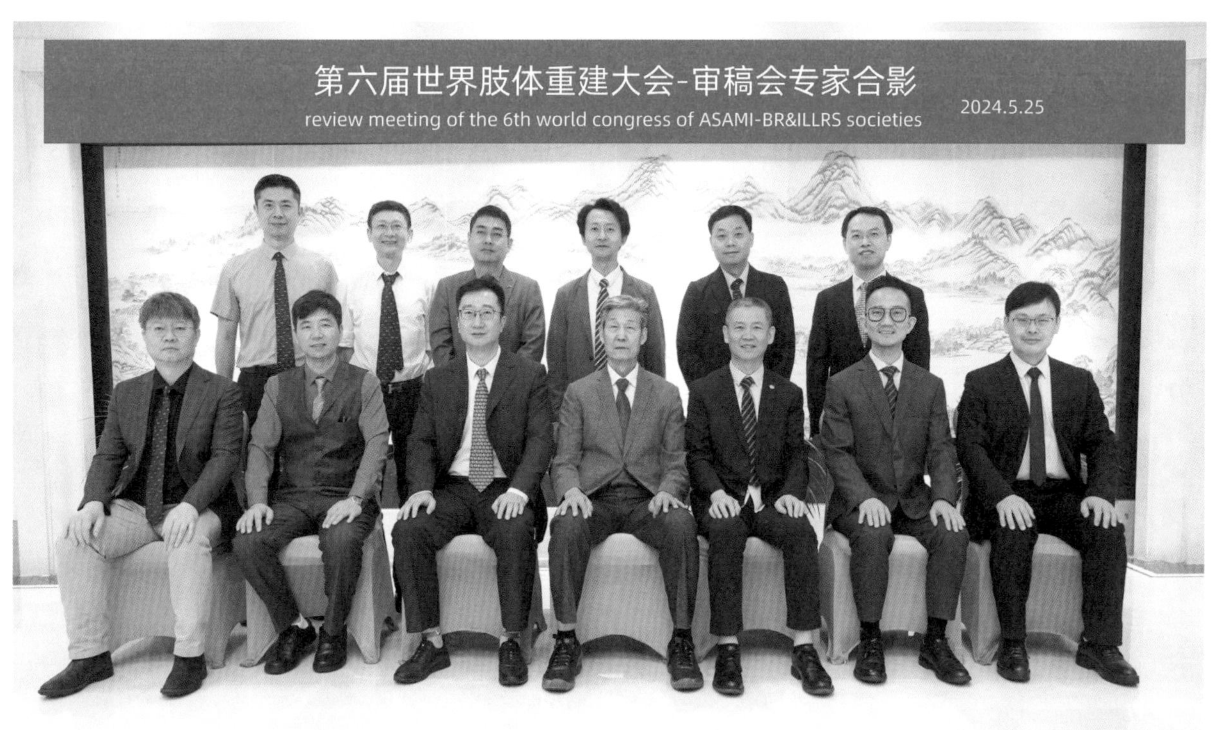
第六届世界肢体重建大会-审稿会专家合影
review meeting of the 6th world congress of ASAMI-BR&ILLRS societies
2024.5.25

第一排（左起）：张晖、朱跃良、张巍、秦泗河、张永红、杜辉、臧建成

第二排（左起）：潘奇、花奇凯、阮洪江、白龙滨、覃承诃、郭保逢

▲图 8　第六届世界肢体重建大会审稿专家合影

目录

第一章　秦泗河矫形外科 45 年起源形成与发展的历程逻辑 1
Chapter 1 The Origin, Formation, and Development of Qinsihe Orthopedic Surgery (Qin's OS) over the Past 45 Years

第一节　秦泗河矫形外科及其演化的时代背景 1
Section 1 Evolutionary Background of Qin's OS
第二节　秦泗河矫形外科的起源与形成 6
Section 2 The Origin and Formation of Qin's OS
第三节　秦泗河矫形外科大数据给中青年学者带来的启示 9
Section 3 Inspiration from Big Data of Qin's OS to Young and Middle-aged Scholars
第四节　秦泗河矫形外科智慧及大数据未来挖掘展望 10
Section 4 Wisdom and Big Data Future Mining Prospect of Qin's OS

第二章　秦泗河矫形外科病例数据简介 12
Chapter 2 Brief Introduction of Case Data of Qin's OS

第一节　矫形外科数据库的起源、形成与发展 12
Section 1 Origin, Formation and Development of Orthopaedic Database
第二节　病历表格是建立真实数据的基本条件 15
Section 2 Medical record form is the basic condition for establishing real data.
第三节　秦泗河矫形外科数据库的价值与挖掘前景 30
Section 3 The Value and Mining Prospect of Qinsihe Orthopaedic Surgery Database

第三章　手术治疗 37 763 例肢体畸形病例综合分析 31
Chapter 3 Comprehensive analysis of 37 763 cases of limb deformities treated by surgery

第一节　手术治疗 37 763 例肢体畸形病例综合统计 31
Section 1 Comprehensive Statistics of 37 763 cases of Limb Deformity Treated by Operation
第二节　基于手术病例数据建立的矫形外科规范名词 41
Section 2 Orthopedic Normative Nomenclature Based on Surgical Case Data
第三节　大数据显示中国遗留众多肢体残疾的原因与特点 49
Section 3 Big data show the causes and characteristics of many physical disabilities left behind in China

第四节　基于大数据建立的秦泗河临床诊疗决策 56
Section 4 Qin's clinical diagnosis and treatment decision-making based on big data

第四章　不同肢体部位手术病例统计 57
Chapter 4 Statistics of Surgical Cases of Different Limb Parts

第一节　颈部 - 脊柱等手术病例统计 57
Section 1 Statistics of Neck and Spine Operations
第二节　膝内翻、膝外翻手术病例 764 例统计分析 65
Section 2 Statistical analysis of 764 cases of genu varum and genu valgum operation
第三节　22 062 例足踝畸形临床特点及病例分析 68
Section 3 Clinical characteristics and case analysis of 22 062 cases of foot and ankle deformity
第四节　上肢重建手术 624 例统计分析......75
Section 4 Statistical analysis of 624 cases of upper limb reconstruction
第五节　青藏高原地区下肢畸形手术 131 例统计分析 83
Section 5 Statistical Analysis of 131 cases of Lower Limb Deformity Operation in Qinghai-Tibet Plateau

第五章　不同年龄段手术病例统计数据 86
Chapter 5 Statistical data of surgical cases in different age groups

第一节　秦泗河矫形外科手术病例年龄分段统计 86
Section 1 Age Segmentation Statistics of Surgery Cases in Qin's OS
第二节　14 839 例儿童肢体畸形临床数据分析 89
Section 2 Analysis of clinical data of 14 839 children with limb deformity
第三节　40 岁以上各类下肢畸形手术病例 1413 例统计分析......95
Section 3 Statistical analysis of 1413 cases of lower limb deformity over 40 years old
第四节　脊髓灰质炎后遗症中老年手术病例 1141 例统计分析......98
Section 4 Statistical analysis of 1141 cases of poliomyelitis sequelae in middle-aged and elderly patients
第五节　60 岁以上老年肢体畸形手术病例 165 例统计 99
Section 5 Statistics of 165 cases of limb deformity operation in the elderly over 60 years old

第六章　先天性肢体畸形统计数据...... 102
Chapter 6 Statistical Data of Congenital Limb Deformity

第一节　常见先天性肢体畸形......102
Section 1 Common congenital limb malformation

第二节　少见先天性肢体畸形......114
Section 2 Uncommon congenital limb deformity
第三节　罕见先天性肢体畸形......122
Section 3 Rare congenital limb deformity
第四节　血管瘤下肢畸形手术 67 例统计分析......124
Section 4 Statistical analysis of 67 cases of hemangioma deformity of lower extremities

第七章　秦泗河矫形外科骨科罕见病肢体畸形手术病种统计......127
Chapter 7 Statistics of Rare Orthopedic Diseases with Limb Deformities in Qin's OS

第一节　骨科罕见病肢体畸形手术矫治概述......127
Section 1 Summary of surgical correction of limb deformities in rare orthopedic diseases
第二节　低磷性佝偻病下肢畸形手术矫正 183 例统计......128
Section 2 Statistics of 183 cases of surgical correction of lower limb deformity in hypophosphatemic rickets
第三节　软骨发育不全类肢体畸形手术 94 例统计......131
Section 3 Statistics of 94 cases of achondroplasia limb deformity operation
第四节　骨与软组织肿瘤致肢体畸形手术 154 例统计......133
Section 4 Statistics of 154 cases of limb deformity caused by bone and soft tissue tumor
第五节　硬纤维瘤致下肢畸形手术矫正 11 例统计......135
Section 5 Surgical correction of deformity of lower limbs caused by desmoid tumor: a report of 11 cases
第六节　手术治疗腓骨肌萎缩症 335 例统计分析......136
Section 6 Statistical analysis of 335 cases of Charcot–Marie–Tooth disease treated by operation
第七节　格林 – 巴利综合征下肢畸形手术 86 例统计......139
Section 7 Statistics of 86 cases of Guillain–Barre syndrome with lower limb deformity surgery
第八节　手足口病下肢畸形手术 17 例统计......141
Section 8 Statistics of 17 cases of hand–foot–and–mouth disease with lower limb deformity operation
第九节　血友病下肢畸形手术 11 例统计分析......142
Section 9 Statistical analysis of 11 cases of hemophilia lower limb deformity surgery

第八章　创伤后遗肢体畸形数据......145
Chapter 8 Data of limb deformities after trauma

第一节　创伤骨折手术 108 例统计分析......145
Section 1 Statistical analysis of 108 cases of traumatic fracture operation
第二节　手术创伤后遗下肢畸形残缺 837 例统计......146
Section 2 Statistics of 837 cases of deformity and deformity of lower limbs after surgical trauma

第三节 手术治疗脑部创伤后遗肢体畸形 70 例统计 148
Section 3 Surgical treatment of limb deformities following brain trauma: a report of 70 cases

第九章 神经源性肢体畸形残疾 151
Chapter 9 Neurogenic Limb Deformity and Disability

第一节 神经源性肢体畸形 30 194 例宏观统计分析 151
Section 1 Macroscopic statistical analysis of 30 194 cases of neurogenic limb deformity
第二节 脊髓灰质炎后遗症 24 430 例统计分析 159
Section 2 Statistical analysis of 24 430 cases of sequelae of poliomyelitis
第三节 手术治疗脑性瘫痪肢体畸形 5088 例统计分析 162
Section 3 Statistical analysis of surgical treatment of limb deformity in 5088 cases of cerebral palsy
第四节 手术治疗脑性瘫痪成年期 1419 例统计分析 165
Section 4 Statistical analysis of surgical treatment of adult cerebral palsy in 1419 cases
第五节 手术治疗脊柱裂 / 脊髓栓系 1117 例统计分析 167
Section 5 Surgical treatment of spina bifida/tethered cord: a statistical analysis of 1117 cases

第十章 重度肢体畸形残疾统计数据 170
Chapter 10 Statistical Data of Severe Limb Deformity and Disability

第一节 重度下肢畸形残疾 3547 例统计分析 170
Section 1 Statistical analysis of 3547 cases with severe deformity of lower extremities
第二节 蹲地 – 爬行患者 681 例统计分析 174
Section 2 Statistical analysis of 681 cases of squatting and crawling patients

第十一章 骨外固定与支具应用统计分析 177
Chapter 11 Statistical Analysis of External Fixation and Brace Application

第一节 秦泗河四肢手术结合骨外固定 11 238 例分析 177
Section 1 Analysis of 11 238 cases of Qin's Limb Operation Combined with External Fixation
第二节 矫形器装配 2182 例统计分析 180
Section 2 Statistical analysis of 2182 cases of orthosis fitting

第十二章 秦泗河矫形外科手术方式与类别统计数据......182
Chapter 12 Statistical Data of Qin's OS Methods and Categories

第一节 秦泗河矫形外科 298 种手术方式名称......182
Section 1 Names of 298 surgical methods in Qin's OS
第二节 秦泗河矫形外科常用术式一览......196
Section 2 List of Common Operative Methods of Qin's OS
第三节 肌腱延长与软组织松解手术常用术式及相关统计......197
Section 3 Common surgical methods and related statistics for tendon elongation and soft tissue release surgery
第四节 肌腱、肌肉移位动力平衡手术常用术式及相关统计......198
Section 4 Methods of Tendon and Muscle Transposition Dynamic Balance Surgery and Related Statistics
第五节 关节融合术及相关统计......198
Section 5 Arthrodesis and Related Statistics
第六节 截骨矫形术及相关统计......199
Section 6 Orthopedic osteotomy and related statistics
第七节 截骨延长术及相关统计......199
Section 7 Osteotomy lengthening and related statistics
第八节 秦泗河制定的 6 项异常行走功能指数......202
Section 8 6 indexes of abnormal gait and walking function formulated by Qin Sihe

第十三章 2136 例术后患者随访结果统计......203
Chapter 13 Statistics of Follow-up Results of 2136 Postoperative Patients

第一节 秦泗河设计应用的术后随访评价表......203
Section 1 Postoperative Follow-up Evaluation Form of Qin Design Application
第二节 2136 例术后患者随访统计结果......204
Section 2 Statistical results of follow-up of 2136 postoperative patients
第三节 267 例术后 10 年以上随访统计结果......206
Section 3 Statistical results of 267 cases followed up for more than 10 years
第四节 132 例术后 20 年以上随访统计......208
Section 4 Statistical results of 132 cases followed up for more than 20 years
第五节 分病种统计术后随访结果......210
Section 5 Statistical analysis of postoperative follow-up results according to disease types

第十四章　秦泗河矫形外科团队发表的文献和影像资料统计..........................216
Chapter 14 Statistics of Literature and Imaging Data Published by Qin's OS Team

第一节　秦泗河矫形外科团队发表的中文期刊论文..........................216
Section 1 Chinese journal papers published by Qin's OS Team
第二节　秦泗河矫形外科团队发表的英文论文..........................239
Section 2 English paper published by Qin's OS Team
第三节　秦泗河应邀为相关专家出版的书作序与寄语..........................240
Section 3 Qin was invited to write prefaces and messages for books published by relevant experts
第四节　秦泗河发表的人文科普、医学教育类文章..........................241
Section 4 Articles on popular science and medical education published by Qin
第五节　秦泗河主持摄制出版或发布的影像资料..........................245
Section V Video materials produced, published or published by Qin

第十五章　秦泗河主编与参编著作 37 部..........................246
Chapter 15 Qin edited and co-edited 37 books

第一节　秦泗河主编的学术与人文著作..........................246
Section 1 Academic and humanistic works edited by Qin
第二节　秦泗河应邀参与编写的著作..........................251
Section 2 Qin was invited to participate in the compilation of the book
第三节　论文集与相关资料汇集..........................255
Section 3 Collection of Papers and Related Materials

第十六章　秦泗河矫形外科的医学教育与肢体重建医生培训..........................258
Chapter 16 Medical Education and Training of Limb Reconstruction Doctors in Qin's OS

第一节　外固定与肢体重建培训班学员统计分析..........................258
Section 1 Statistical Analysis of Trainees in External Fixation and Limb Reconstruction Training Class
第二节　在秦泗河矫形外科进修的医护人员统计分析..........................262
Section 2 Statistical analysis of medical staff in Qin's OS
第三节　秦泗河矫形外科中的人文情怀..........................265
Section 3 The Humanistic Feelings in Qin's OS
第四节　秦泗河医学文化与矫形外科技术传播..........................272
Section 4 Qin's Medical Culture and the Spread of Orthopedic Surgery Technology

第十七章 秦泗河矫形外科的学术活动与发展......276
Chapter 17 Academic Activities and Development of Qin's OS

第一节 秦泗河曾任职或创立的学术组织......276
Section 1 Academic organizations that Qin has served or founded
第二节 秦泗河曾兼任的学术杂志编委......277
Section 2 Qin was a member of the editorial board of an academic journal
第三节 秦泗河的国际学术交流与人文考察......278
Section 3 International Academic Exchange and Humanistic Investigation of Qin
第四节 秦泗河为 15 个中英文杂志组稿、撰写述评......284
Section 4 Qin organized contributions and wrote reviews for 15 Chinese and English magazines

第十八章 秦泗河矫形外科发展其他相关内容......287
Chapter 18 Other Related Contents of the Development of Qin's OS

第一节 秦泗河矫形外科收到患者赠送的 208 面锦旗......287
Section 1 Qin's OS received 208 golden banners from patients
第二节 1076 份肢体畸形残疾社会调查统计分析......290
Section 2 A statistical analysis of 1076 social survey of limb deformity and disability
第三节 书信中的医患缘契......296
Section 3 Doctor-patient relationship in letters
第四节 秦泗河创立的快乐骨科病房文化......298
Section 4 Happy Orthopedic Ward Culture Created by Qin
第五节 中国肢体畸形残障医学展览馆......302
Section V China Limb Deformity and Disability Medical Exhibition Hall

第十九章 专家学者写给秦泗河的书信精选与学术推许......308
Chapter 19 Selected Letters Written by Experts and Scholars to Qin and Academic Praise

第一节 专家学者写给秦泗河的 33 封书信实录......308
Section 1 Record of 33 Letters Written by Experts and Scholars to Qin
第二节 顾玉东院士写给秦泗河的书信、赠言手迹......325
Section 2 Handwriting of Letters and Messages Written by Academician Gu Yudong to Qin Sihe
第三节 王澍寰院士手写题词、信件及合影......328
Section 3 Handwritten Inscription, Letter and Group Photo of Academician Wang Shuhuan

第四节　有关单位和专家邀秦泗河会诊的信函 332
Section 4 Letters from relevant units and experts inviting Qin Sihe for consultation

第二十章　秦泗河高效工作展示 339
Chapter 20 Qin's efficient work

第一节　秦泗河个人学术活动 339
Section 1 Qin's Personal Academic Activities
第二节　体验秦泗河矫形外科忙碌高效的一天 343
Section 2 Experience a Busy and Efficient Day in Qin's OS
第三节　使命的馈赠——秦泗河 73 岁生日小记 346
Section 3 The Gift of Mission —— Notes on Qin's 73rd Birthday
第四节　秦泗河的音乐医学与笛子外交 348
Section 4 Qin's Music Medicine and Flute Diplomacy

附录　第六届世界肢体重建大会国际组织委员会与学术委员会成员名单 352
List of members of the International Organizing Committee and Academic Committee of the 6th World Congress of ASAMI-BR&ILLRS Societies

参考文献 356
References

第一章

秦泗河矫形外科 45 年起源形成与发展的历程逻辑

第一节　秦泗河矫形外科及其演化的时代背景

一、秦泗河矫形外科定义

秦泗河矫形外科是植根在中国本土，孕育并成长 40 余年，演化出东方“道法自然”智慧的“肢体形态与功能重建”整合医学科，能用简单、高效、低廉医疗费，治疗经典骨科及高新技术难以治疗的肢体畸形或残疾、骨科疑难病症，赢得广大患者及世界矫形外科同行的广泛认可和赞誉。

二、起源演化的时代背景

20 世纪 80 年代，中国大陆有 200 万以上的脊髓灰质炎（小儿麻痹）后遗症患者未获得满意的手术矫治，最大限度改善这些病残患者的肢体形态与功能，是那一时期一批骨科老专家的使命。1988 年国务院下发了解救残疾人的三项康复计划（脊髓灰质炎后遗症矫治、白内障复明、聋儿语训），其中一项任务是在 5 年期间，手术治疗 30 万脊髓灰质炎后遗症患者。以中国残疾人联合会与卫生部牵头，多个部委组合成立了全国及各省、市三项康复办公室，各省组织有矫形经验的骨科医生实施义务手术矫治。5 年多时间，全国手术治疗 40 多万例次肢体畸形或残疾患者，这是世界矫形外科史上最宏大的一项政府主导下抢救肢体残疾人的伟大矫形外科康复工程，也是那个时代中国骨科医生奉献精神的全景展现。在实施这项伟大工程过程中，涌现出大批优秀的矫形外科人才。在这些矫形外科人才中，作为突出代表之一，秦泗河在积累 12 000 多个手术病例的基础上，主持研究的“小儿麻痹后遗症外科治疗技术体系”曾获得 1992 年度国家科技进步奖（图 1-1-1）。

三、引进 Ilizarov 技术

“患者是导向”，40 余年来，秦泗河矫形外科技术体系始终是在这一原则推动下诞生和发展的。矫形外科成立初期，复杂肢体畸形残缺患者越来越多，其中许多人并不能用西方经典手术方法治疗，致使秦泗河面对复杂下肢畸形患者就医时一筹莫展（图 1-1-2、图 1-1-3）。

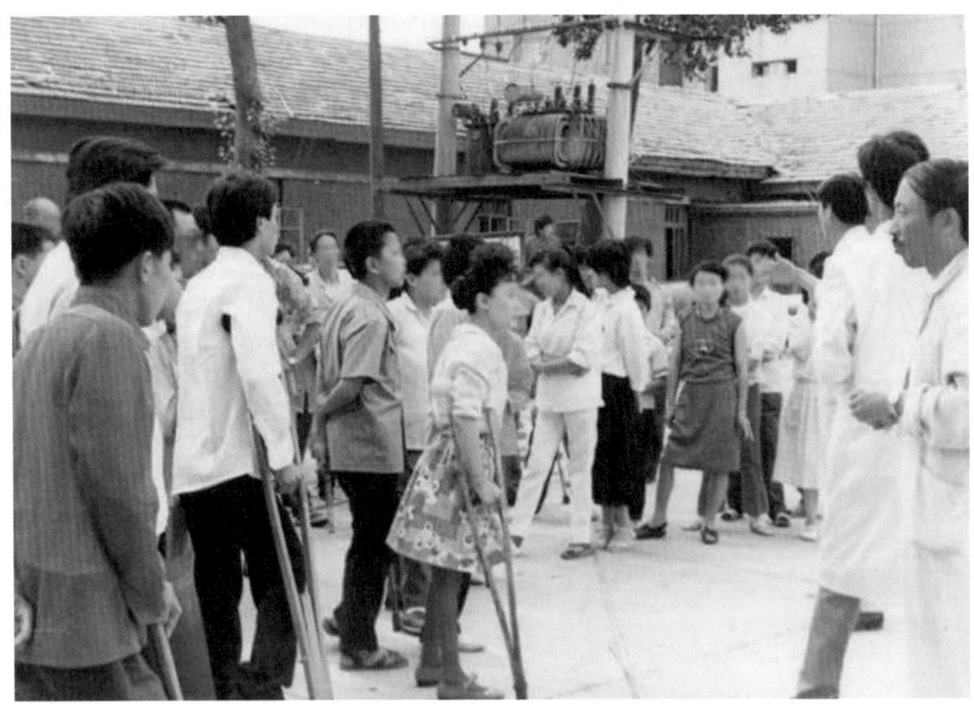

▲图 1-1-1　众多肢残患者的期望，给了秦泗河做诊疗手术的动力，从而推动了矫形外科的发展

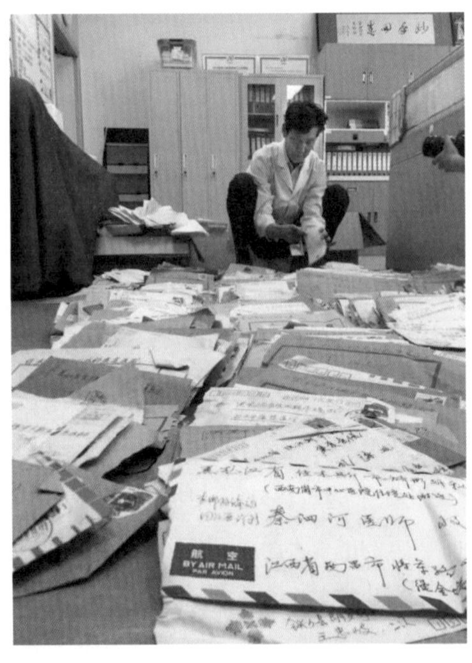

▲图 1-1-2　秦泗河一直注意保存与患者、专家通信的信件，目前共计近 11 000 封

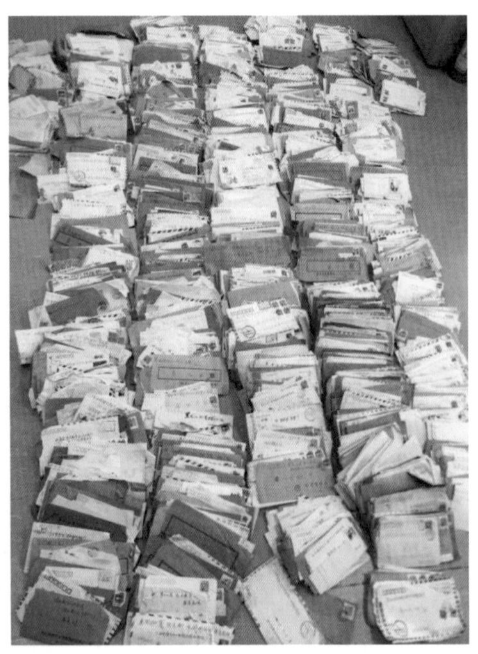

▲图　1-1-3　各种信件拍照留念

1988 年，一则不起眼的新闻报道在遥远的库尔干地区有一位名为伊利扎洛夫（Ilizarov）的医生，他创造了独特的牵拉组织再生技术，能够用简单的微创手术治愈各种复杂创伤、肢体残缺畸形。秦泗河闻讯后，于 1992 年先后两次去俄罗斯学习并引进这项技术，与夏和桃、李刚等相关专家合作完成了中国本土转化，成为中国在国际肢体重建领域具有代表性的专家（图 1-1-4~ 图 1-1-8）。

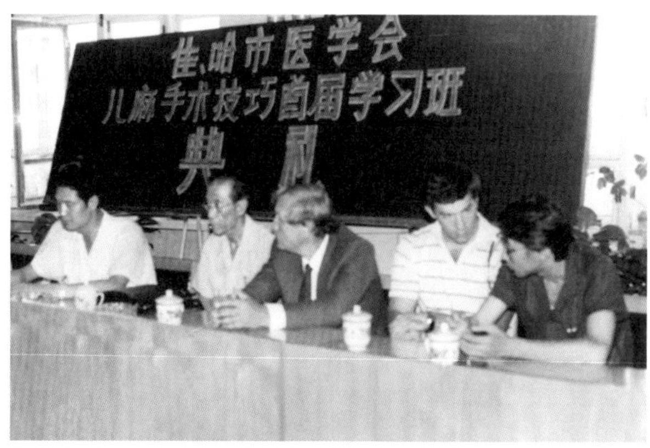

▲图 1-1-4　1989 年 8 月，秦泗河在哈尔滨举办脊髓灰质炎后遗症矫形手术技巧培训班，首次邀请苏联犹太自治州医院（苏联远东 Ilizarov 技术中心）克里斯尼科夫、瓦西里耶维奇在哈尔滨讲课，并手术示教 1 例用 Ilizarov 技术矫正重度马蹄内翻足畸形患者

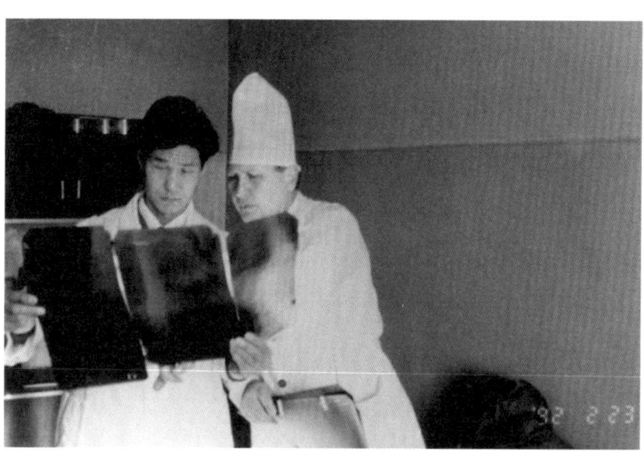

▲图 1-1-5　秦泗河与 Ilizarov 技术专家——克里斯尼科夫、瓦西里耶维奇看术前患者 X 线片（摄于 1992 年 8 月俄罗斯远东 Ilizarov 技术中心）

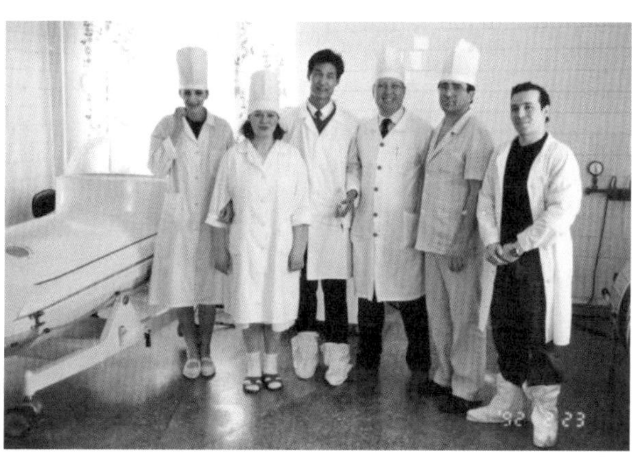

▲图 1-1-6　1992 年 2 月，秦泗河在俄罗斯犹太自治州医院手术室（右 3 是俄罗斯远东 Ilizarov 技术中心主任克里斯尼科夫）

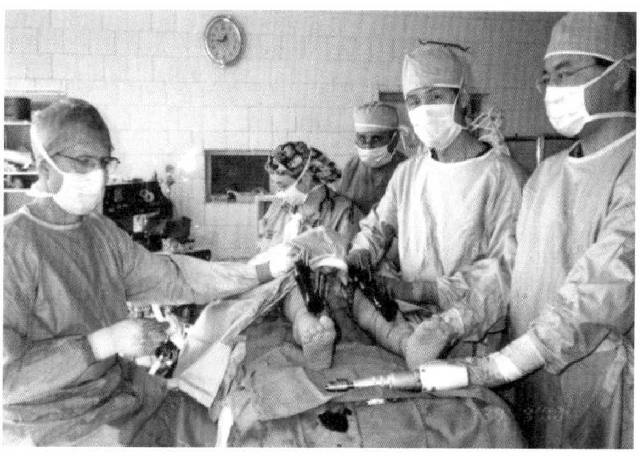

▲图 1-1-7　1996 年 7 月，秦泗河在哈尔滨与美国著名矫形外科专家 David Roye 同台实施下肢矫形手术，双小腿截骨矫形后用单臂外固定器固定（右一助手为廉永云医生，现为哈尔滨医科大学附属第四医院骨科主任）

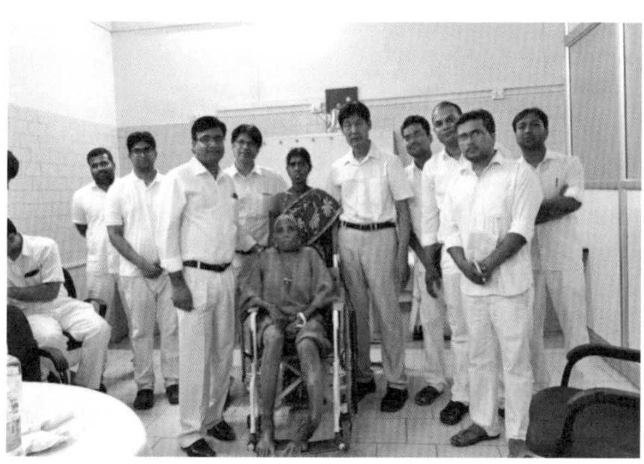

▲图 1-1-8　2019 年秦泗河应邀在印度手术示教，手术前与印度配台医生、术前患者（左下肢重度畸形）合影

四、传播经验培训国内外医生

秦泗河医生经过 45 年的执着坚守，不断兼收并蓄、总结创新。他不唯高科技、不迷信西方，扎根中国大地，以患者为师，主动引进和融入 Ilizarov 生物学理论与技术，以解决临床问题为导向，创造出具有中国特色的矫形外科医疗模式与技术体系，在四肢畸形矫正、优化组合性手术实施、下肢持重力线恢复、静力稳定、动力平衡等方面，创新了多种手术方法，治疗了 37 000 多例各类肢体残缺的畸形患者。

秦泗河作为国内第一位赴俄罗斯学习并引入 Ilizarov 技术的骨科医生，认为自己有责任和义务将这个技术在中国传承推广下去。秦泗河发起成立国际 Ilizarov 技术研究与应用协会中国部（ASAMI China）；招收进修生，推动国内举办了上百场 Ilizarov 技术与外固定技术培训班，并自 2014 年开始举办第一期外固定与肢体重建骨干医师培训班，在毕业仪式上，来自唐山二院的王斌主任将培训班誉为肢体重建学科领域的“黄埔培训班”。截至 2024 年，这一系列“黄埔培训班”已举办 28 期，学员 500 余人（图 1-1-9、图 1-1-10）。

自 1983 年以来，秦泗河累计发表期刊论文近 400 篇，获得大量科技成果与荣誉，并出版临床专著与人文著作 20 余部。这些论文和著作汇聚并形成了完整的肢体重建整合学科理论与技术体系（图 1-1-11、图 1-1-12）。

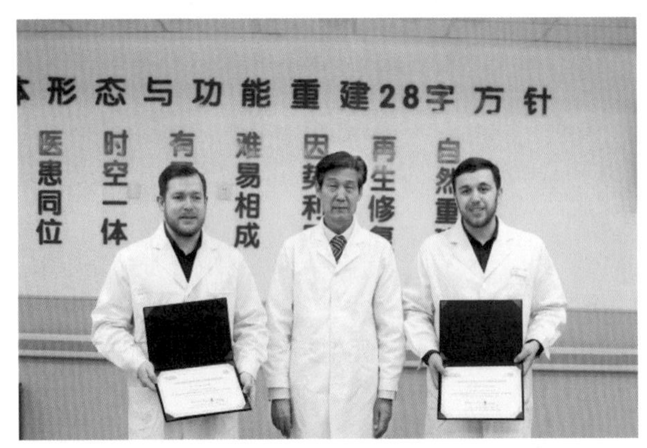

▲图 1-1-9　秦泗河为来自俄罗斯库尔干国家 Ilizarov 中心进修学习的 2 位医生颁发结业证书

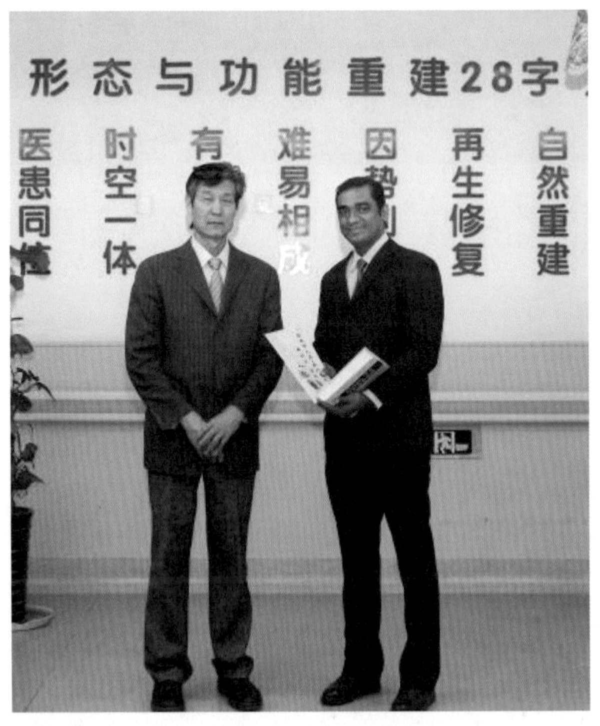

▲图 1-1-10　为印度进修医师臧阿诺颁发结业证书

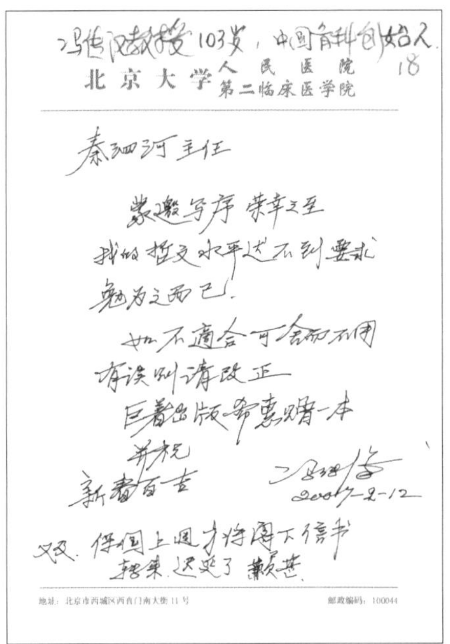

冯传汉教授 103岁，中国骨科创始人 18

北京大学人民医院
第二临床医学院

秦泗河主任

蒙邀写序 荣幸之至
我的撰文水平达不到要求
勉为之而已！
如不适合可全部不用
有误则请改正
巨著出版希惠赠一本
并祝
新春百吉
冯传汉
2007-2-12

又及：保国上周才将阁下信书转来，迟延了，歉甚。

地址：北京市西城区西直门南大街 11 号　邮政编码：100044

◀图 1-1-11　骨科泰斗冯传汉教授为秦泗河所著的《医生医术与人文》作序，并于 2007 年 2 月 12 日亲笔写信回复秦泗河，信中提到的“保国”，为时任北京大学人民医院副院长创伤骨科主任的姜保国教授，2021 年当选为中国工程院院士

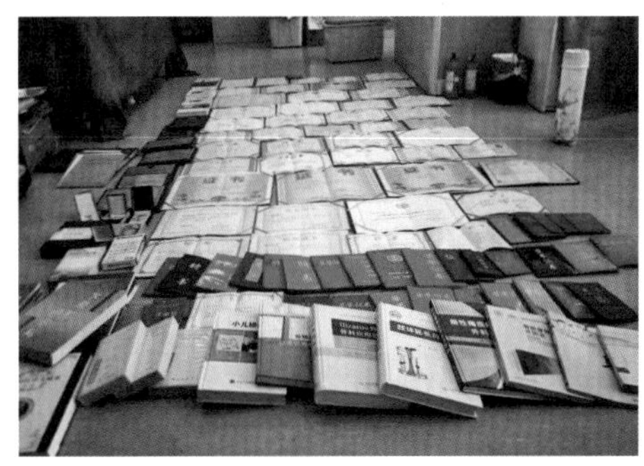

▲图 1-1-12　不同级别的荣誉、学术压力推动着秦泗河不断前进

五、秦泗河矫形外科结出的硕果

（1）创立了脊髓灰质炎后遗症外科治疗新技术体系。

（2）国内第一位赴俄罗斯引进 Ilizarov 技术的学者，并与夏和桃、李刚、曲龙等相关专家合作，完成了中国本土转化与国际化进程。

（3）提出骨科自然重建理念，“一路、两线、三平衡”下肢重建原则。

（4）创建医患和谐共赢的“快乐骨科”病房文化。

（5）建立“肢体形态与功能重建”28 字方针（图 1-1-13）及整合医学模式，2021 年由国家出版基金立项资助、2023 年编著出版《肢体形态与功能重建丛书》（共 6 分册，配视频 1800 分钟）。

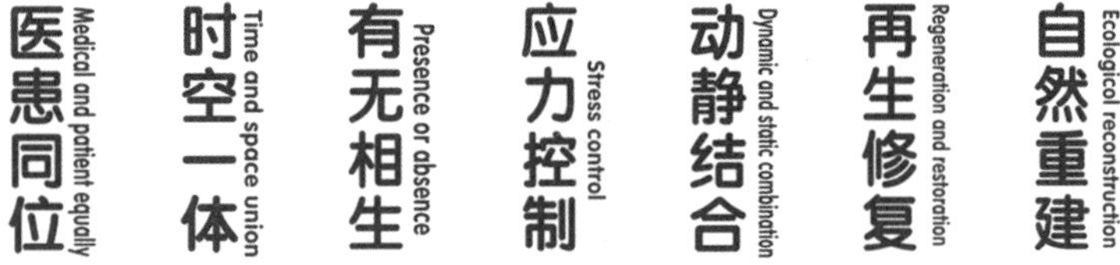
肢体形态与功能重建28字方针
The 28 – word guideline for the theory of Reconstruction of Limb Morphology and Function
医患同位 Medical and patient equally
时空一体 Time and space union
有无相生 Presence or absence
应力控制 Stress control
动静结合 Dynamic and static combination
再生修复 Regeneration and restoration
自然重建 Ecological reconstruction

▲图 1-1-13　肢体形态与功能重建 28 字方针

（6）发起创立“Ilizarov 技术学组”“外固定与肢体重建委员会”“骨搬移糖尿病足”“脊柱裂学组”“肢体残障功能重建分会”5 个全新学术组织。

（7）牵头承办 2024 年在北京召开的第六届世界肢体重建大会。

（8）形成具有国际影响力的肢体矫形与功能重建外科品牌，被国外同行誉为“东方一棵矫形树”。

（9）培育、带教了大批国内外医生，其中许多人已成为知名的肢体重建外科专家。印度骨科医生 Satish Nesari 于 2014 年来秦泗河矫形外科进修学习，回印度后成功开展了下肢重建外科医疗；2023 年成立了 Ilizarov 技术研究所，并被吸收为印度 ASAMI 协会讲师团成员（图 1-1-14）。

（10）探索出了一条符合国情，具有中国特色和秦泗河医疗风格的矫形外科发展之路。

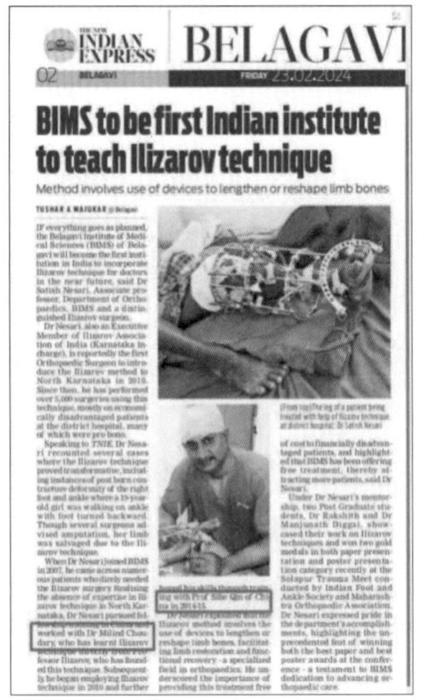

THE NEW INDIAN EXPRESS BELAGAVI

02 BELAGAVI FRIDAY 23.02.2024

BIMS to be first Indian institute to teach Ilizarov technique

Method involves use of devices to lengthen or reshape limb bones

TUSHAR A MAJUKAR @ Belagavi

IF everything goes as planned, the Belagavi Institute of Medical Sciences (BIMS) of Belagavi will become the first institution in India to incorporate Ilizarov technique for doctors in the near future, said Dr Satish Nesari, Associate professor, Department of Orthopaedics, BIMS and a distinguished Ilizarov surgeon.

▶ 图 1-1-14 印度报纸报道 Satish Nesari 在中国秦泗河矫形外科学习后，满意地开展了肢体残疾功能重建医疗，并在印度成立“Ilizarov 技术研究所”

第二节 秦泗河矫形外科的起源与形成

秦泗河矫形外科的学科品牌、数据库建立，以及社会影响、学术界地位的提升，是在 45 年间逐渐积累而成的。1978 年，秦泗河在山东苗山成功实施 2 例足踝畸形矫正手术，从此踏上从未间断的四肢矫形外科手术之路（图 1-2-1、图 1-2-2）。1988—1992 年恰逢国家开展脊髓灰质炎后遗症抢救性治疗，秦泗河几十次赴老少边地区，为肢残患者巡回手术，练就了简单、快速、准确、高效的下肢畸形矫正手术技巧，以及管型石膏一次性固定法。而后逐渐扩展手术治疗的适应证范围，开始矫治包括脑性瘫痪、先天性四肢畸形等骨科疑难疾病导致的四肢畸形及残障。

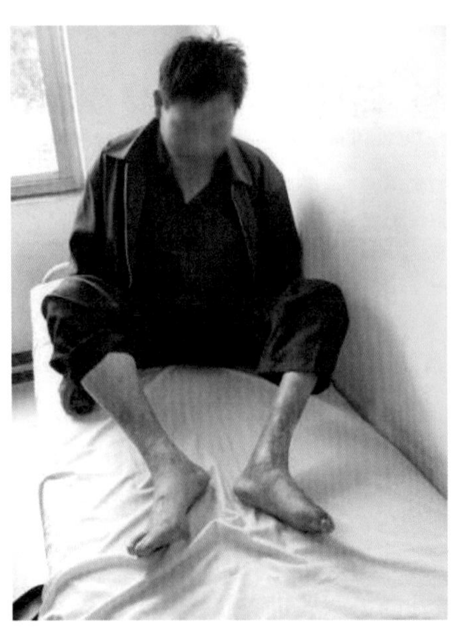

▶图 1-2-1 1978 年 5 月，秦泗河在山东莱芜县（现济南市莱芜区）苗山医院，成功实施了第 1 例矫形外科手术。患者男，17 岁，术前左足重度马蹄内翻畸形，经秦泗河实施左足畸形矫形术，该患者术后足的畸形矫正，行走功能显著改善

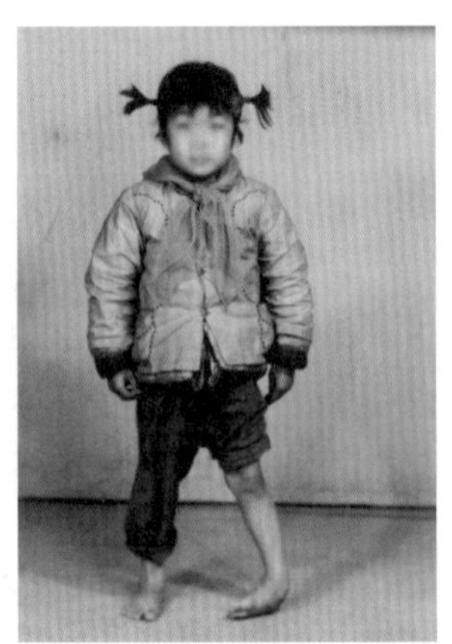

▲图 1-2-2 1978 年，秦泗河实施的第 2 例手术，因脊髓灰质炎后遗症导致的左马蹄内翻畸形的 7 岁患者

1989 年开始，秦泗河从苏联引进 Ilizarov 技术。1998 年，秦泗河编著出版了中国第一部以图片与文字相结合，介绍各类下肢畸形与手术矫治的专著——《下肢畸形外科》，由此奠定了“下肢重建外科”的发展方向（图 1-2-3~ 图 1-2-5）。

2006—2008 年，秦泗河先后出版了《脊髓灰质炎后遗症外科治疗》《小儿矫形外科》《脑性瘫痪的外科治疗》3 部专著，代表着秦泗河矫形外科临床积累与手术病例资料总结，向跨学科、知识整合、医术集成的方向发展（图 1-2-6）。此后，秦泗河邀请 10 多个国家的专家参与编写，主编出版了《Ilizarov 技术骨科应用进展》《肢体延长与重建》《外固定与足踝重建》《骨折穿针外固定》《外固定与上肢重建》，并参与编写由夏和桃主编的《实用骨外固定学》专著。5 年之内出版了 7 部与 Ilizarov 外固定技术相关的著作，证明 Ilizarov 技术在一定程度上已完成中国本土的转化与发展。

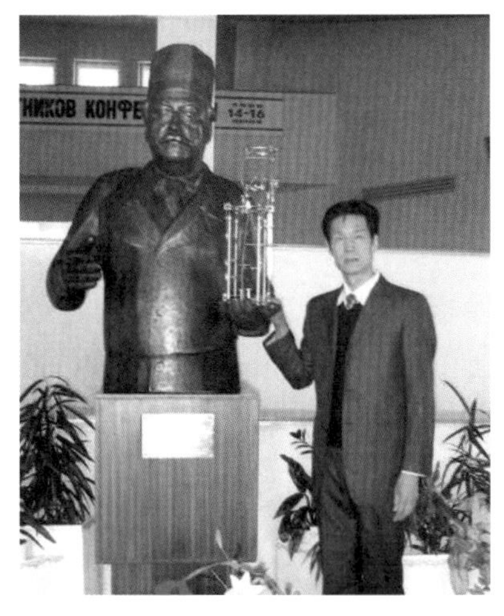

▲图 1-2-3　秦泗河赴俄罗斯库尔干国家 Ilizarov 技术中心考察、观摩、学习 Ilizarov 技术

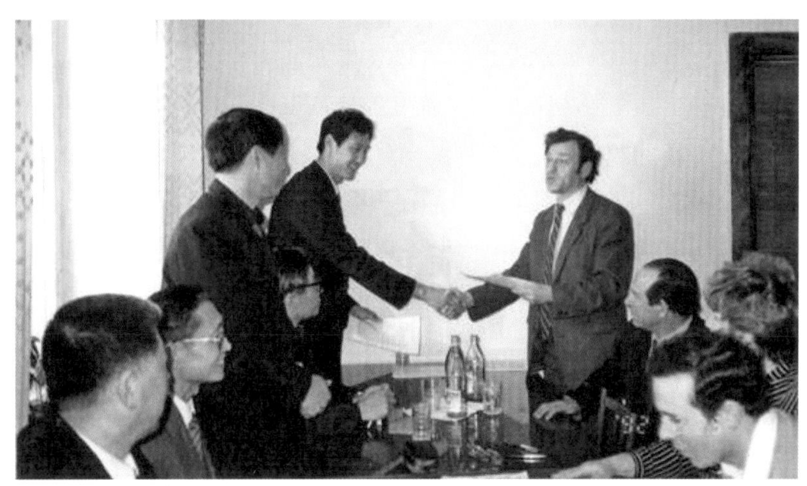

▲图 1-2-4　1992 年，秦泗河代表佳木斯市政府与俄罗斯犹太自治州卫生署签订了矫形外科合作协议。协议约定，双方互派骨科医生到对方医院学习、工作

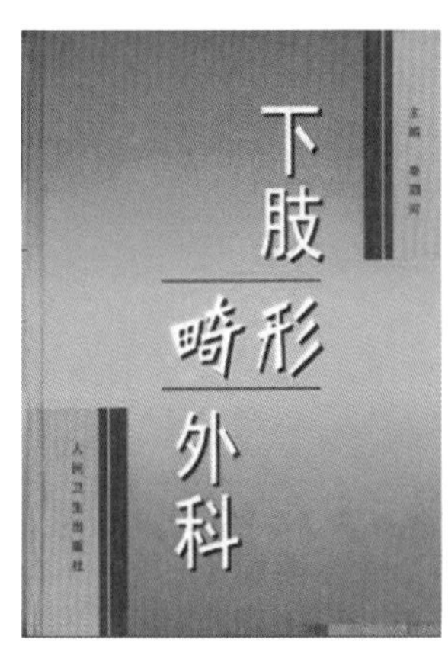

▲图 1-2-5　秦泗河主编的《下肢畸形外科》于 1998 年出版

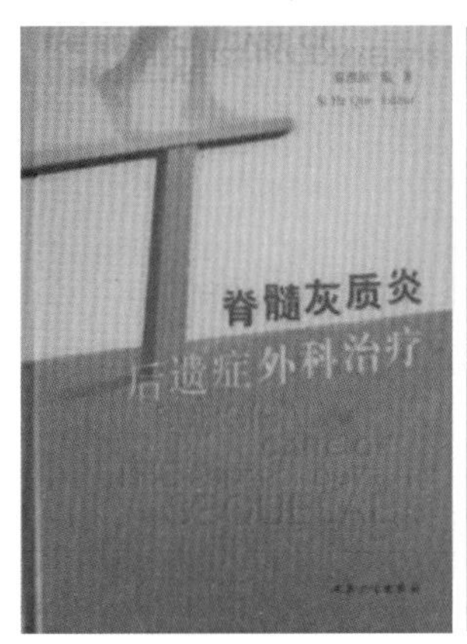

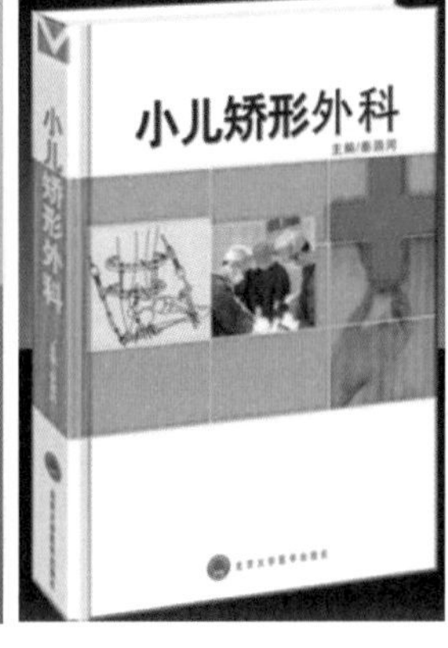

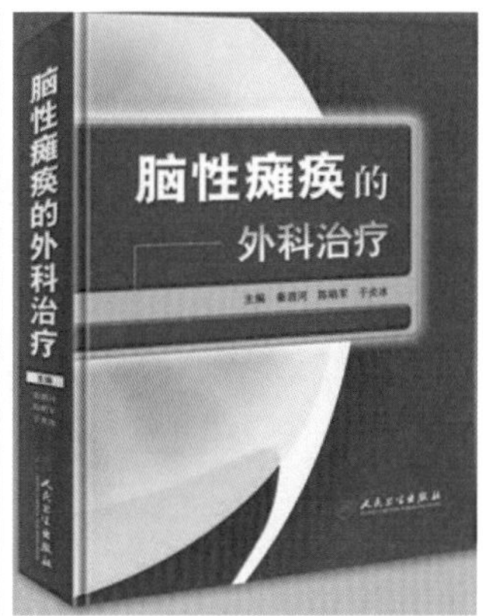

▲图 1-2-6　2006—2008 年，秦泗河编著《脊髓灰质炎后遗症外科治疗》《小儿矫形外科》《脑性瘫痪的外科治疗》3 部专著

秦泗河曾在健康报、光明日报、光明网等发表几十篇关于医学人文、医学科普与教育、出访归来等文章，并主编出版《秦泗河诗词集》《医生、医术与人文》《医生的境界》3 部人文哲学书籍，标志

着秦泗河医生从技能型专家向人文哲学专家型的转变。在日渐深厚的医学人文思想指导下，2009 年，秦泗河在《中国矫形外科杂志》发表了《从生物骨骼起源与演变看肢体损伤与重建发展史》一文，首次提出个体化“肢体形态与功能重建”的概念。

2012 年，秦泗河发起召开“国际外固定与骨关节重建大会”，从此展开了与世界各国矫形外科学术界的广泛而深入的互动和交流。2017 年，秦泗河与香港中文大学李刚教授牵头，在葡萄牙里斯本申获第 6 届世界肢体重建大会主办权。2018 年 6 月，在俄罗斯库尔干由 31 个国家的专家参与，俄罗斯国家 Ilizarov 中心为秦泗河举行名誉教授的聘用仪式，这代表着国际学术界对秦泗河的认可和赞誉。2022 年，在墨西哥举办的第五届世界肢体重建大会上，秦泗河被推荐为第六届世界肢体重建联合会主席。2024 年 9 月，将在北京组织召开第六届世界肢体重建大会。

秦泗河矫形外科数据库就是在上述发展历程中逐渐形成的。2003 年，北京 SARS 防控最严格期间，矫形外科临床工作完全停止，秦泗河发动部分医务人员，将既往上万份矫形外科病历表格进行了电子化，后委派李艳等人初步建立矫形外科数据库。自 2013 年开始，王一岚用 4 年时间将电子化表格提炼成手术病例数据库。2023 年，张峻铭负责进行了数据库升级，形成了今天的矫形外科数据库，具备了编写成专著，奉献给社会的硬件条件。

在病例数据库支撑下，秦泗河获得 2021 年度国家出版基金立项资助，2023 年主持出版《肢体形态与功能重建丛书》（共 6 分册），于 2023 年由北京大学医学出版社正式出版发行。2024 年，由施普林格（Springer）出版集团即将出版的英文著作 *Atlas of Limb Deformity Etiological Classification*（《肢体畸形图谱：病因分类》），此书以真实病例图片，分类介绍了近 300 个肢体畸形病种（图 1-2-7）。

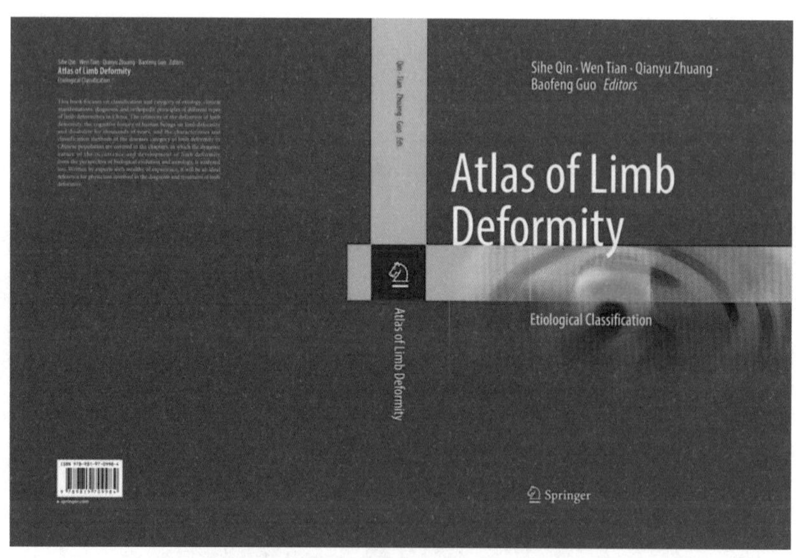

▲图 1-2-7　由施普林格出版集团出版的 *Atlas of Limb Deformity Etiological Classification*（《肢体畸形图谱：病因分类》）

真理通过实践检验，问题交由时间解决。世界坐标下的“秦泗河矫形外科”，一切临床诊疗思想、技术方法，学科学术选择以及医学模式的建立，都要归因于以问题为导向，根据患者需求做出动态的社会选择。

第三节 秦泗河矫形外科大数据给中青年学者带来的启示

广大读者及青年医学工作者应思考、解读，成就大事的学科特色、时代背景和团队力量。需要特别说明的是，无数领导、专家、社会贤达人士给予矫形外科大力支持，广大患者是大数据的第一创造者，也是大数据的最终受益者。

本书所有统计数字均来自秦泗河矫形外科大数据库的真实病例资料。大数据库的建成，与秦泗河及其团队独树一帜、自成一家的临床工作模式是分不开的。钩玄提要，秦泗河矫形外科的突出特色有以下几点。

一、持之以恒的病例（病历）资料积累

秦泗河矫形外科工作之初就设计了“矫形外科检查病历表”，养成给患者术前照相、留存病历表格的习惯，为之后在信息化时代建立数据库奠基了物质基础。

二、责任驱动的医学人文精神

大爱之心成就医学大家，独立思考和严肃面孔下的同情心、责任感不时在涌动。出身农村，少年经受病痛体验的秦泗河，更愿意治疗来自农村的贫穷病患，这也推动他创立了更简单、更高效、医疗费低廉、疗效有保障的秦泗河骨科自然重建理念——具有中国特色的下肢重建外科技术体系。关于人性、生命、自然与社会的基本知识，古今中外彼此相通，是优秀医生必须夯实的思维基础。由此推动着外科医生将临床经验、学识与能力升华为“智慧”，而智慧是生命的花朵，是保护个人与他人健康的“守护神”。

三、清晰务实的战略定位

秦泗河从研究手术治疗脊髓灰质炎后遗症开始，以问题为导向，依据患者需求不断拓展方向，一切从实际出发，植根于中华文化，拥抱世界展开广泛国际交流，破解难题，勇往直前，开拓创新，练就了用简单方法治疗骨科疑难杂症的能力，最终建立中国特色肢体矫形与功能重建的新方法。

四、博采众长的开放与对外交流

重度肢体残疾患者就医的压力，迫使秦泗河首先赴俄罗斯学习并引进 Ilizarov 技术，主动与北美洲、南美洲、欧洲、亚洲、非洲各国专家进行学术交流。秦泗河相信，献身于医学事业，追求医术精湛、学术立身、精神成人，凡做大事之人，诚者、智者自然与之为伍。夏和桃、秦泗河、李刚、曲

龙、彭爱民等专家自愿结合，同心同德为外固定与肢体重建事业奋斗 20 余年，成就了中国肢体矫形与重建外科现在的发展成果及国际影响力。

五、知人善任的梯队建设

对于在秦泗河身边学习工作超过 5 年的青年医生，如韩大为、刘可新、陈建文、焦绍锋、潘奇、臧建成、郭保逢、吴鸿飞、石磊、郑学建、王振军等，与矫形外科团队合作的矫形器师赵立伟、邵建、王芸等，秦泗河总是设法创造条件支持青年学者快速成长，鼓励青年学术立身，精神成人，学科自然矗立。秦泗河 45 年来坚持为社会尽责，把为肢体残疾人这个弱势群体造福当作神圣事业。大格局成就大胸怀，影响了不同层次的人才汇集到秦泗河身边，特别是 1992 年秦泗河来北京工作后，先后引进和留用陈建文、张雪华、蔡刚、焦绍锋、臧建成、潘奇、郭保逢、石磊医生等，这些精明强干的人都为临床专业发展、学术成就、战略策划、国际交流与人文传播，做出了很大贡献。尤其是引进了王一岚、张峻铭两位青年俊才，在他们两位主持下，使得秦泗河矫形外科数据库得以完整、系统的保存。总之，公天下之身，水到渠成。

六、遍布全国的医学教育

秦泗河于 2003 年发起成立国际 Ilizarov 技术研究与应用协会中国部；2008 年，在北京举办了第一期“Ilizarov 技术培训班”；2013 年后，相继发起创立“外固定与肢体重建委员会”“骨搬移糖尿病足学组”“脊柱裂学组”等，借势开辟外固定与肢体重建的医生教育之路。二十年来，已培养国内外进修医生近 200 人；自 2014 年起，被誉为该领域“黄埔军校”的外固定与肢体重建培训班，在民政部国家康复辅具研究中心附属康复医院就已经举办了 28 期，参加学习的学员 500 余人；来自全国各地的骨科医生，受到培训班的学习启发与进修期间的系统学习，涌现出一大批有成就的肢体矫形与重建专家，如天津舒衡生、上海唐述森、刘铭，江苏赵玉华、桂鉴超，山西张永红、葛建忠，山东白龙滨、钟伟，甘肃厉孟、岳孝太，新疆帕尔哈提・瓦哈甫，内蒙古赵吉连，四川张辉、张定伟，以及广西花奇凯，贵州刘福尧、骆苏红，云南张云峰，湖南梁捷予、王林华、曾纳新，湖北王华，浙江朱跃良，大连梁海东，河南海国栋、谢书强、王宏鑫，陕西乔峰、滕云升，河北刘月驹，深圳潘晓华，海南胡朝波，北京杜辉等，他们受到秦泗河学术思想的启蒙，对中国肢体重建的临床推广、学术发展与国际交流等，做出了不同程度的贡献，又反哺助推了秦泗河矫形外科的发展，在此表示敬意。

第四节　秦泗河矫形外科智慧及大数据未来挖掘展望

（1）探究秦泗河矫形外科是如何用简单手术工具，最基本的手术组合，一个统一简单的疗效评价标准，手术治疗 300 多个病种，手术疗效 98% 以上，且基本规避了大的手术并发症。

（2）将秦泗河骨科自然重建理念、临床决策智慧转化成智能化、电子化。

（3）探讨本书所承载的数据、论文、著作、文化，能反映出多少秦泗河的战略思维、临床经验、直觉智慧与手术韵律。

（4）将秦泗河创立与应用的近 300 个四肢矫形外科手术方式与手术技能影像进行记录和视频化，方便于传承与发展。

（5）探究梳理秦泗河矫形外科与 Ilizarov 技术之间的关系。

（6）单病种、单类别、单手术方法的提炼。

（7）将图片、影像资料的归类、整理。

（8）梳理出数据库在世界开放传播的阶段性路径。

21 世纪后，人工智能、3D 打印、机器人技术、再生医学等进入医学临床，推动了新专业的分化与整合。人工智能的发展正领衔新的科技革命，经典的矫形外科学也已经进入“应力控制下肢体形态与功能重建外科学”阶段。人们对肢体健康与运动美的追求永无止境，在众多学科分化下，现代矫形外科却趋向多学科交叉的整合，《肢体畸形残疾功能重建大数据》的出版，提供了文献与数据依据。

第二章

秦泗河矫形外科病例数据简介

第一节　矫形外科数据库的起源、形成与发展

秦泗河自 1978 年开始从事矫形外科工作，在工作之初就养成了收集病例资料的良好习惯，至今从未间断。在秦泗河走过的 40 余年临床生涯中，通过一个个手术患者，凭医生本人的工作习惯和对病例资料的自觉采集、积累与思考，定期总结，进而升华到临床哲学思想。今天，数据库不仅堆放了数量巨大的患者高清照片、X 线片、视频资料和高度结构化的病例资料，还保存了二十世纪七八十年代珍藏的资料，其中有在照相馆拍摄的小二寸黑白照片，有油墨印刷的患者手术记录表等（图 2–1–1）。

由于下肢畸形的描述、肌力检查、异常步态难以书写和记录清晰，促使他设计了矫形外科下肢检查表（图 2–1–2~ 图 2–1–7）。

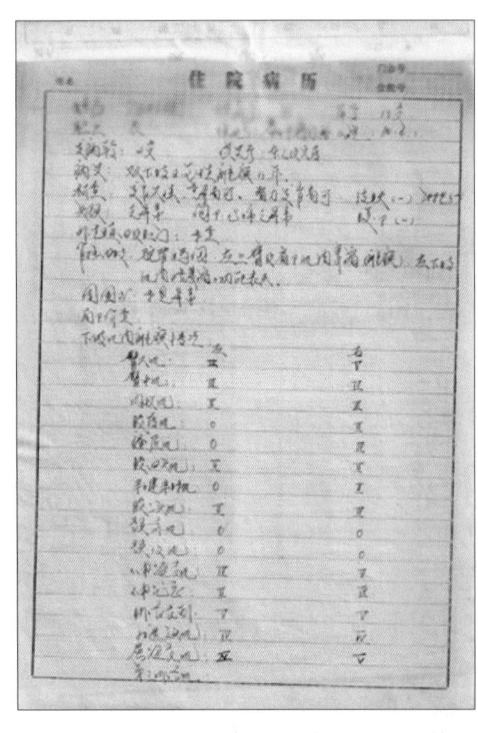
住院病历

▲图 2-1-1　1980 年 4 月秦泗河手写的下肢检查表原始病历复印件

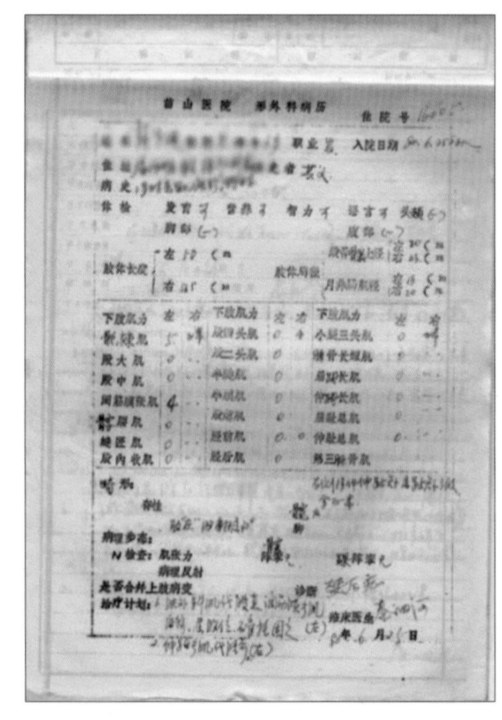

▲图 2-1-2　1980 年 6 月，秦泗河钢板刻字油印的下肢矫形外科检查表

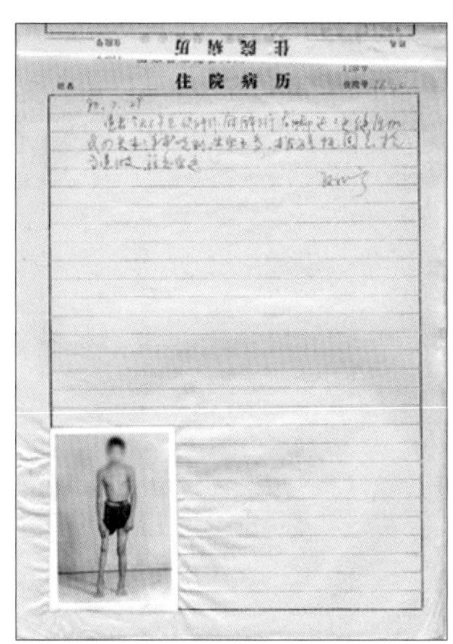
住院病历

▲图 2-1-3　1980 年在病历上贴上患者术前下肢畸形照片，该患者为马蹄高弓足，用手压腿行走

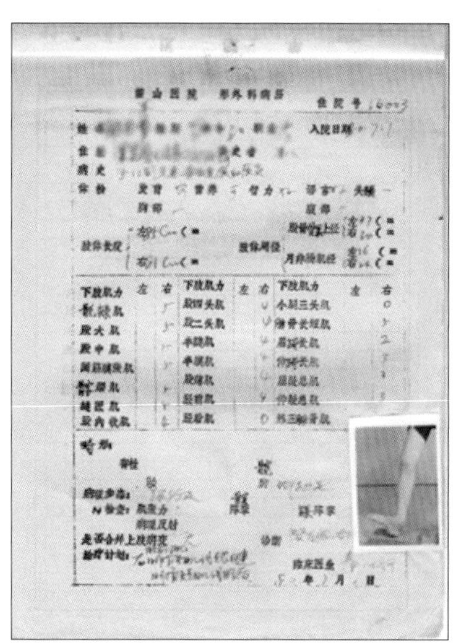
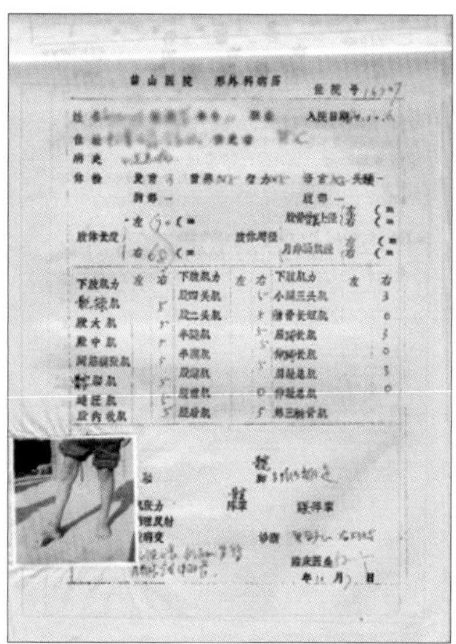

▲图 2-1-4　1980 年 7 月，秦泗河油印的矫形外科检查表，拍照的患者术前跟行足、足内翻照片贴在检查表格上

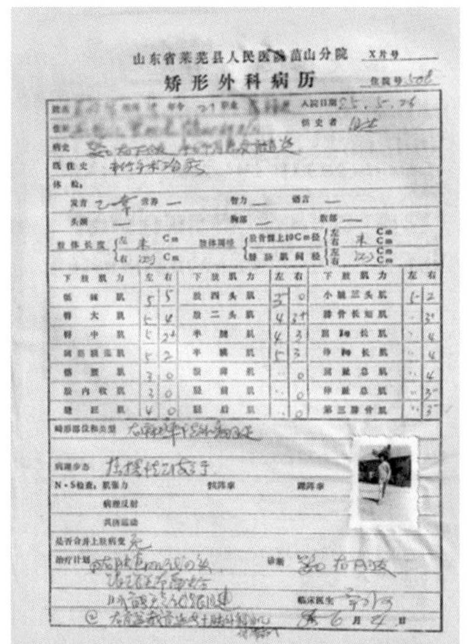
矫形外科病历

▲图 2-1-5　1982 年后，检查表更换成铅印，表格上贴有患者术前照片，术后查房时能一目了然

进入 21 世纪之后，随着信息化时代的到来，为了便于将庞大的病例资料高效利用，必须对其进行数字化管理。因此，自 2004 年开始，秦泗河决定将既往积累的病历资料进行电子化存储。2009 年安排专人用 4 年时间完成这个电子数据库，实现了从资料积累、数据采集到数据分析、应用场景和数据传输等功能。这个数据库是由上万份病历表格汇集而成的系统，能够查询其中的任意一个病例。从黑白照片、病历表格到数码照相，从初步的影像存储到数据库系统电子化输入，矫形外科大数据库终于在2013年定型。

“博观而约取，厚积而薄发”。2013 年以后，中国矫形外科事业发展进入快车道，中国医师协会骨科医师分会、中国康复辅助器具协会等学术组织纷纷成立外固定与肢体重建领域的委员会、学组，国际肢体延长与重建学会中国部成立，中国与俄罗斯国家 Ilizarov 科学中心建立战略合作关系……随着肢体矫形与重建领域学术活动和技术的日益增多和进步，秦泗河矫形外科数据库如鱼得水，借着学科发展的东风走遍大江南北，并走向世界。

2018 年 1 月 21 日，在国家康复辅具研究中心附属康复医院，来自骨科、小儿外科、神经外科、康复医学、医学统计学及生物工程研究的专家及学者出席了秦泗河主持的矫形外科手术病例数据论证会。通过手术病例数字化的展示与分析，他们读出了背后对应的几十万帧照片、数千名患者影像资料，看到了600多例术前爬行的患者站起来行走，100多例濒临截肢的重度下肢残缺畸形患者得到挽救，3万多个病例、45年日月交替，背后发生了无数个医学传奇。

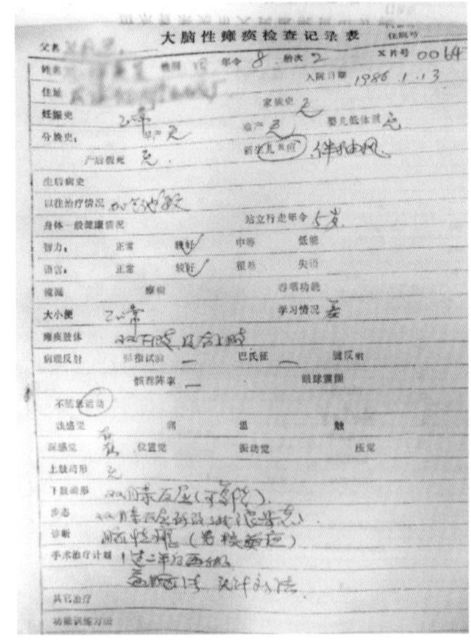

▲图 2-1-6　从 1986 年，开始设计应用脑性瘫痪术前检查表，以便记录信息更为详细，而后逐渐扩展设计应用膝内翻、膝外翻、先天性髋关节脱位等检查表

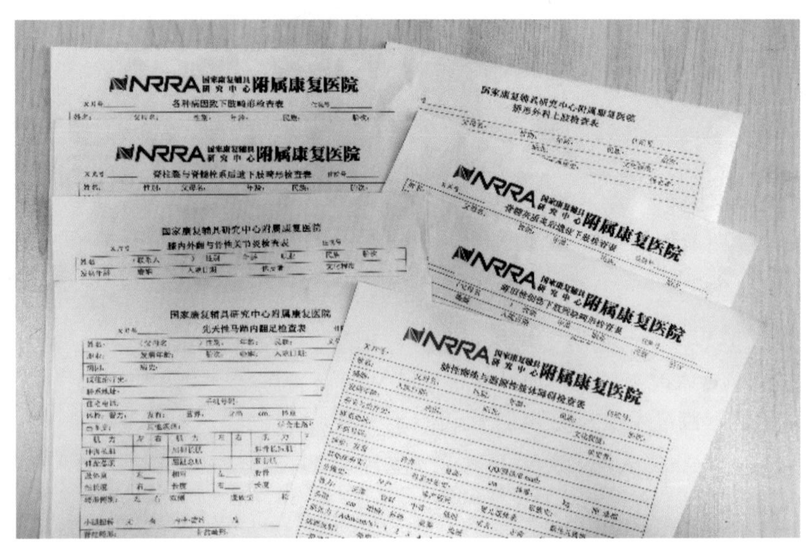

▲图 2-1-7　截止 2017 年，秦泗河矫形外科针对不同病种、肢体畸形部位，设计出 13 种检查表，沿用至今

自1978年第1例手术患者记录在册算起，迄今已经过去了45年。45年来，矫形外科数据库真实、全面地记录了改革开放之初，经典矫形外科技术在中国基层医疗单位的开展情况；显示了为广大脊髓灰质炎后遗症的康复，医务人员所做出的努力；见证了从20世纪90年代开始秦泗河引进俄罗斯Ilizarov矫形外科技术并结合中国国情使之落地生根；在这一过程中，探索出了一条适合国情的“秦泗河医疗模式中国特色下肢矫形与功能重建外科”发展道路。伟大来自平凡，数万例鲜活的矫形外科资料，是对秦泗河矫形外科发展历程的最好诠释，也是我国改革开放以来肢体残障矫治工作的缩影。

这个数据库的社会意义、历史价值甚至大于其学术价值。展望未来，秦泗河矫形外科团队将带着37 000余手术病例的经验积累与技术创新，走出国门，为一带一路沿线国家的肢残患者康复做出实际贡献。由于某些肢体残疾病种的逐渐消失，再过50年、100年后，这个数据库所承载的许多肢体畸形、瘫痪病因、病种、类型，更将显示其宝贵的历史价值。这个数据库目前主要是单纯的病例资料的收集和整理，还需要更优秀的人才团队来对其加工，以及更科学化的实证研究，离标准、规范的制定还有差距，需要做的工作还有很多。一代人有一代人的主题，一代人有一代人的使命，大有作为的时代呼唤大有作为的人。

中国地大物博，然而各地区医疗水平发展不平衡，目前依然存在大量肢体残缺和畸形的患者。这些患者多来自经济欠发达地区，早期缺乏治疗，多遗留成较为严重的矫形外科问题。我国目前大医院的医疗体系建设中，很少有专门治疗下肢畸形残疾的矫形外科，致使许多肢残患者四处奔波求医，甚至求医无门。

自 1992 年以来，秦泗河矫形外科团队没有跟随西方标准， 开始致力于构建中国自己的肢体重建外科学科体系建设。基于真实的数据库资料，最终形成了具有中国特色的下肢矫形与功能重建外科思想体系。这一学科体系整合了多个学科，遵循“应力控制”“一路、两线、三平衡”“人文医学、快乐骨科”等指导思想和学术倡议。在中国特色矫形外科思想的指导下，矫形外科数据库铺垫了通向未来矫形外科发展的智慧大道，是秦泗河团队向时代交出的一份答卷，是对过去进行医学心路的回首、梳理与反省。秦泗河团队衷心感谢给予支持的领导、师长，感谢为肢残患者的康复、矫形外科发展做出贡献的朋友同道，尤其感谢 45 年来用期望、感恩的心，成就这个数据库的广大患者和家属。

科学在发展、学术亦在更新，矫形外科数据库的创立，为中国特色下肢矫形外科技术体系打开了新的视野；在数据的背后，折射出中国医生为解决世界医学所面临的困惑，探索了一种新的选择，提供了一种符合人性价值的医学经验。新的发展机遇摆在中国骨科医生、科研人员面前，我们有责任、有信心、有能力将矫形外科数据库的篇章继续书写下去（图 2-1-8~ 图 2-1-10）。

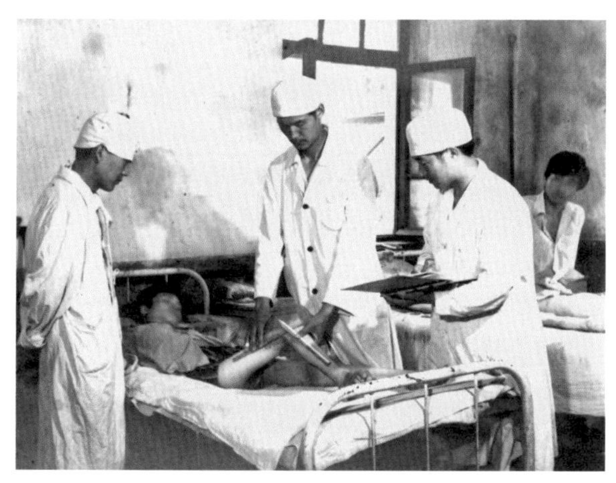
▲图 2-1-8　秦泗河带领孙兆云、焉兆荣医生，测量术前下肢屈膝畸形角度（摄于 1983 年）

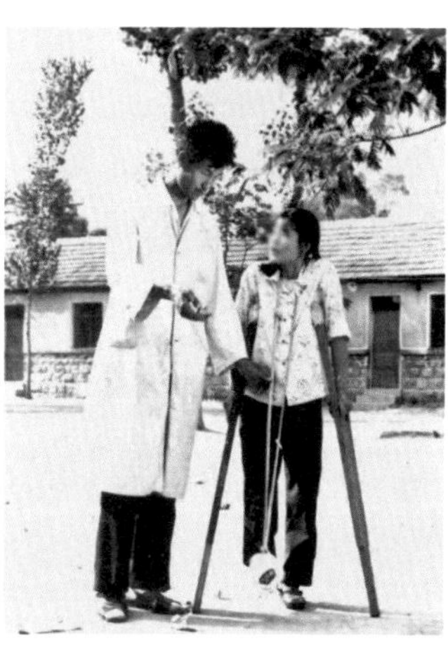
▲图 2-1-9　秦泗河指导膝关节矫形术后患者，持拐锻炼行走（摄于 1983 年）

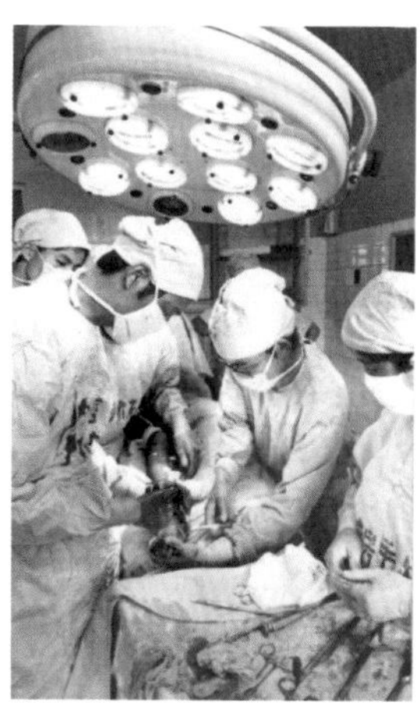
▲图 2-1-10　秦泗河在山东莱芜县苗山医院实施矫形手术（摄于 1983 年）

第二节　病历表格是建立真实数据的基本条件

由于下肢畸形形式多样，难以描述，肌力检查很难清晰地在大病历中记录，由此秦泗河有了设计下肢矫形外科检查表的想法。

一、病历表格的发展历程

患者影像、手术视频及治疗过程影像资料要在病历表格的基础上进行存储和输入数据库。截至 2017 年，秦泗河矫形外科针对不同病种、肢体畸形部位，设计出 13 种检查表，沿用至今（图 2-2-1~图 2-2-3）。

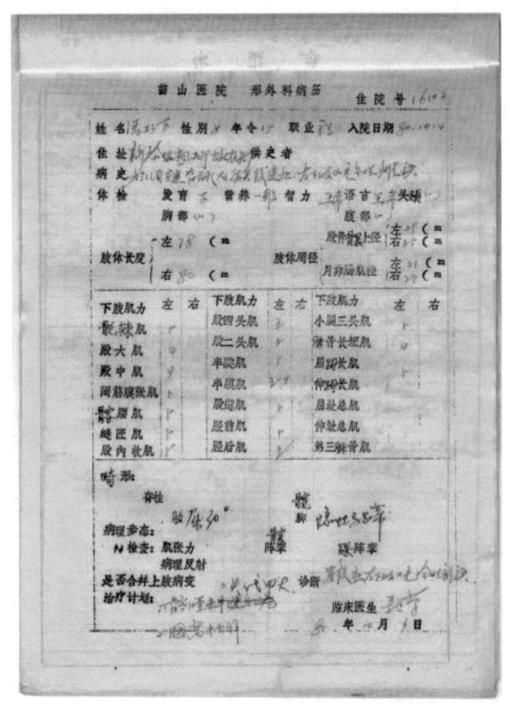

▲图 2-2-1　1980 年 4 月秦泗河手写检查表，从那时起便养成了资料积累的习惯

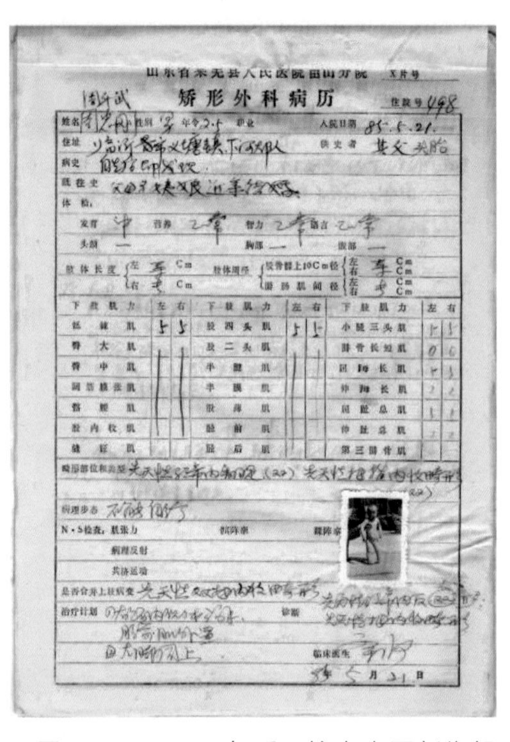
矫形外科病历

▲图 2-2-2　1982 年后，检查表更新为铅印，并在表格上附有患者术前照片

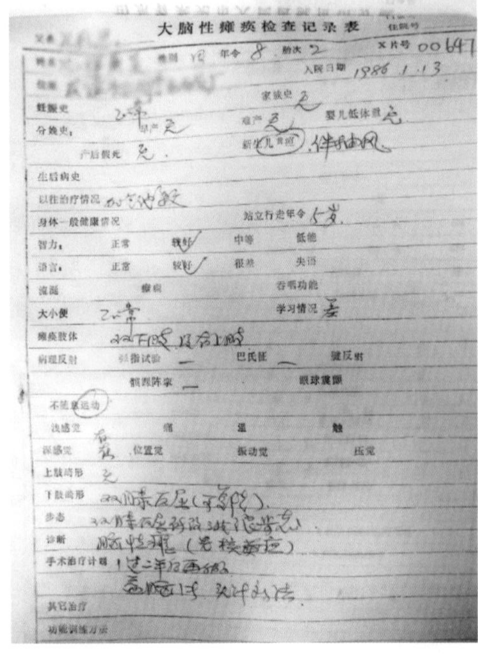
大脑性瘫痪检查记录表

◀图 2-2-3　检查表记录信息更为详细，开始针对单病种设计检查表

二、目前应用病历表格的类别

各类检查表见表 2–2–1~ 表 2–2–12。

表 2-1-1　各种病因致下肢畸形检查表

姓名：	父母名：	性别：	年龄：	民族：	胎次：
婚姻：	入院日期：	职业：	文化程度：		
发病年龄：	病因：	病史：	供史者：		
既往治疗史：					
联系地址：					
手机号码：	QQ/ 微信 /E-mail：				
体检：智力　发育　营养　身高：　cm　体重：　kg					
其他疾病史：	照（录）相				

肌　力	左	右	肌　力	左	右	肌　力	左	右	肌　力	左	右
伸拇长肌			腓骨长短肌			半腱半膜肌			腹肌		
伸趾总肌			胫前肌			股薄肌			阔筋膜张肌		
第三腓骨肌			胫后肌			股内收肌			臀中肌		
屈拇长肌			股四头肌			缝匠肌			臀大肌		
屈趾总肌			股二头肌			髂腰肌			骶棘肌		
小腿三头肌									背阔肌		

肢体长度	左____右____	股骨长度	左____右____	胫骨长度	左____右____
下肢畸形： （左　右　双）					
脊柱畸形：　骨盆畸形：					
关节活动度：髋屈　伸　内旋　外旋　膝屈　伸　踝屈　伸					
X 线：　疼痛：　感觉障碍：					
行走功能指数：0　I　II　III　IV　V　步态：　行走距离：					
诊断：					
治疗目标：　术次：					
治疗方案：					
外固定种类：Ilizarov　组合式　内固定：空心钉　钢板　松质骨条					
麻醉：　是否配矫形器：　备注：					
医师签字：　年　月　日					

表 2-2-2　脊髓灰质炎后遗症（含弛缓性瘫痪）下肢检查表

姓名：　父母名：　性别：　年龄：　民族：　胎次：

婚姻：　入院日期：　职业：　文化程度：　疫苗情况：

发病年龄：　病史：　供史者：

既往治疗史：

联系地址：

手机号码：　QQ/ 微信 /E-mail：

体检：智力　发育　营养　身高：　cm　体重：　kg

其他疾病史：　照（录）相

肌　力	左	右	肌　力	左	右	肌　力	左	右	肌　力	左	右
伸拇长肌			腓骨长短肌			半腱半膜肌			腹肌		
伸趾总肌			胫前肌			股薄肌			阔筋膜张肌		
第三腓骨肌			胫后肌			股内收肌			臀中肌		
屈拇长肌			股四头肌			缝匠肌			臀大肌		
屈趾总肌			股二头肌			髂腰肌			骶棘肌		
小腿三头肌									背阔肌		

肢体长度	左____右____	股骨长度	左____右____	胫骨长度	左____右____

肢体周径	股骨髁上 15 cm：左____右____	胫骨结节下 10 cm：左____右____

脊柱畸形：侧凸（左　右　部位________　Cobb 角____）
骨盆畸形：下倾（左　右）屈髋（左　右　角度____）髋关节脱位（左　右）半脱位（左　右）
膝关节畸形：屈曲（左　右　角度____）反屈（左　右　角度____）
内外翻（左　右　角度____）小腿旋转（左　右　角度____）
足部畸形：马蹄（左　右　角度____）跟行（左　右）高弓（左　右）内外翻（左　右）
其他：

X 线：

是否合并上肢畸形及功能障碍：　疼痛：　感觉障碍：

行走功能指数：0　I　II　III　IV　V　步态：　行走距离：

诊断：

治疗方案：

预计手术效果：　术次：

外固定种类：Ilizarov　组合式　内固定：空心钉　钢板　松质骨条

麻醉：　是否配矫形器：　备注：

医师签字：　年　月　日

表 2-2-3　脑性瘫痪与脑源性肢体障碍检查表

姓名：　父母名：　性别：　年龄：　民族：　胎次：

婚姻：　入院日期：　职业：　文化程度：

发病年龄：　病因：　供史者：

病史与治疗史：

联系地址：

手机号码：　QQ/ 微信 /E-mail：

体检：发育　营养　身高：　cm　体重：　kg　照（录）相

其他疾病史：　母亲妊娠史：　家族史：

分娩史：　早产　难产假死　婴儿低体重　新生儿黄疸

智力：正常　较好　中等　低能　语言：正常　较好　中等　失语

头围　cm　眼睛：斜视　震颤　流涎　癫痫　大小便

肌张力（Ashworth' s）：1　2　3　4　5　腱反射　不随意运动

病理反射：　弹指试验　巴氏征　髌踝阵挛　眼球震颤

一般健康情况：　站立行走年龄：　头颈畸形：　脊柱畸形：

上肢畸形：　手功能指数　0　1　2　3　4

功能障碍程度：轻度 / 生活自理能行走　中度 / 生活部分自理，扶物可行走　重度 / 生活不能自理

站立行走能力：　独立站立　协助站立　不能站立　独立行走　协助行走　不能行走

髋部畸形：

膝部畸形：

踝足趾畸形：

X 线：

诊断（类型）：脑性瘫痪

治疗目标：　术次：

治疗方案：

外固定种类：　Ilizarov　组合式　内固定：空心钉　钢板　松质骨条

麻醉：　是否配矫形器：　备注：

医师签字：　年　月　日

表 2-2-4　脊柱裂与脊髓栓系后遗下肢畸形检查表

姓名：　性别：　父母名：　年龄：　民族：　胎次：

婚姻：　入院日期：　供史者：　职业：　文化程度：

家族史：　腰部手术史：

矫形手术史：

联系地址：

手机号码：　QQ/ 微信 /E-mail：

体检：智力　发育　营养　专科检查　照（录）像

肌　力	左	右	肌　力	左	右	肌　力	左	右	肌　力	左	右
伸拇长肌			腓骨长短肌			半腱半膜肌			腹肌		
伸趾总肌			胫前肌			股薄肌			阔筋膜张肌		
屈拇长肌			胫后肌			股内收肌			臀中肌		
屈趾总肌			股四头肌			缝匠肌			臀大肌		
小腿三头肌			股二头肌			髂腰肌			骶棘肌		

下肢长度	左____右____	股骨长度	左____右____	胫骨长度	左____右____

脊柱畸形：　背部皮肤膨出物及程度　有 / 无毛发　部位：　面积：

脊椎裂部位　T 椎　L　~L　L5~S1　双 / 左 / 右髋关节脱位或髋臼发育不良

下肢畸形：髋　膝
足踝

X 线：　疼痛：

行走功能指数　0　I　II　III　IV　V　步态：　行走距离：

感觉障碍：膝以下（左 / 右）　踝以下（左 / 右）　足底（左 / 右）　足部溃疡：有　无

大便：正常　大部分控制　中度失控　完全失控
小便：正常　大部分控制　中度失控　完全失控

诊断：　术次：

治疗目标：

治疗方案：

外固定种类：Ilizarov　组合式　内固定：空心钉　钢板　松质骨条

麻醉方式：　是否配矫形器　备注

医师签名：　年　月　日

表 2-2-5　上肢检查表

姓名：　父母名：　性别：　年龄：　民族：　胎次：

婚姻：　入院日期：　职业：　文化程度：

发病年龄：　病因：　家族遗传史：　供史者：

病史与治疗史：

联系地址：

手机号码：　QQ/ 微信 /E-mail：

体检：智力　发育　营养　身高：　cm　体重：　kg

其他疾病史：　照（录）像

肌力检查	右	左	肌力检查	左	右	肌力检查	左	右
拇长屈肌			骨间掌侧肌			肩胛提肌		
拇长伸肌			骨间背侧肌			胸锁乳突肌		
拇短伸肌			掌长肌			冈上肌		
拇长展肌			桡侧腕屈肌			冈下肌		
拇短展肌			尺侧腕屈肌			胸大肌		
拇收肌			桡伸腕长短肌			胸小肌		
拇对掌肌			尺侧腕伸肌			大圆肌		
小指展肌			旋前圆肌			背阔肌		
小指对掌肌			旋后肌			前锯肌		
指深屈肌			肱二头肌			斜方肌		
指浅屈肌			肱三头肌			菱形肌		
伸指总肌			三角肌					

上肢畸形：
（左　右　双）

躯干畸形：　下肢畸形：　感觉障碍区：

X 线：　疼痛：

诊断：

治疗目标：　术次：

手术方案：

外固定种类：Ilizarov　组合式　内固定：空心钉　钢板　松质骨条

麻醉：　是否配矫形器：　备注：

医师签字：　年　月　日

表 2-2-6 膝内翻、膝外翻与骨性关节炎检查表

姓名 （联系人 ） 性别 年龄 职业 民族 胎次

发病年龄 婚姻 入院日期 供史者 文化程度

病因 病史

既往治疗史

联系地址

住宅电话 手机号码 E-mail： 邮编

体检：智力 发育 营养 胸 腹

身高 cm 体重 kg 体重指数

出血史 其他疾病 术前可否照录相

何时发现腿变形 何时停止发展

行走时有 / 无膝关节疼痛 疼痛程度 轻 中 重 膝开始疼痛年龄

肢体真性长度	左____ 右____	相对长度	左____ 右____	股骨长度	左____ 右____	胫骨长度	左____ 右____

畸形肢体 双侧 左侧 右侧
站立位双膝间距 cm
双踝间距 cm

力线与髌中点距离 左 cm 右 cm 膝内、外翻角度 左 度 右 度

脊柱畸形 骨盆畸形

X 线表现 下肢全长立位正侧位片 CORA 角
测量 LDFA 左 度 右 度 MPTA 左 度 右 度

膝关节功能评分（AKS）

行走功能指数 0 I II III IV V 步态

行走距离 疼痛 感觉障碍

诊断

治疗目标 术次

治疗方案

外固定器 Ilizarov 组合式 内固定 空心钉 钢板 松质骨条

麻醉 功能锻炼方法 是否配矫形器

备注

医师签字 年 月 日

表 2-2-7 先天性马蹄内翻足检查表

姓名： （父母名 ）性别： 年龄： 民族： 文化程度：

职业： 发病年龄： 胎次： 婚姻： 入院日期： 供史者：

病因： 病史：

既往治疗史：

联系地址： 邮编：

住宅电话： 手机号码： E-mail：

体检：智力： 发育： 营养： 身高 cm; 体重 kg; 胸 腹

出血史： 其他疾病： 学会走路年龄 可否 照 录术前相

肌 力	左	右	肌 力	左	右	肌 力	左	右	肌 力	左	右
伸拇长肌			屈拇长肌			腓骨长短肌			小腿三头肌		
伸趾总肌			屈趾总肌			胫前肌			胫后肌		

肢体真性长度	左____ 右____	相对长度	左____ 右____	股骨长度	左____ 右____	胫骨长度	左____ 右____

畸形侧别： 左 右 双侧 僵硬型 松弛型

小腿扭转 无 有 内 / 外旋约 度

脊柱畸形： 骨盆畸形： 其他畸形：

关节活动度：髋屈 伸 内旋 外旋 膝屈 伸
踝屈 伸

X 线：

行走功能指数： 0 I II III IV V 负重部位： 左 右

行走距离： 疼痛： 感觉障碍：

诊断：

治疗目标： 术次：

治疗方案：

外固定种类：Ilizarov 组合式 内固定：空心钉 钢板 松质骨条

麻醉 功能锻炼方法 是否配矫形器

备注

医师签字 年 月 日

表 2-2-8　髋关节脱位与髋臼发育不良检查表

姓名：　父母名：　性别：　年龄：　胎次：　民族：
入院日期：　固定电话：　手机：　E-mail：
工作单位：　邮政编码：
通信地址（父、母、本人）：
既往史：有 / 无髋部红、肿、痛、　出生胎位：头位　臀位
育儿方法：捆绑　蛙背式　自由式　会走年龄：
既往手术治疗史
一般情况：发育　营养　智力　胸　腹　髋关节痛　轻重
髋关节活动度：前屈 左 右　后伸 左 右　外展 左 右　内收 左 右　外旋 左 右　内旋 左 右
Ortolanni 征　左　右　套叠征　左　右　Galeazzi 征　左　右
Allis 征　左　右　Thomas 征　左　右　Trendelenburg 征　左　右
病理步态：鸭步、摇摆步　步态分析
X 线或 CT 三维检查： 下肢长度：左　cm 右　cm　股骨：左　cm 右　cm 胫骨：左　cm 右　cm 髋臼指数　左　右　CE 角　左　右　股骨头覆盖率：左　右
脱位类别：髋臼发育不良（半脱位）　左　右　Shenton 线不连续　左　右 全脱位假臼形成　左　右　股骨头上移高度：左　cm 右　cm
股骨头形态：无头 左 右　近圆形 左 右　尖锥形 左 右　蘑菇形 左 右　扁平形 左 右　头直径 左　cm 右　cm
股骨头坏死改变　左　右　股骨颈缩短变粗　左　右　骨关节炎改变　左　右
股骨颈干角：左　右　前倾角：左　右　骨盆左右下倾　度
其他畸形情况
入院诊断：
治疗目标　术次：
手术方案：
外固定种类：Ilizarov　组合式　内固定：空心钉　钢板　松质骨条　骨块
麻醉：　备血：　ml　术中注意事项：
术后固定方式：牵引　髋人字石膏　外展支具　固定时间
备注：
医师签字：　年　月　日

表 2-2-9　运动感觉神经元病（腓骨肌萎缩症）检查表

姓名：　性别：　年龄：　职业：　民族：　婚姻：　文化程度：

胎次：　发病年龄：　供史者：　父母名：　入院日期：

家族史：

既往诊断：　治疗史：

联系地址：

住宅电话：　手机号码：　E-mail：　邮编：

体检：智力　发育　营养　身高　cm　体重　kg

专　科　检　查

（是　/　否）痉挛性截瘫：　腱反射（增强、　减弱、　消失、正常）

肌　力	左	右	肌　力	左	右	肌　力	左	右
伸拇长肌			屈拇长肌			腓骨长短肌		
伸趾总肌			屈趾总肌			胫骨前肌		
第三腓骨肌			小腿三头肌			胫骨后肌		

下肢畸形：

行走功能指数：0　Ⅰ　Ⅱ　Ⅲ　Ⅳ　Ⅴ　步态：　行走距离：

（是　/　否）合并上肢畸形及类型：

（是　/　否）合并感觉障碍：膝以下（左、右、双）踝以下（左、右、双）足底（左、右、双）

（是　/　否）合并眼部疾患：

（是　/　否）合并共济失调：　其他合并征：

X 线：

电生理检查结果：　染色体检查结果：

周围神经活检病理诊断：

诊断：遗传性运动感觉性神经病（Ⅰ、Ⅱ、Ⅲ、Ⅳ、Ⅴ、Ⅵ、Ⅶ　型）

治疗目标：　术次：

治疗方案：

外固定种类：（Ilizarov　组合式　）内固定（空心钉　钢板　）松质骨条

麻醉方式：　（是　/　否）配矫形器：

备注：

医师签名：　年　月　日

表 2-2-10　脊髓灰质炎后远期综合征（PPS）检查表

姓名：　　性别：　年龄：　岁　民族：　胎次：　婚姻：　生育（女性填）：

疫苗：　用　否　　发病年龄：　职业：　　文化程度：　供史者：

既往手术治疗史：

功能减退年龄、部位：　　　加重诱因：　　　步态变化特点：

联系地址：

手机号码：　　　　　　　QQ/ 微信 /　E-mail：

体检：智力　　营养　　血压　　身高：　cm　　体重：　kg

后遗症稳定期：　　　年　　　支具应用史：

新发症状：肌无力　　肌肉萎缩　　疲劳　　行动耐力差　　不耐受寒冷　　生活质量下降
疼痛部位　　睡眠障碍　　健侧下肢发生问题　　易跌倒

心理咨询：正常　　担忧　　焦虑　　恐惧　　抑郁　　其他：

心肺功能：　　　化验检查：　　　其他病：

步态检查：　　　　　　　　照（录）像

肌　力	左	右	肌　力	左	右	肌　力	左	右	肌　力	左	右
伸拇、伸趾肌			腓骨长短肌			半腱半膜肌			腹肌		
屈拇长肌			胫前、胫后肌			股内收肌			臀中小肌		
屈趾总肌			股四头肌			缝匠肌			臀大肌		
小腿三头肌			股二头肌			髂腰肌			骶棘肌		

肢体真性长度　　　左＿＿＿右＿＿＿　上肢神经症状：有　　无

下肢畸形：
上肢畸形

脊柱畸形：　　　　　　　　骨盆畸形：

关节活动：髋　屈　伸　内旋　外旋　膝　屈　伸　踝　屈　伸

X 线：

行走功能指数：爬行轮椅　双拐　单拐　压股　重度跛行　中度跛行　轻度跛行　行走距离：

保守治疗：辅具（矫形器）　理疗　减肥　药物　中医治疗　心理疏导
改变生活方式　　　适度运动与认知行为

手术指证：　有　　　　　　无

拟实施的手术方法：

预期疗效：效果明显　　功能改善　　延缓病情发展

医师签字：　　　　　　　　年　　月　　日

表 2-2-11　软骨发育不全及相关肢体畸形检查表

姓名：（父母名　）性别：　年龄：　民族：　婚姻：　职业：　学历：　入院时间：
地址：　　　　　　　　　　　　手机：　　　　　　QQ/ 微信 /E-mail：
体检：智力　　营养　　身高：　cm　　体重：　kg　头围：　cm　供史者：
家族遗传史：有（父 / 母）无其他亲属　　　基因检查：有（　　位点）无　发现年龄：
对生活的影响：
既往诊疗史：　　　　　　　　　药物史：　　　　　　手术史：
颌面：前额突出　鼻梁塌陷　基本正常　　牙齿：正常　错乱　　肥胖：无　有（程度　　　）
中耳炎：有　无　是否做过中耳手术：是　否　听力障碍：有　无
神经症状：有　无
脊柱畸形：　　　　　　　　　　　下肢与躯干比例（肚脐）
上肢畸形：肩部　　肘部　　　腕部　　　　三叉戟手：有　无
下肢：　髋部　　　　　　　　骨盆
膝部　　　　　　　　　　　足踝部
疼痛：无　有（部位：　，VAS：　）关节松弛（部位及程度）：髋　膝　踝
X 线及其他影像检查：
肢体长度： 股骨（左　cm，　右　cm）胫骨（左　cm, 右　cm）腓骨（左　cm, 右　cm） 肱骨（左　cm, 右　cm）
关节测量：髋 CE 角（左　°，右　°）沈通线：左　右（连续、不连续） 颈干角（左　°，右　°），前倾角（左　°右　°） 股骨远端外侧角（左　°右　°）股骨髁后倾角（左　°右　°） 胫骨近端内侧角（左　°右　°）平台后倾角（左　°右　°）
膝部骨骺：已闭合　　部分闭合　　未见闭合
行走功能指数：0　Ⅰ　Ⅱ　Ⅲ　Ⅳ　Ⅴ　步态：　　　　行走距离：
诊断（评价）：
治疗目标：　　　　　　　　术次：
手术方案：
外固定：Ilizarov　组合式　石膏　　内固定：钢板　　髓内钉　　空心钉　　松质骨条
麻醉：　　　是否配矫形器：　　备注：
医师签字：　　　　年　月　日

表 2-2-12　陈旧性创伤下肢残缺畸形检查表

姓名　　（父母名　　）性别　年龄　职业　民族　胎次

受伤年龄　婚姻　入院日期　供史者　文化程度

致伤原因　受伤部位及程度

伤后治疗史

联系地址

住宅电话　手机号码　E-mail　邮编

体检　智力　发育　营养　身高　cm　体重　kg　胸　腹

出血史　其他疾病　可否照（录）术前相

肌　力	左	右	肌　力	左	右	肌　力	左	右	肌　力	左	右
伸拇长肌			腓骨长短肌			半腱半膜肌			腹肌		
伸趾总肌			胫前肌			股薄肌			阔筋膜张肌		
第三腓骨肌			胫后肌			股内收肌			臀中肌		
屈拇长肌			股四头肌			缝匠肌			臀大肌		
屈趾总肌			股二头肌			髂腰肌			骶棘肌		
小腿三头肌									背阔肌		
肢体真性长度	左____ 右____		相对长度	左____ 右____		股骨长度	左____ 右____		胫骨长度	左____ 右____	

下肢畸形

脊柱畸形　骨盆畸形

关节活动度：髋屈　伸　内旋　外旋　膝屈　伸　踝屈　伸

X 线

行走功能指数　0　I　II　III　IV　V　步态

行走距离　疼痛　感觉障碍

诊断

治疗目标　术次

治疗方案

外固定种类：Ilizarov　组合式　内固定：空心钉　钢板　松质骨条

麻醉　功能锻炼方法　是否配矫形器

医师签字　年　月　日

秦泗河设计了统一的下肢畸形术后随访表（表 2–2–13），不论什么原因导致的下肢畸形或残疾，统一用这一个随访表检查填写、疗效评价，治疗结束后 1 年以上随访。

表 2-2-13　下肢畸形术后随访表

<table>
<tr><td colspan="6">姓名　　性别　　民族　　发病年龄　　岁　　随访时年龄（岁）</td></tr>
<tr><td colspan="6">地址：　　　　　　　　　　　　电话：</td></tr>
<tr><td colspan="6">致畸病因：
畸残性质：骨性　软组织挛缩　复合型　下肢短缩</td></tr>
<tr><td colspan="6">术前步态：
爬行蹲移　持双拐　单拐或压股　　重度跛行　中度跛行　轻度跛行　无跛行</td></tr>
<tr><td colspan="6">曾在外院手术：无　有　　手术方法与疗效
本院手术方法与术次：</td></tr>
<tr><td>解注</td><td colspan="5">其他辅助治疗：　　　　　　　　治疗周期：
是否需再次实施手术治疗：是　　否</td></tr>
<tr><td colspan="6">末次手术时间：　年　　月　　日　　　术后　　个月　随访</td></tr>
<tr><td rowspan="3">实施肌肉移位术者，术后进行肌力平衡评价</td><td colspan="5">术前肌肉瘫痪或肌力失衡　有　无　肌力失衡部位</td></tr>
<tr><td>肌力平衡</td><td>完全平衡</td><td>基本平衡</td><td>二期手术平衡</td><td>未平衡</td></tr>
<tr><td>评价指数</td><td>3</td><td>2</td><td>1</td><td>0</td></tr>
<tr><td rowspan="3">畸形矫正（包括影像学评价）</td><td colspan="5">术前畸形部位与程度</td></tr>
<tr><td>矫正后评价</td><td>完全矫正</td><td>大部矫正</td><td>部分矫正</td><td>畸形复发</td></tr>
<tr><td>评价指数</td><td>3</td><td>2</td><td>1</td><td>0</td></tr>
<tr><td rowspan="3">运动与行走功能改善评价</td><td colspan="5">功能障碍部位　　　　　　术前步态</td></tr>
<tr><td>功能改善</td><td>显著改善</td><td>基本改善</td><td>部分改善</td><td>无改善</td></tr>
<tr><td>评价指数</td><td>3</td><td>2</td><td>1</td><td>0</td></tr>
<tr><td rowspan="3">对手术疗效自我感觉与评价</td><td colspan="5">由患者表述，不能正确表述自我感觉的儿童，由家长代述</td></tr>
<tr><td>自我评价</td><td>很满意</td><td>满意</td><td>较满意</td><td>不满意</td></tr>
<tr><td>评价指数</td><td>3</td><td>2</td><td>1</td><td>0</td></tr>
<tr><td rowspan="3">并发症与问题（问题通过再次治疗可以解决）</td><td colspan="5">如关节僵硬，神经损伤，截骨处不愈合，并发新的畸形，切口严重感染等</td></tr>
<tr><td>程度</td><td>无并发症与问题</td><td>轻度并发症与问题</td><td>中度并发症</td><td>重度并发症</td></tr>
<tr><td>评价指数</td><td>3</td><td>2</td><td>1</td><td>0</td></tr>
<tr><td>评价指数</td><td></td><td>评价级别</td><td colspan="3">优 >2.5，　良 >2，　可 >1，　差 <1</td></tr>
<tr><td colspan="6">说明：单项手术随访四项（如畸形矫正，功能改善）总分除以 4。复合手术、骨性手术和肌移位术，随访五项，总分数除以 5。
并发症原因</td></tr>
<tr><td colspan="6">末次手术医生
随访时间　　年　月　　日　　　随访人</td></tr>
</table>

第三节　秦泗河矫形外科数据库的价值与挖掘前景

在数字化、智能化的社会时代，一个临床学科收集并做成上万病例的数据库，一切诊疗与学术工作就能做到胸中有数、从容面对。在数据库的支撑下，临床医生将以丰富的参考资料、多样的诊疗手段和前所未有的自信，破解肢体矫形与重建的难题。

一、数据库的临床价值

矫形外科收治的病种各式各样，门诊经常遇到疑难杂症和罕见病骨科问题，以及不同类别肢体畸形残疾患者，检索国内外文献很难找到恰当的个体化治疗方案。从秦泗河矫形外科数据库中搜索既往手术治疗的相似病例，则能在短时间内制订出合适的外科治疗方案。

秦泗河既往手术治疗的患者，术后超过 20 年来随访复查的就有 132 例，这些病例都可以从数据库中检索出既往手术时填写的病历表格，由此可了解患者术前病情与手术方法，结合目前疗效进行分析。如此长期随访的宝贵病例资料，对于既往手术方案的评估，以及医生实事求是的临床思维的形成，助益极大。

在已有数据库的基础上，对于进一步采集、存储新的临床资料，可以丰富数据资料，已有数据对归纳和整理新数据有指导和督促作用。

二、数据库的科研价值

通过对数据库中数据的分析，可提炼出有益的科研思路和科研方向；大数据是临床医生与科研工作者进行合作立项、科研论文发表的基础，也是对不同病种进行流行病学调查研究的基础。2019 年，秦泗河等在《中国修复重建外科杂志》发表的“35 075 例手术治疗的肢体畸形残疾患者统计分析”的文章，标志着中国下肢矫形外科大数据雏形已经形成。近年来，秦泗河矫形外科已经发表了 10 篇挖掘大数据的相关论文，自 2018 年始秦泗河主编出版的专著，尤其是英文版著作 *Lower Limb Deformities*（《下肢畸形外科》）和《肢体形态与功能重建》丛书 6 部，从数据库中输出相关数据，检索需要的手术病例，在真实资料的基础上进行总结归纳更加简单直观，研究结论更加真实可信。

三、数据库的社会价值

这个数据库承载了真实的肢体畸形残疾病例资料，为制定相关政策、残疾流行病学调查、病因病种分类等奠基了基础。

数据库的巨大功用，还在于提供了无限的可能性；每个读者阅读完本书后，结合自身经历，都会受到不同程度的启发。

第三章

手术治疗 37 763 例肢体畸形病例综合分析

第一节　手术治疗 37 763 例肢体畸形病例综合统计

秦泗河自 1978 年起实施第 1 例矫形外科手术，截至 2023 年 12 月底，在这 45 年期间，其矫形外科团队存入数据库的肢体畸形残疾手术病例 37 763 例，所有病历表格全部为秦泗河本人填写或复核。其中秦泗河主持的手术约 30 000 例。通过分析这些数据资料，可以从矫形外科视角认识目前中国肢体畸形残疾人群的特点，以及其病因、病种分类及肢体功能重建的现状。

一、统计方法

每个患者按每次住院手术为 1 个病例，如果 1 个患者在 1 次住院期间实施了 2 次或 3 次手术，仍然按 1 个病例统计。若 1 个患者曾经在不同时间 2 次或多次住院手术，即按 2 个或多个病例统计。手术部位涵盖颈部、脊柱，上肢、下肢。

二、手术部位与手术患者性别分布

1. 手术部位统计（表 3–1–1）

表 3-1-1　手术部位统计

手术部位	手术例数	所占百分比 /%
下肢矫形与功能重建	35 869	94.98
上肢矫形与功能重建	646	1.71
颈部、脊柱等手术*	1248	3.31

* 颈总动脉外膜交感神经网剥脱术治疗脑性瘫痪 984 例，占颈部、脊柱手术的 78.8%。

2. 性别分布

37 763 例中，男性 21 815 例（57.77%），女性 15 948 例（42.23%），男女比例 1.37 : 1（表 3–1–2）。

表 3-1-2　37 763 例患者性别分布情况

性别	数量	占比 /%
男	21 815	57.77
女	15 948	42.23
男：女	1.37 : 1	3.31

三、手术年龄分布

手术年龄分布统计见表 3–1–3。

表 3-1-3　37 763 例患者手术时年龄分布

年龄	数量	占比 /%
0~4	1228	3.25
5~9	5058	13.39
10~14	6345	16.8
15~19	6997	18.53
20~24	6997	18.53
25~29	4669	12.36
30~34	2929	7.76
35~39	1587	4.2
40~44	729	1.93
45~49	483	1.28
50~54	352	0.93
55~59	224	0.59
60~64	119	0.32
65~69	29	0.08
70~74	10	0.03
75~79	5	0.01
80~84	2	0.01

37 763 手术病例中，患者手术时最小年龄为 1 岁（先天性马蹄内翻足软组织松解结合石膏固定），最大年龄为 84 岁（人工款关节置换），平均年龄为 20.1 岁。最多的手术年龄是在 10~24 岁，共 20 339 例，占总数的 53.86%。其中 14 岁以下儿童手术病例 12 631 占 33.45%。

四、历年手术量

1984 年前，秦泗河的手术病例录入数据库者有 299 例，此数据之后开始上升，1988—1994 年达到峰值，2000 年后归于平稳（图 3-1-1）。秦泗河的矫形外科手术患者来自全国各地，2020—2023 年年底受到疫情人流管控的影响，手术病例仅 2010 例（表 3-1-4）。

表 3-1-4　37 763 例患者历年手术数量统计

年份	数量 / 例	占比 /%
1978—1979 年	2	0.01
1980—1984 年	297	0.79
1985—1989 年	7126	18.87
1990—1994 年	9806	25.97
1995—1999 年	5150	13.64
2000—2004 年	3024	8.01
2005—2009 年	3224	8.54
2010—2014 年	3849	10.19
2015—2019 年	3275	8.67
2020—2023 年	2010	5.32

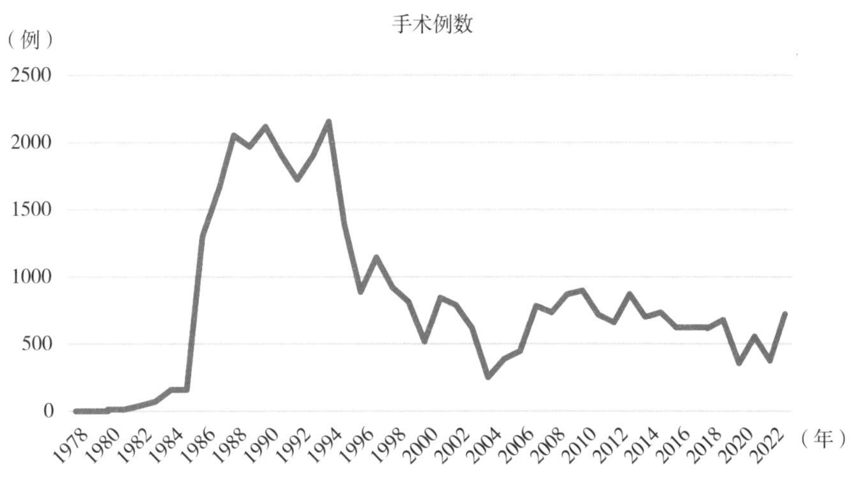

▲图 3-1-1　1978—2023 年手术例数

五、手术患者地域分布

手术患者涵盖了除澳门特别行政区外全国所有省（自治区、直辖市），以及香港特别行政区和台湾地区的患者。有 13 个国家的肢残患者慕名来找秦泗河手术治疗（表 3-1-5、表 3-1-6）。

表 3-1-5　37 732 例中国患者地域分布

区域	手术例数	区域	手术例数
黑龙江省	7548	辽宁省	544
河南省	4342	吉林省	482
山东省	3317	四川省	378
湖北省	3258	新疆维吾尔自治区	348
江西省	2793	贵州省	219
河北省	1880	云南省	182
北京市	1833	天津市	179
陕西省	1563	广西壮族自治区	138
湖南省	1560	青海省	115
安徽省	1344	宁夏回族自治区	105
甘肃省	1205	重庆市	103
山西省	811	海南省	96
福建省	777	上海市	95
江苏省	652	西藏自治区	34
广东省	620	香港特别行政区	2
浙江省	620	台湾省	2
内蒙古自治区	552	地址不详	35

表 3-1-6　31 例境外手术患者来自 13 个国家

国家	手术例数	国家	手术例数
印度	11（在印度手术）	俄罗斯	5（在俄罗斯手术）
美国	2	蒙古国	2
印度尼西亚	2	叙利亚	2
巴勒斯坦	1	越南	1
罗马尼亚	1	哈萨克斯坦	1
沙特阿拉伯	1	南非	1
匈牙利	1		

六、病因 / 病种构成

数据库中收录引起肢体畸形残疾的病因 / 病种有 244 个，还有些下肢畸形难以确定病因与病种。这些疾病涉及内、外、妇、儿、神经、血液、肿瘤、皮肤、免疫等超过 10 个不同学科，涵盖了骨科几乎所有亚学科（表 3–1–7）。

表 3-1-7 秦泗河矫形外科手术病例 244 个病因 / 病种统计

序号	病因 / 病种	手术例数	序号	病因 / 病种	手术例数
1	脊髓灰质炎后遗症	24 430	33	先天性下肢短缩	40
2	脑性瘫痪	5088	34	骨不连	38
3	外伤后遗症	1136	35	烧烫伤后遗症	38
4	脊柱裂脊髓栓系后遗症	1117	36	骨缺损	37
5	先天性马蹄内翻足	784	37	遗传性痉挛性截瘫	35
6	先天性 / 发育性髋关节脱位、髋臼发育不良	552	38	脊髓侧索硬化	33
7	膝内翻	494	39	骨纤维异样增殖症	32
8	遗传性感觉运动神经元病	335	40	股骨头缺血性坏死	31
9	膝外翻	253	41	骨干续连症	30
10	臀肌挛缩症	239	42	拇外翻	25
11	低磷性佝偻病	183	43	先天性胫侧半肢畸形	25
12	先天性关节挛缩症	161	44	内生性软骨瘤	24
13	先天性腓侧半肢畸形	130	45	先天性桡骨发育不全	23
14	骨髓炎	110	46	急性脊髓炎	23
15	先天性胫骨假关节	105	47	脑积水	22
16	医源性肢体畸形	89	48	进行性肌营养不良	22
17	格林 - 巴利综合征	86	49	多发性骨骺发育不良	22
18	脑炎	78	50	产瘫	21
19	脑外伤	70	51	平足症	21
20	下肢血管瘤	69	52	先天性翼蹼膝关节	21
21	腓总神经麻痹	68	53	先天性跟行足	20
22	肌性斜颈	67	54	Blout 病	20
23	多发性软骨发育不良	67	55	骨结核	19
24	先天性髌骨脱位	60	56	家族性神经纤维瘤病	19
25	膝关节骨性关节炎	56	57	腓总神经损伤	18
26	化脓性关节炎后遗症	52	58	硬皮病	18
27	先天性髋内翻	52	59	硬纤维瘤病	18
28	脊柱侧弯	51	60	手足口病	17
29	成骨不全	48	61	坐骨神经损伤	16
30	类风湿性关节炎	44	62	先天性垂直距骨	16
31	脑膜炎	43	63	大骨节病	15
32	骺损伤致发育性下肢畸形	42	64	腓肠肌挛缩症	14

续表

序号	病因 / 病种	手术例数	序号	病因 / 病种	手术例数
65	侏儒症	13	99	先天性胫骨发育不良	4
66	遗传性软骨发育不良	13	100	先天性尺骨发育不良	4
67	先天性束带综合征	12	101	药物性脊髓中毒致足踝痉挛型畸形	4
68	脊髓损伤不完全性截瘫	12	102	淋巴管瘤	4
69	蜡泪样骨病	12	103	脉管炎	4
70	流行性乙型脑炎	11	104	先天性翼蹼肘关节	4
71	先天性足趾短缩畸形	11	105	先天性寄生胎	4
72	血友病	11	106	先天性拇指内收	4
73	先天性无痛无汗症	10	107	颅咽管瘤	4
74	脊肌萎缩症	9	108	脑溢血	4
75	假性软骨发育不全	9	109	矮小症	3
76	败血症	8	110	踝关节骨性关节炎	3
77	截肢残端不良	7	111	脊神经损伤	3
78	家族性高弓足	7	112	进行性肌萎缩	3
79	先天性尺桡骨连接症	7	113	脓毒血症	3
80	先天性胫骨弯曲	7	114	先天性桡骨头脱位	3
81	煤气中毒	7	115	先天性舟状足	3
82	脑卒中	7	116	先天性屈指畸形	3
83	巨肢症	6	117	范科尼综合征	3
84	先天性股骨近段轴向缺如	6	118	先天性前足缺如	3
85	先天性足外翻	6	119	黏多糖症	3
86	有机磷农药中毒	6	120	马方综合征	3
87	强直性脊柱炎	6	121	骨肿瘤	3
88	甲状旁腺功能亢进	5	122	髋关节滑膜炎	3
89	髋关节炎	5	123	先天性尺侧纵列缺如	3
90	先天性多趾畸形	5	124	先天性桡侧纵列缺如	3
91	磷酸三邻甲苯酯（TOCP）[1] 中毒	5	125	先天性多指畸形	3
92	血管栓塞	5	126	骨软骨瘤	3
93	肝豆状核变性	5	127	敌敌畏中毒	2
94	骨肉瘤	5	128	股外侧肌纤维炎	2
95	马德隆畸形	5	129	脊髓源性痉挛性下肢畸形	2
96	脊髓肿瘤致神经损伤	4	130	阔筋膜挛缩症	2
97	巨趾症	4	131	皮肌炎	2
98	先天性股骨假关节	4	132	皮下脂肪萎缩症	2

[1] 磷酸三邻甲苯酯，英文名 Tri-o-tolyl phosphate（TOCP）。

续表

序号	病因 / 病种	手术例数	序号	病因 / 病种	手术例数
133	偏侧肢体发育不良	2	167	腘动脉栓塞	1
134	破伤风	2	168	滑膜结核	1
135	膝关节滑膜炎	2	169	激素性多发性骨坏死	1
136	先天性缺趾畸形	2	170	脊膜癌术后神经损伤	1
137	胸脊髓压迫致下肢畸形	2	171	脊髓胶质瘤	1
138	熊抓伤	2	172	脊髓血管瘤	1
139	腰椎间盘突出	2	173	颈椎骨髓瘤	1
140	椎管内脊膜瘤后遗症	2	174	脊髓蛛网膜炎	1
141	先天性屈腕畸形	2	175	半侧肢体萎缩症	1
142	先天性握拳畸形	2	176	进行性骨化性肌炎	1
143	横贯性脊髓炎	2	177	颈椎后纵韧带骨化	1
144	脑结核	2	178	巨人症	1
145	股动脉周围纤维瘤	2	179	距舟关节骨性关节炎	1
146	脊髓纤维瘤	2	180	拇内翻	1
147	颅内囊肿	2	181	帕金森病	1
148	先天性距骨发育不良	2	182	铅中毒	1
149	腰椎结核	2	183	软骨炎	1
150	脑脉管炎	2	184	伤寒病	1
151	吸毒性脑病	2	185	肺栓塞致缺血缺氧性脑病	1
152	非骨化纤维瘤	2	186	肾病综合征	1
153	脑血管畸形	2	187	胎儿注射损伤	1
154	先天性半侧肢体肥大症	2	188	唐氏综合征	1
155	毒蛇咬伤	2	189	夏科关节病	1
156	先天性肩胛骨高位症	2	190	先天性并趾畸形	1
157	静脉曲张	2	191	先天性股骨头缺如	1
158	先天性并指畸形	2	192	先天性距骨外脱位	1
159	脑梗死	1	193	先天性拇趾肥大症	1
160	动脉钙样硬化	1	194	先天性前足内收	1
161	断肢再植残留畸形	1	195	先天性小腿轴向缺损	1
162	恶性周围神经鞘瘤	1	196	先天性跖骨内收畸形	1
163	腓肠肌感染后遗症	1	197	先天性爪形趾	1
164	跟骨结节骨炎	1	198	胸椎间盘突出	1
165	肱骨腱鞘炎	1	199	中毒性菌痢	1
166	骨化性纤维瘤	1	200	三官能蛋白缺乏症	1

续表

序号	病因 / 病种	手术例数	序号	病因 / 病种	手术例数
201	先天性外展性髋挛缩症	1	224	先天性屈肘肌缺如	1
202	腕关节背侧挛缩症	1	225	先天性下肢肥大症	1
203	先天性尺桡骨交叉畸形	1	226	先天性足趾缺如	1
204	先天性拇指缺如	1	227	骨巨细胞瘤	1
205	先天性上肢短缩	1	228	韧带样型纤维瘤	1
206	掌腱膜挛缩症	1	229	神经节细胞瘤	1
207	蛛网膜下腔出血	1	230	先天性腓骨发育不全	1
208	肾性骨病	1	231	脑梗死	1
209	先天性脊柱僵直	1	232	多发性干骺端发育障碍	1
210	霉变甘蔗中毒后遗症	1	233	肌纤维瘤	1
211	脑部生殖瘤	1	234	肘管综合征	1
212	脑海绵状变性	1	235	静脉畸形骨肥大综合征	1
213	脑脉络膜炎	1	236	淋巴血管瘤	1
214	脑血管瘤	1	237	戊二酸血症 1 型	1
215	脑血栓	1	238	脑裂畸形	1
216	脑蛛网膜炎	1	239	其他先天性下肢畸形	93
217	癫痫后遗症	1	240	其他感染性下肢畸形	76
218	感觉障碍性周围神经病	1	241	其他先天性上肢畸形	7
219	股动脉栓塞后遗症	1	242	其他神经源性下肢畸形	3
220	黑棘皮病	1	243	其他代谢性骨病	2
221	甲基丙二酸血症	1	244	其他免疫障碍性疾病	1
222	假性类风湿	1	245	不详	164
223	先天性屈膝畸形	1			

七、矫治手术方法

统计结果显示，秦泗河矫形外科使用手术方式 291 种，绝大多数病例一期手术应用多个甚至 10 个不同的手术方式。其中矫形手术结合应用骨外固定技术者 11 223 例，其中 Ilizarov 环形外固定 5611 例，组合式等外固定器 5612 例，手术结合内固定者（主要是钢板、空心钉）1805 例，凡是四肢矫形手术后没用内固定或外固定者，皆用石膏固定。由于秦泗河团队在 2020 年出版的英文著作《下肢畸形外科》（*Lower limb Deformities*）将 291 种手术方式中英文名称全部刊载，此处仅列出秦泗河使用次数前 40 种的手术方式名称及每种手术方式应用次数（表 3-1-8）。

表 3-1-8　秦泗河常用手术方式前 40 种统计（总数 37 763 例）

序号	手术方法	使用次数	使用频率 *
1	跟腱延长	8282	21.93
2	股骨髁上截骨	7740	20.50
3	跟距关节融合	6873	18.20
4	胫腓骨截骨矫形	4726	12.51
5	跖腱膜松解术	3860	10.22
6	腓骨长肌代跟腱	2675	7.08
7	屈髋松解术	2497	6.61
8	三关节融合	2461	6.52
9	腹外斜肌移位代臀中肌	2414	6.39
10	胫后肌腱延长	2062	5.46
11	股内收肌耻骨起点部分切断松解术	2058	5.45
12	广泛性屈膝松解治疗屈膝挛缩畸形	1850	4.90
13	第一跖骨基底截骨术	1511	4.00
14	股薄肌肌腱远端皮下切断	1242	3.29
15	胫腓骨截骨延长术	1215	3.22
16	胫骨后肌外置	1082	2.87
17	腓骨短肌移位代跟腱	1055	2.79
18	髂胫束松解	1018	2.70
19	颈总动脉外膜交感神经网剥离术	985	2.61
20	胫骨后肌移位代跟腱	938	2.48
21	骶棘肌代臀肌	885	2.34
22	髂骨 - 耻骨双截骨延长术	864	2.29
23	二关节融合	849	2.25
24	腓骨长肌移位代胫骨前肌	781	2.07
25	股骨截骨矫形	760	2.01
26	肌腱移位代伸踝、伸拇、伸趾肌	725	1.92
27	闭孔神经（全支或前支）切断术	675	1.79
28	胫骨前肌移位代跟腱	589	1.56
29	跟骨截骨矫形术	586	1.55
30	拇趾趾间关节融合术	585	1.55
31	秦泗河仰拇畸形矫正术（改良 JONES 术）	584	1.55
32	距舟关节融合	572	1.51
33	踝关节融合	565	1.50
34	跟腱缩短术	547	1.45

续表

序号	手术方法	使用次数	使用频率*
35	跟骰关节融合	529	1.40
36	臀肌筋膜挛缩松解术	507	1.34
37	髋臼顶造盖术	506	1.34
38	半腱肌移位代替股四头肌	448	1.19
39	腓肠肌腱膜延长术	368	0.97
40	先天性（发育性）髋关节脱位复位	303	0.80

* 使用频率指每百例手术使用该术式的次数。

八、术前病理（异常）步态

秦泗河描述并记录出现频次前 20 的下肢病理（异常）步态，见表 3-1-9。

表 3-1-9　出现频次前 20 的下肢病理（异常）步态（总数 37 763 例）

序号	步态	例数	占比 /%
1	不同程度跛行	6187	16.38
2	马蹄点足步态	3653	9.67
3	臀肌失效、摇摆步态	2315	6.13
4	持双拐步态	2106	5.58
5	足非正常负重步态	1918	5.08
6	手压股步态	1540	4.08
7	剪刀步态	981	2.6
8	扶持短距离行走步态	850	2.25
9	下肢不等长步态	784	2.08
10	蹒跚步态	773	2.05
11	跟行足步态	597	1.58
12	持单拐行走	591	1.57
13	爬行蹲移	441	1.17
14	其他难以描述的病理步态	431	1.14
15	下肢内翻、内旋步态	425	1.13
16	麻痹性足下垂（跨域步态）	355	0.94
17	无行走条件（轮椅代步）	337	0.89
18	接近正常步态	308	0.82
19	尖足步态（下肢痉挛型）	305	0.81
20	波浪式步态（双膝反屈）	287	0.76

九、37 763 例手术患者文化程度（学历）统计

统计数据见表 3–1–10。

表 3-1-10　患者文化程度统计（总数 37 763 例）

文化程度	例数	占比 /%
未记录	13 821	36.6
初中	5848	15.49
小学	4032	10.68
高中	2777	7.35
本科	1586	4.2
大专	1348	3.57
未入学	1027	2.72
中专	759	2.01
硕士	215	0.57
博士	39	0.1
其他	2	0.01

十、37 763 例患者婚姻情况统计

婚姻情况统计见表 3–1–11。

表 3-1-11　患者婚姻状况统计（总数 37 763 例）

婚姻	例数	占比 /%
未婚	22 088	58.49
未记录	8825	23.37
已婚	5702	15.1
离异	56	0.15
丧偶	3	0.01

第二节　基于手术病例数据建立的矫形外科规范名词

随着近年来矫形外科的重新兴起，涌现出许多矫形外科相关的名词定义，为了便于学习了解，此处将目前国内矫形外科相对统一、规范、使用高频的名词做一汇总简介。

一、“偏离正常”的名词

1. 先天性异常（congenital anomaly）

出生时即有的异常，是由于某种原因使先天发育发生障碍，偏离了染色体内遗传密码所规定的时间的、空间的均衡发育，即出生前已经偏离了正常的发育轨道，并且不可逆转。

2. 发育性异常（developmental anomaly）

出生后经一段时间发育后出现的异常。

3. 发育不全（hypoplasia）

异常发育导致解剖结构异常。

4. 形成不良（malformation）

结构发育失常或分化异常导致正常结构缺失。

5. 变形（distortion）

正常形成的结构由于外力而使之形变。

6. 畸形（deformity）

畸形是个形态学概念，为身体一部分表现为异于正常的形态，并且呈固定不变的状态。

7. 残缺（defect）

残缺是软组织、骨与关节存在一定程度缺损、萎缩。畸形与残缺可同时存在。

8. 残障（disability）

残障（又称残疾）是损害、活动受限和社会参与能力受限的总称，指是个人与其环境因素之间互动能力的消极方面。

二、外固定与肢体重建重点名词术语解析

1. 步态（gait）

步态指行走时的姿态，是人体结构与功能、运动调节系统、行为及心理活动在行走时的外在表现，具有个体特征。正常步态通过骨盆、髋、膝、踝和足、趾一系列协调动作完成，躯干可基本保持在两足之间的支撑面上。要维持正常步态，必须双腿等长，下肢骨、关节、肌肉、韧带和支配其感觉运动的神经系统结构完好，功能正常。

2. 重建（reconstruction）

重建原是建筑学上常用的名词，从骨科专业角度解释是指用现代医学技术或人工假体，修复肢体的创伤与残缺、重新构建肢体的结构与运动功能。

3. 成角旋转中心（center of rotation angulation，CORA）

成角旋转中心即骨骼近端轴线和远端轴线的交点。美国矫形外科专家 Dror Paley 等在学习、应用、总结 Ilizarov 技术体系的基础上，创立了以下肢的机械轴、解剖轴、关节线进行量化表达的术前分析方法，提出 CORA 概念。

4. 骨搬移（bone transport，BT）

骨搬移中文翻译名称由曲龙提出，又有学者译为“骨转位、骨转移、骨输送、骨段滑移、骨搬运”等。其是一种用骨外固定技术通过残留具有生物活性的骨组织来修复骨及软组织缺损的方法。确切涵义应为骨段延长与加压固定术（bone segment transport and compression fixation technique），其手术基本原则是：在骨缺损的残端低能量截骨后安放稳定的外固定支架，逐渐牵伸，借膜内化骨成骨。这样使得软组织创面在骨段运输中逐渐缩小并闭合，骨感染在骨段运输中由于血运的增强逐渐被控制，并伴随骨连接而愈合。该技术是骨延长与加压固定技术的联合应用，其原理源于骨延长术的张应力理论和加压固定的生物学成骨机制。

Ilizarov 教授最早于 1969 年报道该技术，最初将该技术称为加压 – 牵伸接骨术（Technique of Compression–Distraction Osteosynthesis）[1]，是目前修复大段骨缺损（> 4 cm）、肿瘤切除后骨缺损、感染性骨缺损的常用技术方法（图 3–2–1）。

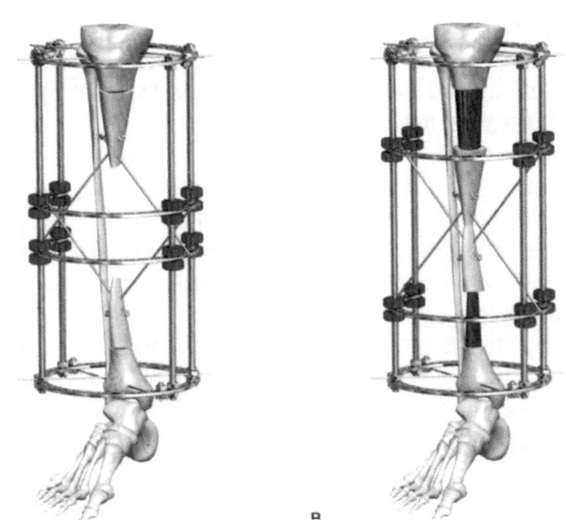

▲图 3-2-1　加压 - 牵伸接骨术示意图
（图片来源：《实用骨外固定学》，人民卫生出版社）

5. 骨科自然重建理念（orthopaedic natural reconstruction philosophy）

骨科自然重建理念由秦泗河提出，是一个适用于矫形外科疾病诊疗的临床思维。该理念认为，任何创伤和疾病都是生命过程的一部分，治疗疾病的医疗模式应当遵循生命的自然属性和发展规律。其核心思想：从生物骨骼的起源、演变与人类自然进化史层面探索肢体损伤与重建的发展史，利用时间变量及其生物学原理，调动人体组织自然修复的潜能和医生的临床智慧治疗骨科创伤与疾病，适度应用替代重建，避免对机体过度干预性治疗。

6. 关节牵伸成形术（joint distraction arthroplasty）

关节牵伸成形术是在一段时期内使用一跨越关节的外固定器来牵伸关节，使其在关节负重运动时既能暂时性解除两关节面力学接触从而减轻关节内压力，又能有周期性适度关节面机械性压力刺激的

[1] ILIZAROV G A. Arthroplasty of the Major Joints.Invagination Anastomoses. Compression–Distraction Osteosynthesis. Kurgan，USSR，1967：373–377.

治疗方法。由于软骨细胞对机械刺激的敏感性，一定的机械刺激可以促进软骨细胞的生物合成和代谢。关节牵伸成形术最早应用于髋关节炎与踝关节炎及关节僵硬的治疗。

7. 关节牵伸矫形术（joint distraction for deformity correction）

关节牵伸矫形术指利用外固定器对因软组织挛缩引起的关节畸形，进行缓慢牵拉软组织再生，使畸形逐步矫正。该技术既是一种动态应力再生矫形技术，也是一种“无创”或有限松解的微创技术。区别以软组织松解或肌腱延长为主的关节矫形术。

8. 骨外固定（external fixation，EF）

骨外固定是指钢针经皮穿过骨组织，再通过皮外装置组合连接成一个新的空间力学稳定体系。该体外与骨连接的机械装置称为骨外固定器，该方法称为骨外固定技术，需要与石膏、夹板等“外固定”相区别。骨外固定中的 Ilizarov 外固定（Ilizarov external fixation，IEF），是将骨外固定与 Ilizarov 张力 – 应力法则有机结合的骨外固定技术。

9. 骨延长（bone lengthening）

指截骨后通过延长器（体外或体内）上的延长装置逐步使骨长度增加的肢体延长术。

10. 国际 Ilizarov 技术研究与应用协会（Association for the Study and Application of Methods of Ilizarov，ASAMI）

ASAMI 由意大利学者 Roberto Gattaneo（Lecco 医院矫形外科主任）、Antonio Bianchi–Maiocchi（时任意大利 AO 学会主席）、G.B.Benedetti（意大利 AO 学会前任主席）和 Angelo Villa（Lecco 医院矫形外科主治医生）等于 1982 年组织创立，为一个 Ilizarov 技术学习组织。目前该协会在国际上有 40 多个团体，中国 ASAMI 于 2003 年由秦泗河、夏和桃等组织成立。

11. 国际肢体延长与重建学会（International Lengthening and Limb Reconstruction Society，ILLRS）

2012 年 9 月秦泗河带领中国骨科医生代表团参加在巴西召开的“第二届世界外固定与骨重建大会”。参会的国际代表认为以 Ilizarov 技术为代表的现代骨外固定技术体系，已经不同程度催生了复杂创伤与肢体残缺修复、短缩延长与肢体功能重建的新学科，而外固定器只是工具，是借以实现医疗目的的器械。通过开发内置物牵拉成骨技术（髓内延长技术）也是肢体延长与重建的一个重要发展方向，并能弥补外固定牵拉的弊端和并发症。因此，此次会议上决定将“世界外固定学会”和“国际 Ilizarov 技术研究与应用协会”更名为国际肢体延长与重建学会。中国也成为国际肢体延长与重建学会的正式成员国（秦泗河任中国组委会主席）。国际肢体延长与重建学会的学术研究、临床应用能与欧美等国家医院的科室名称、医生执业范围相符，能反映创伤修复、肢体再生重建等多学科知识、技术交融与整合的发展趋势。

12. 骨形态生成蛋白（bone morphogenic protein，BMP）

1960 年，Urist 等从脱钙骨基质提取物中分离出一种活性蛋白质，这种蛋白质可使未分化的间充质细胞定向分化为骨细胞，并进而合成胶原，具有形成钙化骨组织的能力。这种蛋白被命名为骨形态生成蛋白，能诱发组织修复，促进骨愈合。

13. 哈尔滨现象

这一概念由曲龙教授提出，以他的家乡哈尔滨命名。既往的临床思维认为，骨断端或对合端嵌插的软组织影响骨愈合，需清除掉后再植骨，否则骨是不会愈合的。“哈尔滨现象”指在行骨搬移的过程中，骨缺损部位在有软组织和感染组织嵌插，且并未清除的情况下，这些组织并未影响骨对合端的愈合，甚至一部分可变成骨组织。

14. 横向骨牵伸技术（transverse bone distration，TBD）

横向骨牵伸技术指在长骨实施纵向部分皮质骨截骨后，通过外固定器的横向牵伸装置缓慢牵伸，使骨直径增加。1970 年，Ilizarov 教授利用牵拉成骨效应通过纵向劈裂骨皮质做横向牵伸来刺激局部血管生长用以治疗肢体缺血性疾病[1]。横向骨牵伸技术还是进行骨增粗和腓骨胫骨化治疗胫骨缺如、由于胫骨萎缩性骨不连所致的传统骨重建术难以修复的大段胫骨缺损的解决方案。

15. Ilizarov 技术（Ilizarov method）

Ilizarov 技术以前苏联骨科医生 Gavnl Avramovich Ilizarov 命名，是遵循 Ilizarov 技术生物学原理（张力 – 应力法则），应用可缓慢规律调节的外固定装置，治疗骨创伤和骨病的技术体系。它包含张 – 应力法则生物学理论、环形外固定装置、无血张力钢针固定技术三个基本要素，涵盖理论、器械、临床技术体系。

16. Ilizarov 骨盆支撑截骨术（Ilizarov pelvic support osteotomy）

Ilizarov 骨盆支撑截骨术国内又称为 Ilizarov 髋关节重建术，由 Ilizarov 教授于 1982 年报道[2]。Ilizarov 髋关节重建术对于大量棘手的髋部疾患的治疗尤其是青少年患者具有重要意义。通过实施骨盆支撑截骨术，可以保留原有髋关节，恢复肢体长度，改善行走步态。

17. Ilizarov 微循环重建（Ilizarov microcirculation reconstruction，IMR）

国内最早由秦泗河提出“微循环重建术”的概念（2013，中国矫形外科杂志），指利用牵拉成骨时诱发肢体微血管网活跃再生的现象，用于治疗微循环障碍性疾病，如糖尿病足溃疡、动脉硬化闭塞症等。

18. 胫骨横向骨搬移（tibial transverse transport，TTT）

胫骨横向骨搬移亦称 3T 治疗（基于 Ilizarov 牵张成骨原理的“张力 – 应力法则”），在胫骨近端内侧面截取一小骨块（大小约 1.5 cm × 5.0 cm），进行垂直人体纵轴的手风琴搬移动作（持续、缓慢、稳定的牵张作用），可以激发人体的内源性再生能力，用以治疗以糖尿病足、脉管炎为代表的难治性溃疡疾病，属于微循环重建术的临床应用。

19. 矫形外科（orthopedic surgery）

“orthopedic”是由法国巴黎大学教授 Nicolas Andry（1741）用两个希腊文单词“orthos”（直正无畸形）和“paidios”（儿童）组成，意为“小儿骨畸形的预防和矫正”，在我国译为“骨科”。狭义的矫形外科为矫正畸形之义，特指脊柱和四肢畸形的矫正。正是由于 IEF 为主的肢体矫形技术的进步，矫形外科也才能从狭义概念中孵化成实际的“肢体重建外科”。

20. 开窗效应（windowing effect）

开窗效应是指在胫骨横向骨搬移手术截取胫骨骨块的同时，截取的骨窗可以使胫骨髓腔压力释放，缓解髓腔内血管痉挛，改善肢体远端血运。

[1] SHEVTSOV VI，SHUROVA EN，SHUROV VA. Functional outcomes of legs obliterative endarteritis treatment by Ilizarov's method. Khirurgiia（Mosk），1997，6：47–50.（in Russian）

[2] ILIZAROV GA，SHVED SI. Treatment of unilateral fracturedislocations and isolated femoral dislocations by transosseous osteosynthesis. Sov Med，1982，7：101–102

21. 牛鼻子引流技术（nose ring drain，NRD）

该技术由曲龙教授创立，用于治疗慢性骨髓炎。技术原则为病灶充分引流，低位引流通畅，被称为“让感染伤口深呼吸的技术”。

22. 皮肤牵伸术（skin traction）

皮肤牵伸术指应用骨外固定缓慢牵伸技术单独进行皮肤牵伸延长以修复皮肤缺损，如小腿皮肤牵伸延长术、横向皮肤牵伸术等。

23. 皮质骨截骨术（cortical osteotomy）

皮质骨截骨术由 Ilizarov 教授创立，使用专用截骨刀对骨皮质切开而不破坏深部骨髓组织。该技术皮肤小切口，少做软组织剥离，骨髓损伤小，有利于骨愈合。

24. 牵拉成骨（distraction osteogenesis，DO）

牵拉成骨指控制适宜的牵拉张 – 应力，骨与软组织可再生。理论依据为 Ilizarov 医生发现的张力 – 应力法则。肢体是一个复合组织，所有接受张 – 应力的细胞，皆参与了再生与重建过程，因此，亦有学者称之为牵拉成组织（distraction histogenesis，DH）。

1963 年，G.A.Ilizarov 在全俄创伤及矫形外科年会上报告了“骨牵张对成骨的积极影响”[1]。此后，牵拉骨生成技术被众多学者实验研究证实。实施牵拉成骨的最佳条件包括：外固定器械将骨段稳定固定；无创的皮质骨截骨和每日以 0.75~1 mm/d 速度 3~4 次的牵伸，肢体负重和关节功能锻炼。

24. 牵拉骨骺分离延长术

牵拉骨骺分离延长术通过缓慢规律牵伸骨骺分离后间隙成骨实现骨延长的技术。20 世纪 60 年代早期，Ilizarov 教授用牵拉技术治疗一例因骨骺滑脱而早闭的患儿，发现了骨骺分离后间隙有成骨的现象。他通过动物实验进一步获得肯定，后将牵拉骨骺分离延长术称为“不流血的肢体延长术”。

25. “手风琴”技术（accordion technique）

“手风琴”技术是治疗骨延迟愈合、骨不连的一种技术。治疗理念为对不愈合的骨折断端不进行单纯的加压，而是一种依次应用加压、牵开再加压的方法，联合两种不同的力学机制分别促进骨折愈合的方法。这种反复的加压 – 牵开 – 再加压的技术最早是由 Giotakis 教授于 2007 年提出同时被命名为“手风琴”技术。

26. 适应性固定刚度（adaptive rigidity fixation）

该词由夏和桃提出，指骨折固定的刚度随着骨愈合的强度的增加而降低，骨的力学强度随着固定刚度的降低而增加的一个动态的转化过程。该理念要求外固定器在维持骨折复位稳定的同时，按照骨胚胎原始发育方式，提供阶段性最佳固定刚度。

27. Taylor 空间外固定器（Taylor spatial frame，TSF）

1994 年 J.Charles Taylor 和 Harold S.Taylor 将 Stewart 平台及 Chades 理论引入 Ilizarov 外固定系统，对 Ilizarov 环式外固定器进行了改良。他们使用 6 根在接头处能自由旋转并可伸缩的支撑杆连接远近端的固定环，并称这种外固定系统为 Taylor 空间外固定支器。该外固定器可借助计算机，能实现三维

[1] ILIZAROV GA. Our experience of osteosynthesiswith the author's apparatus. In：Abstracts of the All-Russia Congress of Trauma and Orthopaedic surgeons，Moscow. 1963：166-168（in Russian）

空间矫正骨折的移位及畸形矫正。

28. Wolff 定律

德国医学家 Julius Wolff 于 1892 年提出关于骨随应力变化的 Wolff 定律，即骨的形成和改造取决于它所承受的力。骨的生长会受到力学刺激影响而改变其内部结构。机械应力可刺激骨形成，废用可引起骨丢失。

29. 膝关节关节线夹角（joint line convergence angle，JLCA）

膝关节关节线夹角是指额状面上膝关节股骨端关节线与胫骨端关节线的夹角，正常在 0° ~3°。>3° 提示膝韧带松弛或源于软骨高度的丢失。

30. 下肢重建外科（reconstructive surgery on lower extremity）

下肢重建外科全称为“下肢畸形矫正、残缺修复与功能重建外科”，为区别于以关节置换为主的替代重建外科，又称为“下肢矫形与（自然）重建外科”，简称“下肢重建外科”。下肢重建外科将整个下肢的形态、运动功能作为一个整体考量，研究各种原因导致的下肢畸形、残缺、功能障碍、步态异常及健美需求；研究如何采用现代矫形外科的原则、多学科的知识、技术和医疗手段，最大限度地改善或重建下肢的形态和运动功能。下肢重建外科的概念由秦泗河于 2010 年提出和形成，并根据临床实践制定了“下肢畸形与残缺评价标准”（图 3-2-2）。下肢重建外科的学科理论基础是 Ilizarov 张力 – 应力法则；临床思维指导是骨科自然重建理念和微创外科理念；医疗工具是现代外固定器结合支具、康复治疗体系（表 3-2-1）。

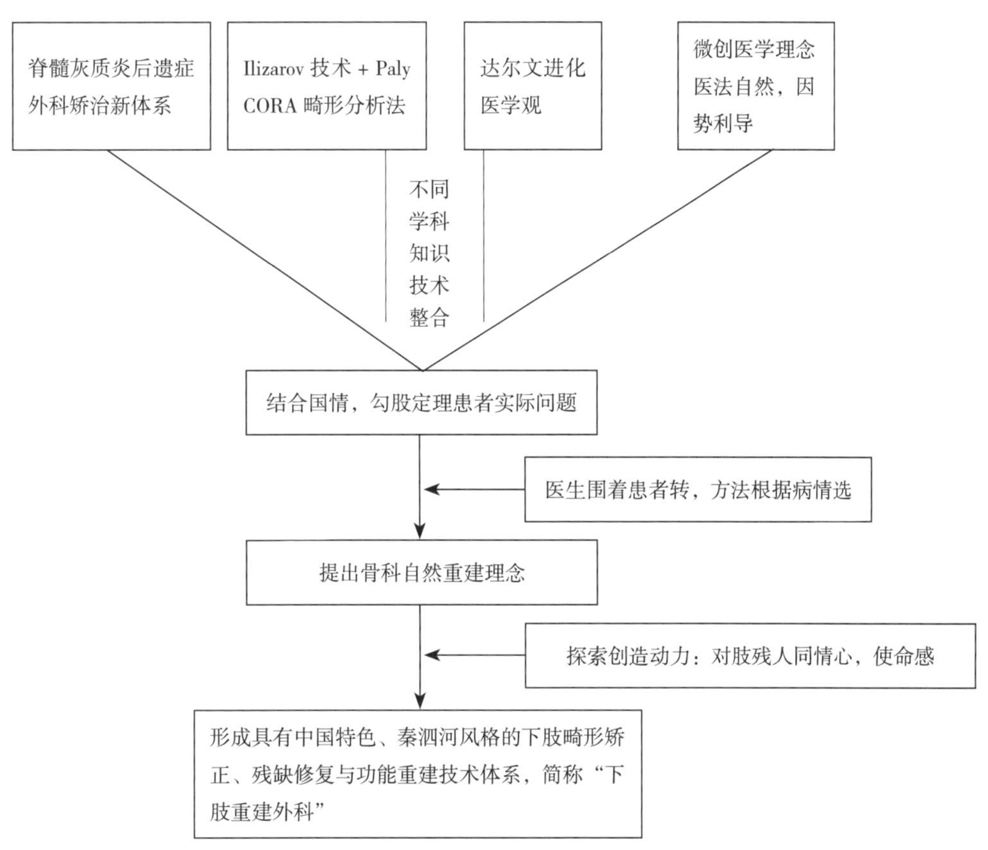

▲图 3-2-2 下肢重建外科的发展、理念与学科整合

表 3-2-1　下肢重建外科的基础、旨向与学科技术内涵

学科产生的社会背景	解决下肢残障与骨科疑难杂症看病难、看病贵的现实
学科疾病的范围	先天或后天各种原因导致的下肢畸形与功能障碍
学科分类归属	以骨科学为基础的交叉整合学科，涉及整形外科、显微外科、小儿外科、血管外科、支具与康复、机械工程学等
学科创立的思想基石	人类直立行走的特点与脊椎动物演化轨迹、本土实践，中西方多学科知识、技术优化整合，用中国天人合一、道法自然的哲学思想诠释
学科建立的理论探索	微创医学与骨科自然重建理念；顺应自然，模仿自然，高科技的应用寓于生命自然规律中
学科管理机制与医疗模式	门诊、病房、麻醉手术、康复一体化管理，医生围着患者转，方法根据病情选，微创医学理念贯穿医疗全过程
学科的核心技术	现代骨外固定与矫形外科技术体系，综合康复、支具辅助
学科创新的独特类型	在医学整合的基础上，形成新理念，开拓新学科，提高临床疗效，属于兼收并蓄后的自主创新
学科实施的科学验证	30 000 余例的手术治疗实践验证，并据此提出指导方针： 医患同位，时空一体，有无化生，难易相成，顺势而为，自然重建
学科创立的动力	面对众多骨科疑难杂症、重度下肢畸形残缺患者看病难、看病贵的现实，催生的同情心、责任感、使命感
学科的最终目标	微创、简单、高效，医生、患者都满意，并发症降到最低
学科的发展方向	尚处于发展、完善阶段，期望有志之士介入妙趣横生、前景广阔的“下肢重建外科”

31. 下肢机械轴线（lower limb mechanical axis）

下肢机械轴线是一个基于负重为下肢全长 X 线片的概念。在冠状面上，通过股骨头中心点到踝关节胫骨下端中心的直线，称为“下肢机械轴线”。当膝关节的中心远离该直线时，就存在对线异常。但正常人群中通常下肢机械轴线通过膝关节中心偏内侧。

32. 下肢机械轴偏向（mechanical axis deviation，MAD）

下肢机械轴偏向是下肢机械轴线到膝关节线中心点的垂直距离。正常机械轴线在膝关节中心内侧（8 ± 7）mm 处通过。

33. 应力（stress）

应力指作用在物体区域单位的负荷。常用的单位有 3 个，即每平方厘米的牛顿力（N/cm^2）、每平方米的牛顿力（N/m^2，Pa）和每平方米的巨牛顿力（MN/m^2）或巨帕斯卡（MPa）。

34. 应变（strain）

应变指结构内的形变以适应外加的负荷，是对外来施加负荷于一个结构上的反应。

35. 应力控制（stress control）

应力控制指骨与软组织的修复、再生与应力关系密切，通过对骨与软组织的应力调控可以实现骨与软组织良好的再生修复重建。如骨折的早期坚强固定、中期的轴向弹性固定、中后期的综合弹性固定和平衡固定；牵伸矫形的动态平衡；肢体延长的轴向牵伸等创造与组织再生相适应的应力环境。

36. 应力再生（stress regeneration）

根据张力 – 应力法则（效应），骨动力学（Wolff 定律、Pauwels 理论）等组织再生理论，对骨折

端或软组织施加适宜的应力，使肢体组织成熟细胞重现原始胚胎生长、塑形和重建的生物学过程，称为应力再生，这是现代骨外固定核心理论之一。

37. 压应力（compressive stress）

压应力刺激是骨折愈合的一个重要因素，持续稳定加压能刺激新骨生长。骨再生的初始阶段成骨细胞聚积期间，提供足够牢固稳定和一定压应力，有利于肉芽组织再血管化，促进骨愈合。该理论应用于内固定的加压钢板、骨外固定的加压固定。

38. 愈合指数（healing index，HI）

愈合指数即手术至新骨完全矿化（拆除延长器）的总治疗时间（天）除以延长总数（cm）。愈合指数与年龄、病理特点、截骨位置和延长幅度关系密切，一般在 45~90 d/cm。愈合指数可作为拆除外固定器的参考因素。

39. 一路、两线、三平衡（one walk，two lines，three balances）

秦泗河提出的下肢矫形原则："一路"，在走路中治疗，在治疗中走路；"两线"，恢复下肢力线和关节线；"三平衡"，静力 – 动力平衡、固定刚度 – 骨愈合平衡、肢体矫形 – 身心平衡。

40. 召唤效应（summoning effect）

召唤效应指胫骨横向骨搬移所激发的人体内源性再生能力，可定向的趋化作用于人体远隔搬移区的各处创面，并使创面自然再生愈合的现象。

41. 张力 – 应力法则（law of tension stress，LTS）

张力 – 应力法则又称为张力 – 应力效应（tension–stress Effects），指给活体的组织持续、稳定地缓慢牵伸，使其产生一定张力，可刺激组织的再生和活跃生长，其生长方式类似胎儿组织，均为相同的细胞分裂。

42. 张应力（tensile stress）

张应力指对骨组织实施机械张力产生的效应力，它不仅能促进成骨细胞碱性磷酸酶的分泌，而且还能对成骨细胞胶原合成产生影响。常见轴向张应力、横向张应力、综合性张应力。

43. 肢体同步动态延长术（spontaneous and dynamic bone and soft tissue lengthening）

肢体同步动态延长术指在肢体延长骨的两段和跨越关节的骨上穿放钢针，使该肢体的骨与软组织长度同步增长和关节动态平衡，最终达到肢体延长的技术，简称肢体同步延长，属于肢体全部组织、结构与功能的完全性再生。

第三节　大数据显示中国遗留众多肢体残疾的原因与特点

一、中国肢体残疾患者概况

2010 年，中国第六次人口普查及第三次残疾人抽样调查后发布，各类残疾人 8502 万人，其中肢体残疾者 2472 万人，而 1386 万重残疾人中大部分合并肢体功能障碍，显示肢体的畸形残疾占残障人总数的 1/3 以上。

全身和肌肉骨骼系统疾病多达上千种，随着人类基因组研究水平的提高，发现由 DNA 缺陷导致的先天性运动系统疾病数目持续增多，大约 3% 的人群出生时有缺陷，主要是染色体异常和母亲妊娠期间致畸因素的影响，大多数缺陷是单发的轻度缺陷，如多趾畸形、单侧马蹄内翻足、髋关节发育不良等。有些缺陷在婴幼儿期并不表现，儿童发育期才表现出来，如运动发育迟缓、腓骨肌萎缩症、骨骼发育不良、身材不成比例等。因此，成人矫形骨科医生也必须潜心学习儿童发育、诊疗特点等处理疑难问题的其他相关知识。

随着中国人口老龄化的到来，肢体残疾尤其是下肢残障人群数量明显上升，如脑血管意外（脑卒中）遗留最多的后遗症是不同程度的偏瘫。椎管狭窄、骨质疏松、膝踝关节骨性关节炎影响下肢功能障碍。腰脊椎裂（先天性脊膜脊髓膨出），遗留下肢的感觉、运动障碍，多伴有不同程度的大小便障碍。脑性瘫痪肢体功能障碍，又合并语言或智力障碍。交通事故致创伤、骨折，运动损伤治疗后，遗留最多的后遗症仍然是下肢畸形与运动障碍。这些提示中国大陆下肢矫形与功能重建外科的发展，需要社会医学、康复、辅具（矫形器）等相结合的系统工程。矫形外科医生临床水平的高低，主要与其对历史、文化、自然与专业技术的贯通能力有关，如何能将最好的研究证据、个人的临床经验与患者结合，在医疗过程中圆满地得以实现预期疗效，是每位矫形外科医生需要思考的问题。

二、中国下肢畸形患者病因类别不同于西方国家

1. 脊髓灰质炎后遗症遗留数百万人

近 20 年来，中国各大医院骨科医生都向西方国家学习，学术引领基本上向西方看齐，但对于国内上百万青少年脑性瘫痪发生肢体畸形的病例，几乎没有培育相应的专科医师，因此致这类患者最终寻求秦泗河矫形外科诊疗。截至目前，秦泗河团队手术治疗脊髓灰质炎后遗症共 24 430 例。

2. 地区间医疗水平发展很不平衡

近 30 年来，随着经济的发展和城市化进程的加快，医疗技术水平高的医生，多流入大城市和经济发达地区。而肢体畸形残疾人主要分布在农村、偏远山区及经济欠发达地区，且多是贫困家庭。由于当地缺乏专科医师，不能提供早期诊疗和预防措施，导致下肢畸形残疾发展到严重程度仍不能得到有效治疗。

3. 中国骨科亚学科分科的缺陷

由于下肢残疾外科矫形与功能重建治疗上具有显著的个体化，一定程度上只有原则没有方法。中国现有的医疗体系使得“下肢畸形残障”诊疗难以归属到具体专科。目前国内也没有针对“下肢残障功能重建”的专业权威组织，缺乏培育下肢矫形外科医师的市场推动力量和学术引导，导致中国严重缺乏下肢矫形外科医师。

4. 骨科内植物的过度应用制造了一批肢体残缺

中国汉族黄色人种的骨骼肌肉一般不如西方白色人种和黑色人种健壮，初期引进的西方研制的内固定器材、人工关节与中国人的机体并非完全匹配，经济市场推动加重了不合理使用，手术后并发了许多骨不连、骨缺损、骨感染、缺血性肌挛缩等下肢残缺畸形，甚至一个简单的胫骨闭合性骨折在实施不合理的内固定手术治疗后，就发生了经久不愈的慢性骨髓炎。

5. 中国肢体残障宏观层次分类

秦泗河团队根据大样本资料分析将人类的功能与障碍分为 3 个层次（系统）。

（1）中枢神经（脑、脊髓）支配为主导的机体信息控制系统（软件）：如智力、精神心理、中枢性运动、感觉、语言障碍等。

（2）与基本结构、形态为基础的感觉、运动功能（硬件）：如庞大的肢体感觉、运动系统，视觉、听觉、嗅觉、味觉系统，这个系统显然也包含周围神经、体液传导的信息软件。

（3）主要由自主神经（腹脑）调节掌控生理功能（基础生理）：如呼吸、血液循环、消化、内分泌、排泄、性功能等。

多重残障者是其中 2 个系统或 3 个系统均遭受一定程度损伤。这种分类思路能帮助医生、患者或其家人对临床失能评价做出整体把握，在此基础上再细化分类、功能评估，正确选择改善功能的医疗方法或生活模式。

6. 为何西方矫形外科原则难以解决中国复杂肢体残缺畸形

中国的整体文化观决定了重度肢体畸形患者及其家属不愿意截肢，仍到处寻求既保留肢体又改善形态和功能的治疗方法。这些复杂肢体残缺患者的就医需求，推动了秦泗河矫形外科治疗这类患者的临床智慧与技术，形成了有别于西方的下肢矫形技术体系。有什么样的患者就能塑造什么样的医生。当遇到复杂下肢残缺畸形，为什么纵然是新版的世界经典《坎贝尔骨科手术学》（*Campbell's operative orthopaedics*），也无法找到和提供可靠的治疗策略、手术方法？

秦泗河认为《坎贝尔骨科手术学》的作者与研究者，基本上是依据欧、美等西方国家的患者做临床依据，这些国家缺乏中国这么多严重的肢体畸形残疾类型，中国患者的经济状况、文化背景、医疗诉求与西方国家的患者也很大不同。因此，欧洲、美国的医学教育、专科医师培训制度，肢体残疾患者病情特点与医疗需求，难以培训出能用简单、有效、廉价的方法治疗中国复杂肢体残缺畸形的医生，也很难编写出能指导中国某些特殊下肢残缺畸形的相应医学文献。

Ilizarov 技术能治疗严重、复杂的骨与关节畸形残缺，但在神经源性肌肉瘫痪、动力平衡与软组织手术松解方面是弱项。这类患者需要做软组织挛缩的松解，肌腱移位下肢动力失衡的调整，需要医生具备整体辩证的临床思维模式，还需要娴熟的手术技巧方能取得优良的治疗效果，而这恰恰是秦泗河矫形外科的优势。对合并软组织挛缩、动力失衡的下肢畸形，用秦泗河的矫形外科策略、手术方法与 Ilizarov 技术结合，能扩展手术指征，取得更好疗效。

三、秦泗河下肢矫形外科技术体系起源、形成与发展

秦泗河的医学经历颇似俄罗斯 Ilizarov 教授，他少年时罹患 2 次大病，自身做过 4 次手术，患病的生死体验，使他内心世界树立起做个好医生的梦想。医学院毕业后长达 20 多年在偏远的小医院工作，1992 年进入北京也是在北京东郊一个规模较小的医院工作。秦泗河并没有在西方国家长期留学的经验，他的老师就是一个个肢体畸形残疾的患者。他 40 年不间断的临床实践、思考、探索、积累并养成定期总结的习惯，个人主持四肢矫形手术 30 000 多例，练就了非凡的能快速诊疗患者的本领。

面对众多复杂肢体畸形患者的就医需求压力，迫使秦泗河作为首个赴俄罗斯学习并引进 Ilizarov

技术的学者，然后与有工科背景的夏和桃老师，从事骨科基础研究的香港中文大学李刚教授合作，形成了中国化的 Ilizarov 方法。受“达尔文”自然选择进化论和中国老子“道法自然”哲学思想的启示，秦泗河提出骨科自然重建理念，优化组合的手术策略，以及合理的矫形外科工作程序，创立具有中国特色秦泗河手术风格的“下肢畸形矫正与功能重建技术体系”。其手术适应证广、创伤小、疗效奇特、医疗风险降到了最低，符合患者的实际。中国文化、中国哲学、中国病人、中国改革开放的大好时代，成就了与西方国家不同的秦泗河医学模式的下肢矫形外科（图 3-3-1）。

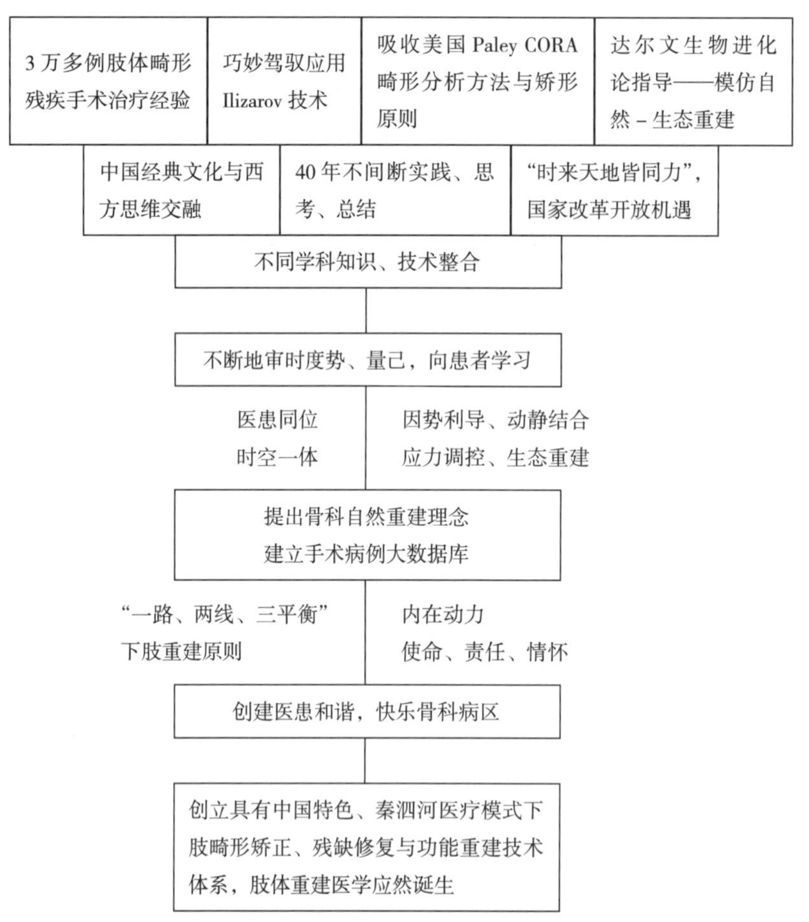

▲图 3-3-1　秦泗河下肢矫形外科理论、医疗模式与技术体系起源与演化过程

众多复杂下肢畸形残疾患者渴望恢复肢体功能的愿望，促使秦泗河矫形外科形成并发展成为一套拥有自身概念范畴、自然重建理论、中国特色医疗模式、技术方法理论体系。其技术体系的独特优势就是能用简单高效、医疗费低廉的手术方法治愈疑难骨科杂症、肢体畸形残缺，且基本上规避了严重手术并发症的发生。能治疗骨科疑难病，“手术简单疗效好”是秦泗河矫形外科的独特优势，这是得到广大患者普遍赞誉，国际矫形骨科共同体普遍认同的主要指标。

秦泗河团队救治重度肢体畸形残疾患者 8 例，手术前后疗效比较见图 3-3-2 ~ 图 3-3-9。

▶ 图 3-3-2 患者女，14 岁，先天性右胫侧半肢畸形濒临截肢，经秦泗河手术后 9 年复查，下肢形态与功能接近正常

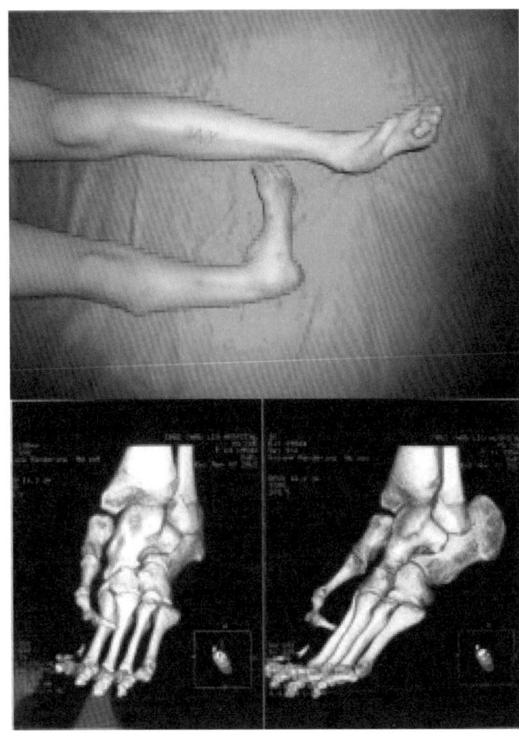

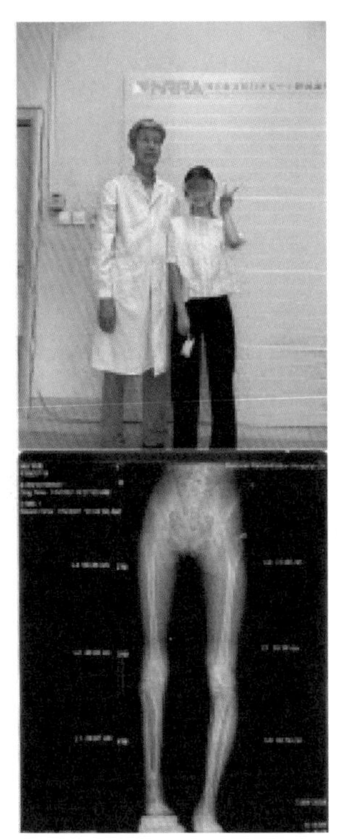

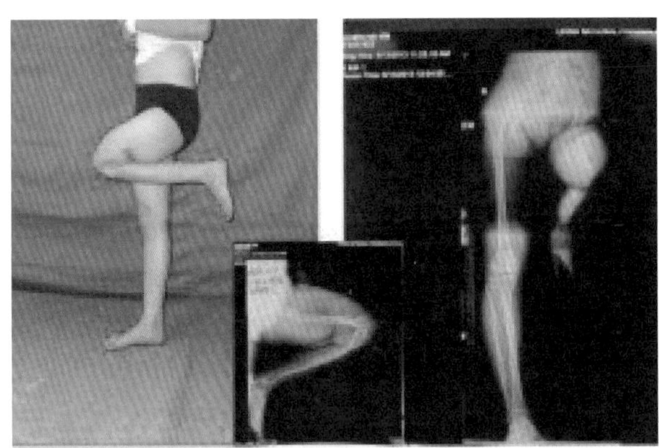

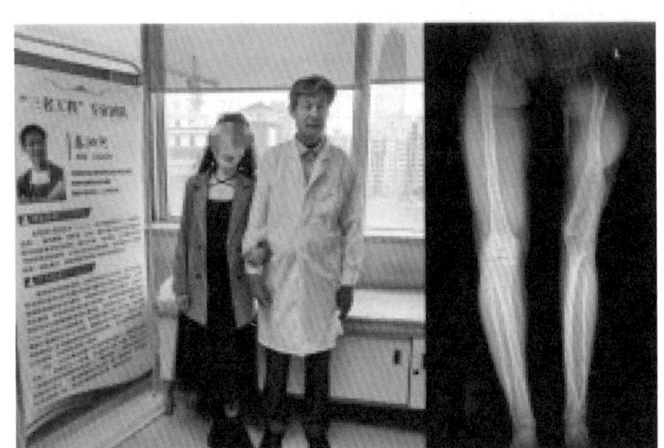

▲图 3-3-3 患者女，23 岁，幼年时因骨髓炎致左大腿 - 小腿融合固定而极度屈膝畸形，术前仅能单腿站立，术后 7 年双腿直立行走，特来北京看望秦泗河，表达感恩之情

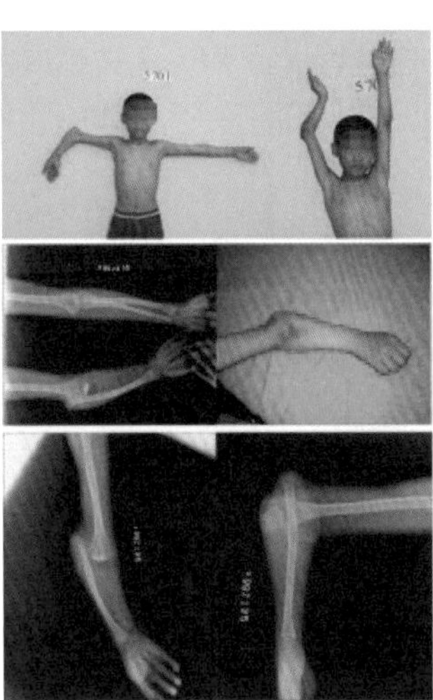

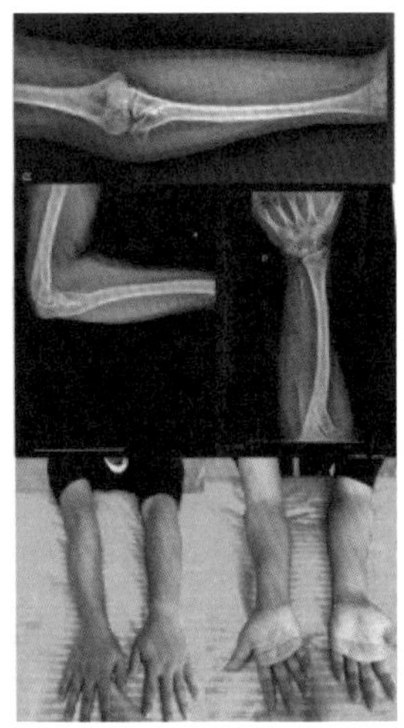

▲图 3-3-4 患者男，11 岁，幼年时因骨髓炎尺骨几乎消失，桡骨头严重脱位，术前丧失右肘关节结构，经秦泗河手术后 13 年随访，右肘关节 - 前臂形态与功能基本正常

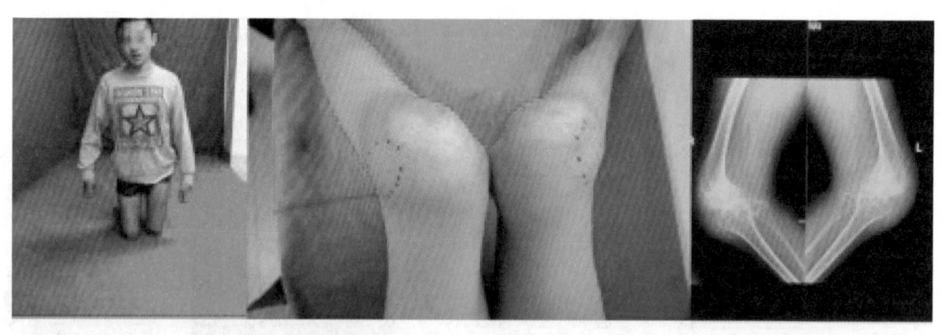

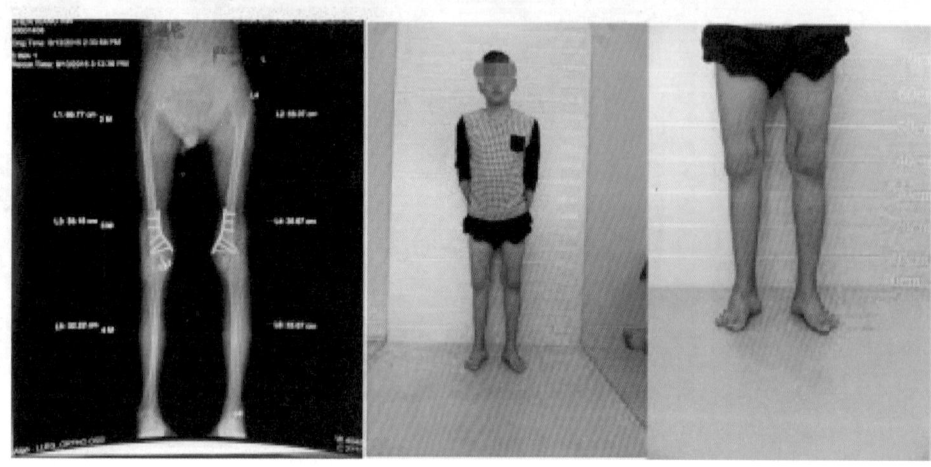

▲图 3-3-5　患者男，17 岁，先天性多发关节挛缩症，术前用双膝跪行，经秦泗河手术后 4 年随访，双膝畸形完全矫正，行走近似常人。

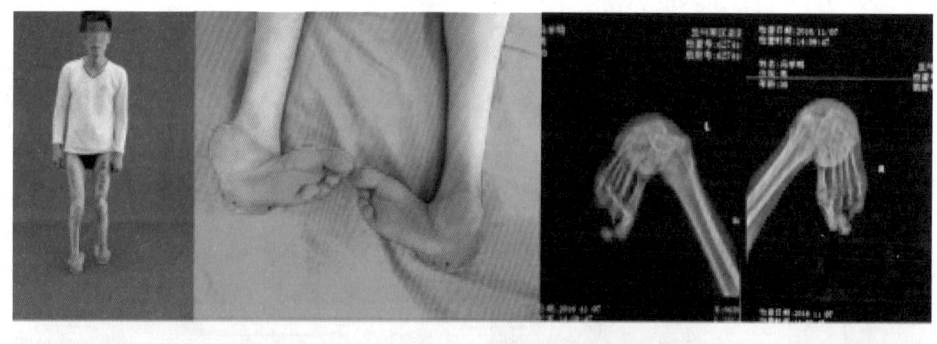

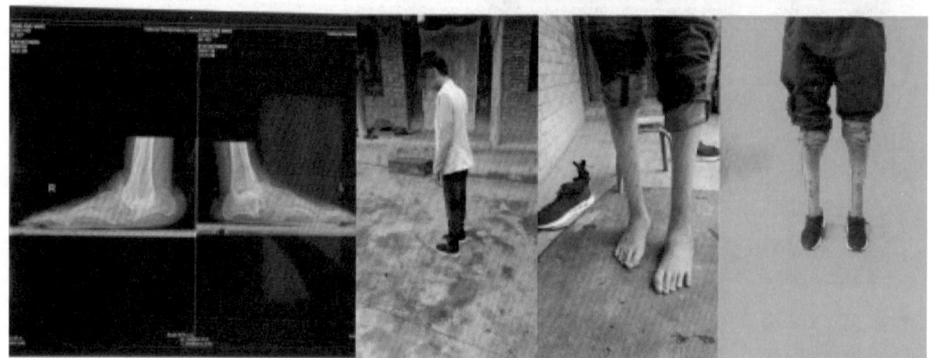

▲图 3-3-6　男 30 岁，先天性重度双马蹄内翻足，术前用足背负重，术后双足畸形完全矫正，能穿普通鞋子行走

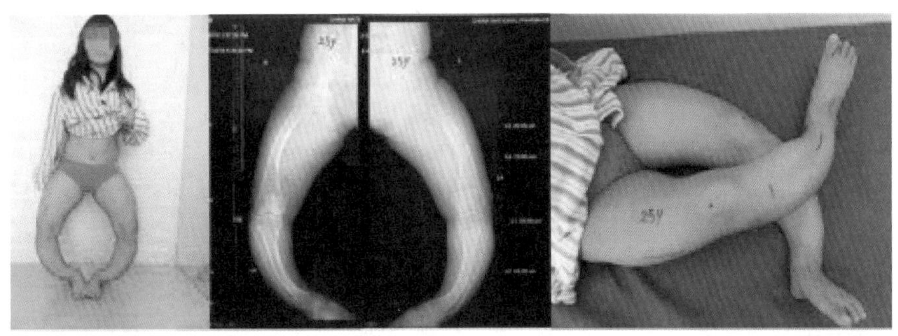

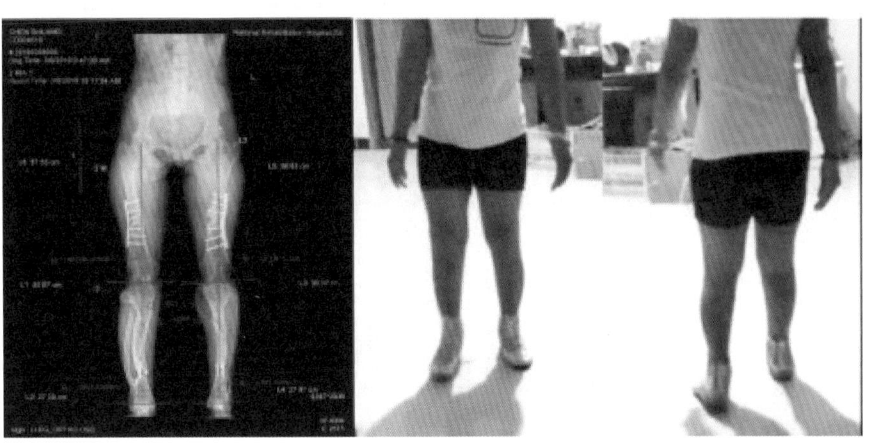

▲图 3-3-7 女 25 岁，低磷性佝偻病重度双下肢畸形，秦泗河手术后 30 个月复查，双下肢畸形完全矫正，行走功能正常。

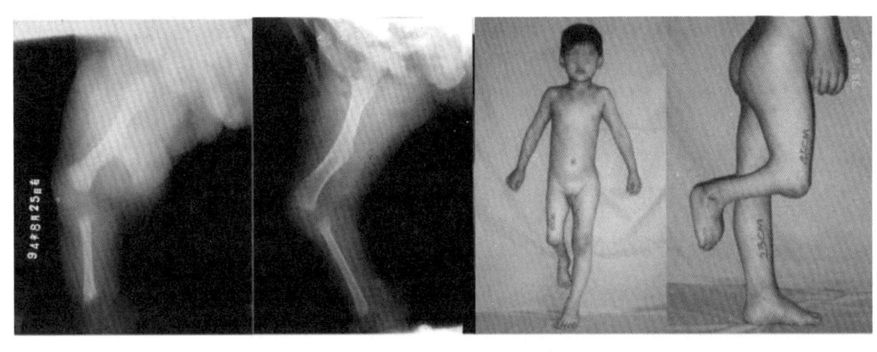

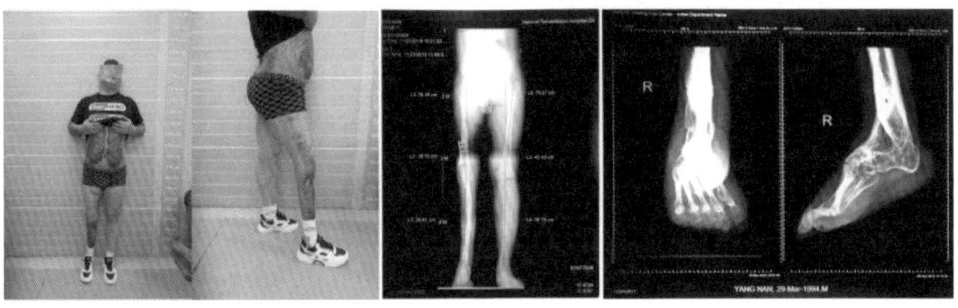

▲图 3-3-8 先天性右胫骨完全缺失，从 1 岁开始，经秦泗河 6 次牵拉组织再生手术，竟然能长出出一条满意的膝 - 小腿形态与功能，术后 25 年随访，能徒手行走

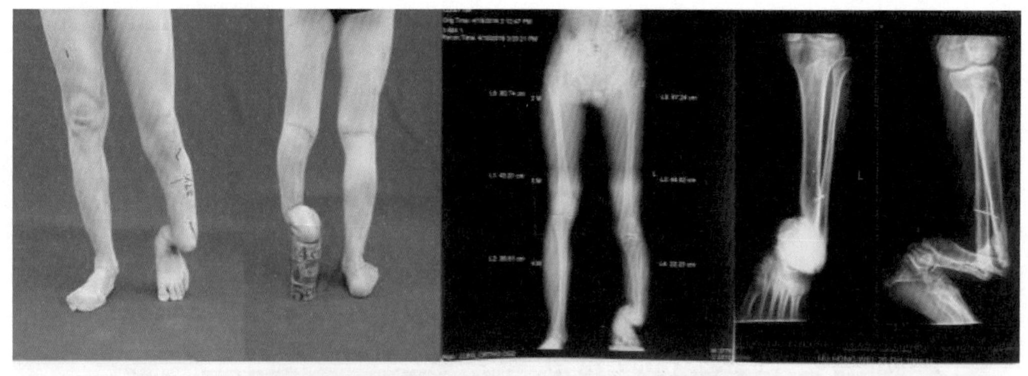

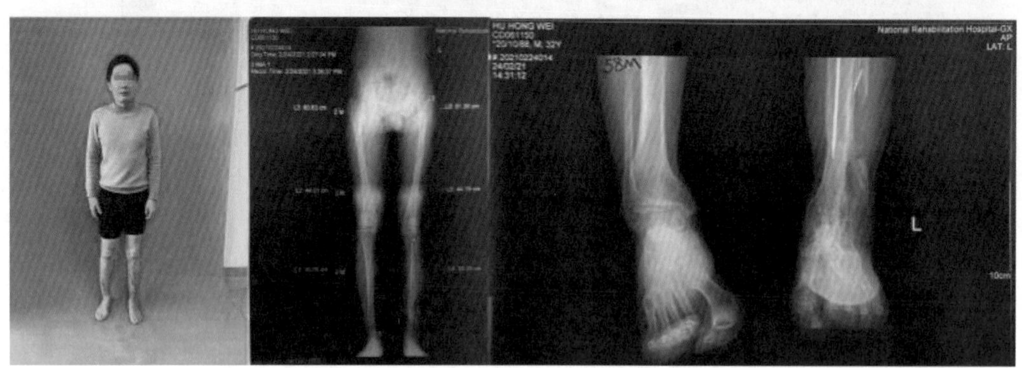

▲图 3-3-9　男 27 岁，先天左胫骨假关节，既往曾行 4 次失败的手术，术前左胫骨成角短缩 16 cm，秦泗河术后 58 个月复查，胫骨假关节治愈，双下肢等长，行走功能接近正常

第四节　基于大数据建立的秦泗河临床诊疗决策

（1）网上预约检查大部分肢体畸形残疾患者，不能判定者再预约门诊检查。

（2）物理检查为主，尤其是患者术前步态检查，往往仅评医生的视觉判断即可，步态分析对临床决策缺乏实际指导意义。影像检查辅助，但应拍照双下肢立位全长 X 线正侧位片。

（3）手术指征的唯一标准——能否矫正畸形、解除痛苦，恢复患者的运动功能。

（4）术前常规填写秦泗河设计的相应检查表，并拍照留取影像资料。

（5）儿童患者或严重肢体畸形需要分期手术。

（6）术后随访，应给患者交代软组织手术后 2 年内，骨性手术后 3 年内必须复查，填写术后随访表。

（7）外科治疗应与矫形器（辅具）结合，骨科康复理疗师指导康复。

（8）病房应打造成为“肢体重建”的文化场景——快乐矫形、身心重建。

（9）矫形外科手术病例数据库之管理，不少于 3 个人，检查、手术、术后早期检查、不同时间段随访等数据资料，需要专人输入、存档、输出等。

（10）各种项目申报、科研、论文、学术总结、对外交流，医疗差错分析纠正等，真实数据是基础。

第四章

不同肢体部位手术病例统计

第一节　颈部 - 脊柱等手术病例统计

秦泗河矫形外科手术治疗的部位主要是下肢，但颈部、脊柱手术累计多达1000余例，如颈总动脉外膜交感神经网剥离术，脊神经后根选择性切断术治疗痉挛型脑瘫，肌性斜颈肌性胸锁乳突肌松解术。手术病例统计如下。

一、颈部脊柱手术 1162 例统计分析

1. 手术部位与类型

具体见表 4–1–1、图 4–1–1。

表 4-1-1　颈部脊柱手术 1162 例手术部位与类型

手术类型	手术例数	手术类型	手术例数
颈动脉外膜神经网剥离术	979	选择性脊神经后根切断术	69
脊柱侧凸矫正术	53	其他手术	4
胸锁乳突肌松解术	57		

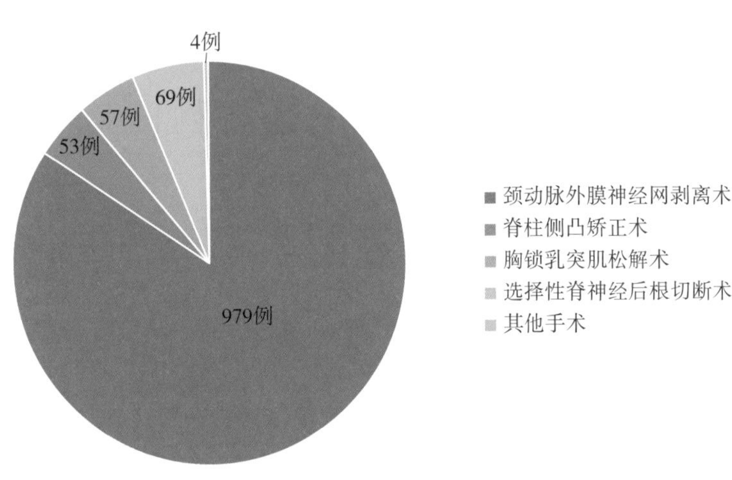

▲图 4-1-1　手术类型分布图

2. 非矫形手术时间趋势

具体见表 4–1–2、图 4–1–2。

表 4-1-2　1162 例脊柱手术时间分布

年份	手术例数	年份	手术例数	年份	手术例数
1987 年	5	1997 年	78	2007 年	25
1988 年	5	1998 年	32	2008 年	19
1989 年	6	1999 年	41	2009 年	24
1990 年	6	2000 年	34	2010 年	20
1991 年	5	2001 年	44	2011 年	7
1992 年	11	2002 年	59	2012 年	6
1993 年	135	2003 年	39	2013 年	15
1994 年	259	2004 年	6	2014 年	8
1995 年	150	2005 年	11	2015 年	4
1996 年	85	2006 年	19	2016 年	4

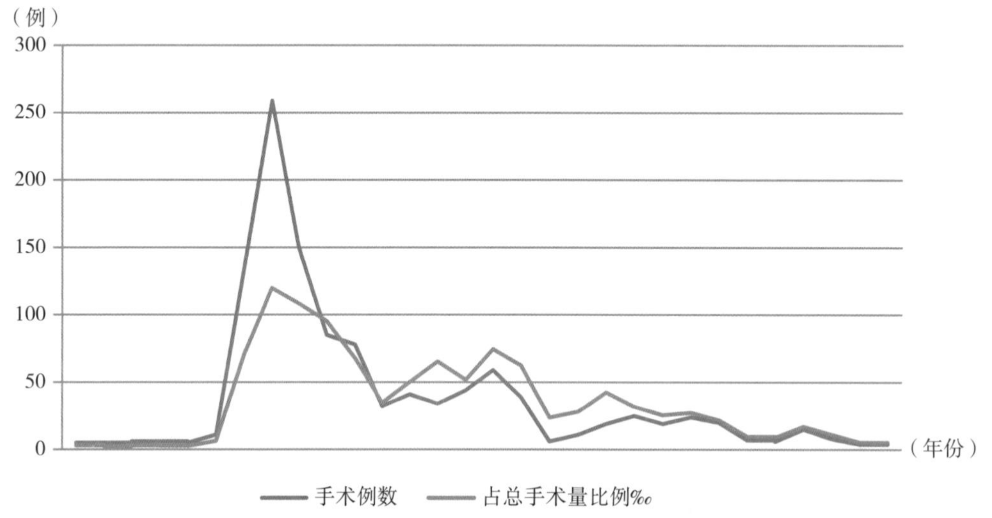

▲图 4-1-2　非矫形手术时间趋势图

二、颈总动脉外膜交感神经网剥离切除术（979 例）

1. 性别比例

979 例患者性别比例分布见表 4–1–3。

表 4-1-3　979 例患者性别比例分布

性别	手术例数	所占百分比 /%
男性	685	70
女性	294	30

2. 年龄段分布

979 例患者各年龄段分布见表 4-1-4。

表 4-1-4　979 例患者年龄段分布

年龄段	手术例数	所占百分比 /%
0~5 岁	246	25.13
6~10 岁	319	32.58
11~15 岁	209	21.35
16~20 岁	116	11.85
21~25 岁	52	5.31
26~30 岁	23	2.35
31~35 岁	7	0.72
36~40 岁	5	0.51
41~45 岁	2	0.20

3. 时间趋势

979 例患者手术时间分布见表 4-1-5。

表 4-1-5　979 例患者手术时间分布

年份	手术例数	年份	手术例数	年份	手术例数
1992 年	1	2001 年	38	2010 年	20
1993 年	124	2002 年	46	2011 年	7
1994 年	238	2003 年	34	2012 年	6
1995 年	134	2004 年	4	2013 年	15
1996 年	72	2005 年	10	2014 年	7
1997 年	59	2006 年	15	2015 年	4
1998 年	24	2007 年	22	2016 年	4
1999 年	36	2008 年	19		
2000 年	18	2009 年	22		

4. 专项检查

979 例患者专项检查情况见表 4-1-6。

表 4-1-6　979 例患者专项检查情况

阳性症状	例数	阳性症状	例数
斜视（+）	10	流涎（+）	300
癫痫（+）	66	不随意运动（+）	179
弹射试验（+）	72	巴氏征（+）	373
髌踝阵挛（+）	198	眼球震颤（+）	10
腱反射亢进	303		

三、脊柱畸形矫正手术 53 例统计

1. 性别比例

53 例脊柱畸形患者的性别分布见表 4–1–7。

表 4-1-7　53 例脊柱畸形患者的性别分布

性别	手术例数	所占百分比 /%
男性	30	56.6
女性	23	43.4

2. 年龄段分布

53 例脊柱畸形患者的年龄段分布见表 4–1–8。

表 4-1-8　53 例脊柱畸形患者的年龄段分布

年龄段	手术例数	所占百分比 /%
0~5 岁	0	-
6~10 岁	3	5.66
11~15 岁	27	50.94
16~20 岁	14	26.42
21~25 岁	3	5.66
26~30 岁	4	7.55
31~35 岁	1	1.89
35 岁以上	1	1.89

3. 疾病类型

53 例脊柱畸形患者的疾病类型见表 4–1–9。

表 4-1-9　53 例脊柱畸形患者的疾病类型分布

疾病名称	手术例数	所占百分比 /%
脊髓灰质炎后遗脊柱侧凸	37	69.81
特发性脊柱侧凸	6	11.32
先天性脊柱侧凸	4	7.55
脊柱裂后遗症脊柱侧凸	2	3.77
腰椎间盘突出	2	3.77
脊柱侧凸矫正术后 Luque 棒磨损性溃疡	1	1.89
青年性脊柱后凸	1	1.89

4. 时间趋势

53 例脊柱畸形患者手术时间分布见表 4–1–10、图 4–1–3。

表 4-1-10　53 例脊柱畸形患者手术时间分布

年份	手术例数	年份	手术例数
1989 年	1	1998 年	2
1990 年	2	1999 年	1
1991 年	1	2000 年	10
1992 年	6	2001 年	4
1993 年	5	2002 年	8
1994 年	1	2003 年	4
1995 年	2	2004 年	1
1996 年	0	2005 年	0
1997 年	2	2006 年	3

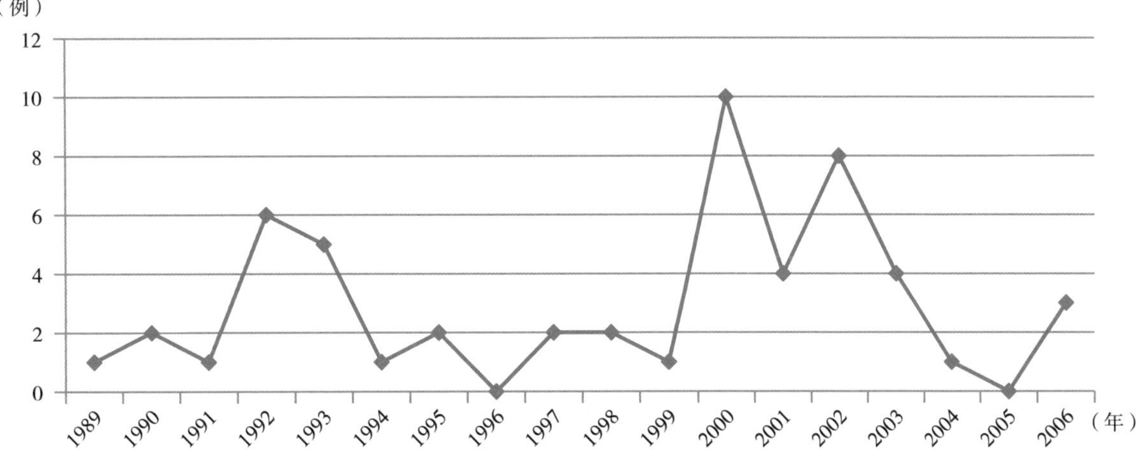

▲图 4-1-3　53 例脊柱畸形矫正手术时间趋势图

四、肌性斜颈矫正手术 57 例统计

1. 性别比例

57 例肌性斜颈患者性别比例分布见表 4–1–11。

表 4-1-11　57 例肌性斜颈患者性别分布

性别	手术例数	所占百分比 /%
男性	34	59.6
女性	23	40.4

2. 年龄段分布

57 例肌性斜颈患者年龄段分布见表 4–1–12。

表 4-1-12　57 例肌性斜颈患者年龄段分布

年龄段	手术例数	所占百分比 /%
0~5 岁	4	7.02
6~10 岁	12	21.05
11~15 岁	9	15.79
16~20 岁	20	35.09
21~25 岁	10	17.54
26~30 岁	2	3.51

3. 时间趋势

57 例肌性斜颈患者患手术时间分布见表 4–1–13。

表 4-1-13　57 例肌性斜颈患者手术时间分布分布

年份	例数	年份	例数	年份	例数	年份	例数
1987 年	4	1994 年	2	2001 年	1	2008 年	0
1988 年	5	1995 年	2	2002 年	3	2009 年	2
1989 年	5	1996 年	0	2003 年	1	2010 年	0
1990 年	4	1997 年	2	2004 年	1	2011 年	0
1991 年	4	1998 年	3	2005 年	1	2012 年	0
1992 年	4	1999 年	2	2006 年	1	2013 年	0
1993 年	5	2000 年	1	2007 年	3	2014 年	1

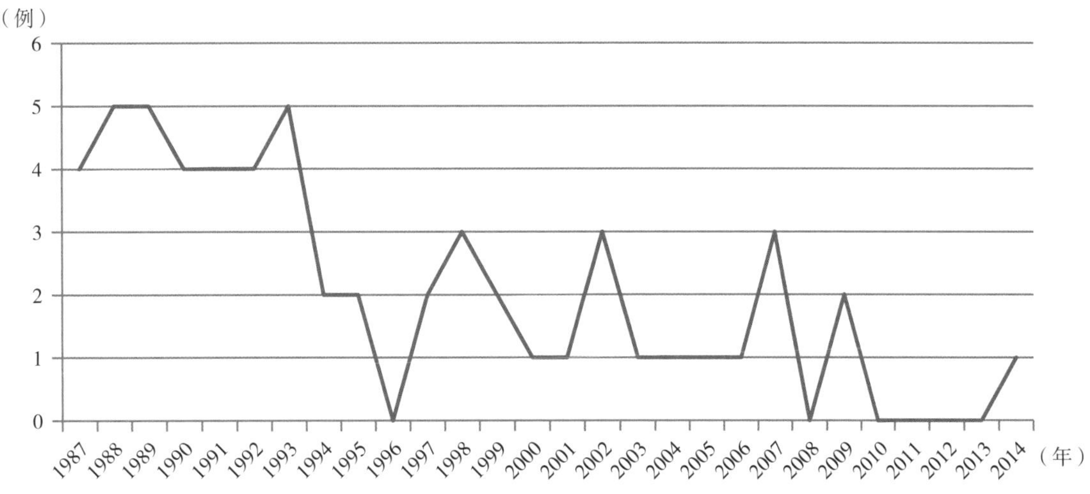

▲图 4-1-4　57 例肌性斜颈矫正手术时间趋势图

五、选择性脊神经后根切断术（SPR）治疗脑性瘫痪 69 例统计

1. 性别比例

69 例脑性瘫痪患者性别比例分布情况见表 4-1-14。

表 4-1-14　69 例脑性瘫痪患者性别分布

性别	手术例数	所占百分比 /%
男性	43	62.3
女性	26	37.7

2. 年龄段分布

69 例脑性瘫痪患者年龄段分布见表 4-1-15。

表 4-1-15　69 例脑性瘫痪患者年龄段分布

年龄段	手术例数	所占百分比 /%
0~5 岁	17	24.64
6~10 岁	33	47.83
11~15 岁	11	15.94
16~20 岁	5	7.25
21~25 岁	1	1.45
26~30 岁	1	1.45
30 岁以上	1	1.45

3. 时间趋势

69 例脑性瘫痪患者的手术时间分布见表 4-1-16。

表 4-1-16　69 例脑性瘫痪患者手术时间分布

年份	例数	年份	例数	年份	例数
1993 年	1	1996 年	13	1999 年	2
1994 年	18	1997 年	14	2000 年	5
1995 年	12	1998 年	3	2001 年	1

4. 术前专项检查

69 例脑性瘫痪患者术前专项检查见表 4-1-17、图 4-1-5。颈总动脉外膜交感神经网剥离术与 SPR 术的专项检查对比见图 4-1-6。

表 4-1-17　69 例脑性瘫痪患者术前专项检查情况

阳性症状	例数	阳性症状	例数
斜视（+）	0	流涎（+）	10
癫痫（+）	1	不随意运动（+）	5
弹射试验（+）	2	巴氏征（+）	55
髌踝阵挛（+）	35	眼球震颤（+）	2
腱反射亢进	50		

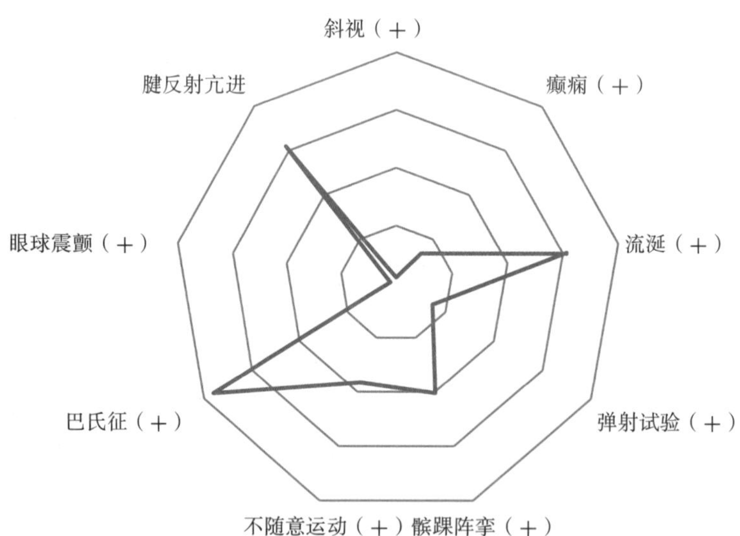

▲图 4-1-5　SPR 术专项检查图

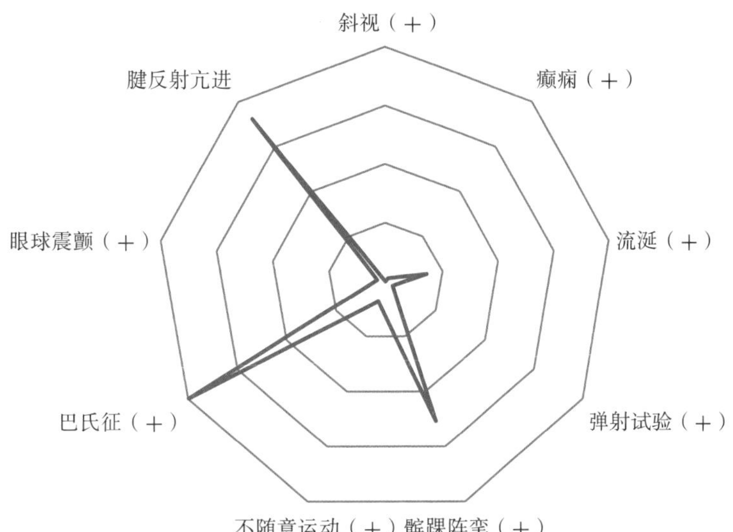

▲图 4-1-6　颈总动脉外膜交感神经网剥离术专项检查

六、其他手术术式 4 例

（1）马尾神经松解术，终丝切断术。

（2）腰部瘢痕挛缩松解术。

（3）腹部窦道探查术。

（4）腹直肌下端切口疝修补术。

第二节　膝内翻、膝外翻手术病例 764 例统计分析

截至 2023 年，秦泗河手术矫正膝内翻（510 例）、膝外翻畸形（254 例）共 764 例，统计显示不论是膝内翻、膝外翻，女性患病人数远超过男性。

1. 性别比例

764 例患者性别分布见表 4-2-1。

表 4-2-1　764 例患者性别分布

性别	膝内翻 / 例	膝外翻 / 例
男	86	52
女	424	202

2. 手术时年龄

764 例患者手术时年龄段分布见表 4–2–2。

表 4-2-2　764 例患者手术时年龄段分布

年龄段*	膝内翻 / 例	膝外翻 / 例
1~5 岁	9	8
6~10 岁	19	15
11~15 岁	61	36
16~20 岁	135	81
21~25 岁	125	56
26~30 岁	72	24
31~35 岁	32	14
36~40 岁	29	13
41~50 岁	11	5
51~60 岁	15	1
61~70 岁	2	1
70 岁 +	0	0

* 膝内翻患者，手术时最大年龄为 67 岁，最小年龄为 1 岁，平均年龄为 25.6 岁；膝外翻患者，手术时最大年龄为 65 岁，最小年龄为 3 岁，平均年龄为 17.9 岁。

3. 畸形侧别

764 例患者畸形侧别分布见表 4–2–3。

表 4-2-3　764 例患者畸形侧别分布

畸形侧别	膝内翻 / 例	膝外翻 / 例
左侧	71	61
右侧	67	61
双侧	372	132

4. 截骨矫形结合外固定器数量

764 例患者膝内翻 / 膝外翻截骨矫形结合外固定器数量见表 4–2–4。

表 4-2-4　膝内翻 / 膝外翻截骨矫形结合外固定器数量

年份	Ilizarov 外固定器	组合式外固定器	单臂外固定器	泰勒六轴外固定器
1990—1999 年	16	9	2	0
2000—2009 年	50	33	0	0
2010—2017 年	97	52	0	5
2018—2023 年	29	24	0	0

5. 常用术式

常用手术式见表 4-2-5。

表 4-2-5　常用手术术式 *

术式类别	术式名称	膝内翻 / 例	膝外翻 / 例
股骨截骨	股骨中段或中下段截骨	38	6
	股骨髁上截骨	39	115
胫腓骨截骨	胫骨上段、高位、平台下、结节下截骨	341	26
	胫骨中段或中下段、中上段截骨	27	7
	胫骨下段、踝上截骨	54	3
截骨延长	大腿延长	1	2
	小腿延长	23	3

* 部分患者使用了软组织松解、动力平衡等不常见术式，不在此统计之列；部分患者同时使用多个术式。故本组统计的总和与总手术例数不一致。

6. 患者地区分布

764 例患者地区分布见表 4-2-6。

表 4-2-6　764 例患者的地区分布

膝内翻	例数	膝外翻	例数
黑龙江省	276	黑龙江省	173
山东省	39	山东省	11
湖北省	28	湖南省	7
河南省	28	湖北省	6
河北省	16	河南省	6
安徽省	14	河北省	6
辽宁省	13	北京市	5
吉林省	12	山西省	4

续表

膝内翻	例数	膝外翻	例数
北京市	10	甘肃省	4
江苏省	9	福建省	4
广东省	9	重庆市	4
江西省	8	内蒙古自治区	3
内蒙古自治区	7	广东省	3
山西省	6	江西省	3
广西壮族自治区	5	青海省	2
四川省	4	新疆维吾尔自治区	2
甘肃省	4	天津市	2
陕西省	3	吉林省	2
福建省	3	江苏省	1
贵州省	3	上海市	1
新疆维吾尔自治区	3	海南省	1
浙江省	3	贵州省	1
湖南省	3	陕西省	1
重庆市	1	四川省	1
云南省	1	辽宁省	1
天津市	1		
西藏自治区	1		

第三节　22 062 例足踝畸形临床特点及病例分析

足踝解剖结构复杂，在行走、跳跃及蹲起等活动中发挥作用。足踝畸形不仅影响外观，同时也会在行走步态、日常生活中严重降低患者的生活质量。足踝部畸形的病理改变主要是软组织和骨骼改变，对于不同疾病诱发、不同年龄段出现、不同时长病程的患者，畸形特点和程度不尽相同，治疗难度迥异。尤其对于复杂足踝畸形的矫治是临床治疗难点，根据不同足踝畸形特点选择个体化的治疗是获得有效治疗方法的关键。秦泗河 1978 年 5 月 25 日实施了第一例足踝畸形矫正手术。在数据库中输入各类肢体畸形检索出手术病例 36 109 例，在下肢各类手术中，涉及足踝畸形矫正与功能重建手术 22 062 例，多为复杂足踝畸形，本文通过对该组足踝畸形手术病例的大数据分析，探讨足踝畸形发病特征与治疗策略，为临床决策提供依据[1]。

[1]　秦泗河，郭保逢，郑学建，等. 20 062 例足踝畸形患者临床特点分析（秦泗河矫形外科数据库 1978 年 5 月 25 日—2020 年 12 月 31 日）[J]. 中国修复重建外科杂志，2023，37（1）：74-80.

一、资料与方法

检索秦泗河矫形外科数据库病例资料，回顾分析 1978 年 5 月 25 日—2020 年 12 月 31 日矫形手术治疗的 22 062 例足踝畸形矫正与功能重建手术病例，对患者性别、手术年龄、区域分布、病因、畸形种类、手术方式、术后固定方式等进行归纳分析。统计规则：每个患者按每次住院手术为一个病例，如果一个患者在一次住院期间实施了 2 次或多次手术，仍然按一个病例统计。若一个患者曾经在不同时间 2 次或多次住院手术，即按 2 个或多个病例统计。

二、结果

22 062 例患者（表 4–3–1）中，男 13 046 例（59.13%）、女 9016 例（40.87%）。手术年龄 1~77 岁，平均 20 岁，6~40 岁人群有 20 026 例（90.77%）。患者来自全国 32 个省（自治区、直辖市），以及印度、美国等 5 个国家（表 4–3–2）。病因病种涵盖脊髓灰质炎后遗症、脑性瘫痪、脊柱裂、先天性马蹄内翻足、创伤后遗症等 154 个（表 4–3–3）。畸形种类包括内翻足、马蹄足、外翻足、仰趾足、马蹄高弓足、高弓足、爪形趾、连枷足 8 类。手术方式包括：肌腱延长术、软组织松解术、肌腱转位术、截骨矫形术与足踝关节融合术等 36 620 术次。足踝畸形矫正术同期实施髋、膝部、小腿手术 11 561 例。手术后固定方式：Ilizarov 外固定器 2709 例（12.28%），组合式外固定器 3966 例（17.98%），石膏或支具固定 15 387 例（69.74%）（详见表 4–3–1）。

表 4-3-1　22 062 例足踝畸形患者基本资料统计分析

项目	例数	构成比 /%
性别		
男性	13 046	59.13
女性	9016	40.87
手术年龄（岁）		
1~5	1137	5.15
6~10	3084	13.98
11~15	3645	16.52
16~20	4341	19.68
21~25	4010	18.18
26~30	2627	11.91
31~35	1560	7.07
36~40	759	3.44
41~45	349	1.58
46~50	264	1.20

续表

项目	例数	构成比 /%
51~55	149	0.68
56~60	83	0.38
61~70	48	0.22
>70	6	0.03
畸形类别（足）		
马蹄足	8518	35.76
内翻足	5200	21.83
外翻足	3547	14.89
仰趾（跟行）足	3054	12.82
连枷足（夏科氏病）	1848	7.76
马蹄高弓（凹弓）足	1248	5.24
爪形趾畸形	310	1.30
单纯高弓畸形	97	0.41
手术方式（术次）		
跟腱延长	7980	21.79
跟距关节融合	6568	17.94
跖腱膜松解	3740	10.21
肌移位代跟腱	3676	10.04
第 1 跖骨基底截骨	2559	6.99
三关节融合	2410	6.58
拇长伸肌后置（Jones 术）	1940	5.30
胫后肌腱延长	1906	5.20
肌移位代胫前肌、伸拇、伸趾肌	1800	4.92
胫前肌外置（包括 1/2）	1508	4.12
距舟、跟骰关节融合	1039	2.84
踝关节融合	554	1.51
跟骨截骨	546	1.49
踝上截骨	394	1.08
同期髋、膝、小腿手术	11 561	52.40
手术后足踝固定方式		
石膏或支具固定	15 387	69.74
组合式外固定	3966	17.98
Ilizarov 外固定	2709	12.28

表 4-3-2 患者区域分布

区域	手术例数	区域	手术例数
黑龙江省	4378*	贵州省	108
吉林省	285	湖北省	1778
辽宁省	333	湖南省	925
北京市	1131	江西省	1684
天津市	103	安徽省	837
河北省	1066	上海市	67
山西省	507	江苏省	353
山东省	1753	浙江省	354
河南省	2693	福建省	456
陕西省	954	广东省	330
甘肃省	758	广西壮族自治区	65
宁夏回族自治区	63	台湾省	2
内蒙古自治区	349	海南省	56
新疆维吾尔自治区	232	印度	6
青海省	62	美国	3
西藏自治区	17	叙利亚	1
四川省	199	沙特	1
重庆市	58	印尼	1
云南省	94		

* 秦泗河曾在黑龙江主持该地肢体残疾矫治工作，积累病例较多。

表 4-3-3 足踝畸形、疾病的病因 / 病种（涵盖 155 个）

序号	疾病名称	手术例数	序号	疾病名称	手术例数
1	脊髓灰质炎后遗症	15 662	12	血管瘤	46
2	脑性瘫痪	2682	13	医源性下肢畸形	49
3	脊柱裂与脊髓栓系	942	14	脑炎后遗症	39
4	先天性马蹄内翻足	731	15	脊髓侧索硬化	29
5	创伤后遗症	487	16	先天性胫骨假关节	30
6	腓骨肌萎缩症	261	17	拇外翻	23
7	吉兰一巴雷综合征	77	18	慢性骨髓炎	22
8	先天性多关节挛缩症	80	19	烧烫伤后遗症	24
9	腓总神经麻痹	79	20	脑膜炎后遗症	21
10	先天性腓侧半肢畸形	66	21	平足症	19
11	脑外伤后遗症	52	22	先天性跟行足	20

续表

序号	疾病名称	手术例数	序号	疾病名称	手术例数
23	坐骨神经损伤	16	57	先天性胫侧半肢畸形	7
24	膝内翻继发足踝畸形	17	58	硬纤维瘤病	4
25	腓肠肌挛缩症	14	59	有机磷农药中毒	6
26	骨缺损	14	60	低磷性佝偻病	5
27	遗传性痉挛性截瘫	14	61	踝关节骨性关节炎	3
28	急性脊髓炎	13	62	截肢残端不良	3
29	进行性肌营养不良	17	63	煤气中毒	3
30	类风湿性关节炎	12	64	脑卒中	5
31	脑积水	13	65	膝外翻继发足踝畸形	5
32	臀肌挛缩症	12	66	先天性舟状足	3
33	先天、发育性髋关节脱位	11	67	下肢血管栓塞	3
34	先天性垂直距骨	12	68	药物性脊髓中毒	3
35	骨不连	9	69	败血症	2
36	硬皮病	12	70	多发性软骨发育不良	3
37	化脓性关节炎后遗症	8	71	肝豆状核变性	3
38	脊肌萎缩症	8	72	股骨头缺血性坏死	2
39	家族性神经纤维瘤病	8	73	骨结核	2
40	先天性足趾短缩畸形	8	74	脊神经根损伤	2
41	先天性束带综合征	7	75	脊髓源性痉挛性下肢畸形	2
42	骺损伤致发育性下肢畸形	6	76	进行性肌萎缩	2
43	家族性高弓足	7	77	颅咽管瘤	3
44	先天性足外翻	6	78	脑结核	2
45	TOCP 中毒	5	79	皮肌炎	2
46	骨干续连症	6	80	破伤风	2
47	脊柱侧弯	7	81	先天性髌骨脱位	2
48	巨肢症	5	82	先天性足趾短缩	3
49	蜡泪样骨病	7	83	斜颈合并足踝畸形	2
50	手足口病	10	84	狗熊抓伤	2
51	先天性下肢短缩	5	85	血友病	3
52	脊髓损伤不完全性截瘫	9	86	成骨不全	1
53	脊髓肿瘤致神经损伤	4	87	毒蛇咬伤	1
54	巨趾症	4	88	断肢再植残留畸形	1
55	流行性乙型脑炎	4	89	多发性骨骺发育不良	1
56	先天性多趾畸形	4	90	腓肠肌感染后遗症	1

续表

序号	疾病名称	手术例数	序号	疾病名称	手术例数
91	跟骨结节骨炎	1	124	先天性拇趾肥大症	1
92	骨纤维异样增殖症	1	125	先天性前足内收	1
93	腘动脉栓塞	1	126	先天性前足缺如	2
94	横贯性脊髓炎	1	127	先天性缺趾畸形	1
95	脊膜癌术后神经损伤	1	128	先天性胫骨发育不全	1
96	脊髓胶质瘤	1	129	先天性爪形趾	1
97	脊髓纤维瘤	2	130	先天性跖骨内收畸形	1
98	脊髓血管瘤	1	131	胸脊髓压迫致下肢畸形	1
99	脊髓蛛网膜炎	1	132	胸椎间盘突出	1
100	颈椎后纵韧带骨化致脊髓不完全性损伤	1	133	腰椎结核	2
101	距舟关节骨性关节炎	1	134	侏儒症伴足踝畸形	2
102	淋巴管瘤	3	135	椎管内脊膜瘤后遗症	1
103	颅内囊肿	2	136	周围神经麻痹	1
104	脉管炎	1	137	药物中毒	1
105	食霉变甘蔗中毒后遗症	1	138	先天性足趾缺如	1
106	拇趾内翻	1	139	先天性翼蹼膝关节	1
107	脑部生殖瘤	1	140	先天性寄生胎并肢畸形	1
108	脑脉管炎	2	141	先天性腓骨发育不全	1
109	脑血管畸形	1	142	内生性软骨瘤	1
110	脑溢血	2	143	脑梗死	1
111	脑蛛网膜炎	1	144	甲基丙二酸血症	1
112	脓毒血症	1	145	黑棘皮病	1
113	帕金森病	1	146	骨巨细胞瘤	1
114	铅中毒	1	147	股动脉栓塞后遗症	1
115	伤寒病	1	148	癫痫后遗症	1
116	肾性骨病	1	149	吸毒性脑病	2
117	胎儿期损伤	1	150	马方综合征	2
118	先天性并趾畸形	1	151	神经源性下肢畸形	2
119	先天性胫骨发育不良	1	152	腓总神经损伤	1
120	先天性距骨发育不良	2	153	其他先天性下肢畸形	43
121	先天性距骨外脱位	1	154	其他感染性下肢畸形	18
122	先天性髋内翻	1	155	病因不明的足踝畸形	78
123	先天性拇趾内收	1			

三、讨论

足部是人体运动和承重的最主要部分，是一个半刚体多关节的复杂肌骨结构。足踝部也是下肢畸形中畸形种类最多、畸形程度最复杂的部位。相比足踝外科而言，我国足踝矫形外科则起步较早，这得益于中华人民共和国成立后国家对防治脊髓灰质炎工作的重视。由于脊髓灰质炎有很高的致残率，其后遗症以下肢足踝部畸形最常见，所以我国骨科前辈在中华人民共和国成立初期就开始了足踝部矫形手术的研究。在 20 世纪 70 年代发表的有关脊髓灰质炎后遗症治疗的中文文献中，就能看到几乎涵盖了足踝部畸形矫正和肌力平衡的所有常用术式。但是早期的手术固定方法仅限于克氏针和石膏的固定，对于严重的足踝畸形，往往会影响到手术效果，出现矫正不足，或者神经麻痹、皮瓣坏死、切口感染等并发症。1989 年，潘少川开始使用 Ilizarov 外固定器治疗小儿马蹄内翻足畸形，是国内第一个报道将外固定器应用于足踝畸形矫正的学者。1996 年，秦泗河开始将 Ilizarov 外固定器应用于成年人足踝部畸形矫正，并对 Ilizarov 外固定器的构型进行了系列的改进，研制了 4 种 Ilizarov 外固定器械的新构型，经过临床验证，基本满足了各种复杂、重度的足踝部畸形矫正的需求，开创了足踝畸形矫正的新纪元。

秦泗河矫形外科手术病例数据库从 2004 年开始建立并实施电子化，至 2020 年底已收录各类肢体畸形残疾患者临床诊疗数据资料 36 109 例，是目前中国有据可查的最大的肢体畸形残疾资料数据库。该数据库提供了我国四肢畸形残缺的疾病谱和丰富的临床治疗病例资料，极大方便了相关领域疾病的诊疗工作。本文从 3 万余例肢体畸形患者数据库中，筛选出 22 062 例足踝畸形患者资料，时间跨度 42 年。病因 / 病种分布广泛（达 155 个），除了运动系统疾病外，导致足踝畸形的病因涉及遗传、免疫、皮肤、血管、神经、淋巴、内分泌等十几个学科，还有 78 例足踝畸形不能确定病因和病种。启示骨科医生足踝畸形与疾病涉及全身多个学科的知识与技术，临床评价、诊疗不能局限于足踝部。155 个病种中脊髓灰质炎后遗症、脑性瘫痪、脊柱裂、先天性马蹄内翻足、创伤后遗症、腓骨肌萎缩症发病率占比最高（合计 94.12%），可见神经肌肉病变、先天性及后天创伤为主要发病原因。从性别比例来看，除脊柱裂的发病女性大于男性外，脊髓灰质炎后遗症、脑性瘫痪、先天性马蹄内翻足、创伤后遗症和腓骨肌萎缩症的发病均是男性明显高于女性，本组男性患者占比明显（59.13%），这与本组占比前 6 类的病种基本相符。本组病例中手术病例最多的年龄段是 6~40 岁人群，有 20 026 例（90.77%），手术年龄最小 1 岁，为先天性马蹄内翻足；50 岁以上者 286 例，占 1.3%；最大 77 岁为创伤后遗足踝畸形。由此可见手术人群以青少年为主，但老年足踝畸形患者同样也有就医需求。本组患者地域分布广泛，秦泗河曾在黑龙江省担任脊髓灰质炎后遗症矫治中心主任，主持该地区肢体残疾矫治工作，故黑龙江省记录在案的手术例数达到 4378 例，占 19.84%。秦泗河曾应邀赴印度手术示教 11 例，其中 6 例是足踝畸形矫正术，并做了病历记录表。

本组畸形种类包括内翻足、马蹄足、外翻足等 8 类 23 822 例。因部分患者同时存在 2 种或多种畸形，故畸形例数累计超过手术总例数。在这个足踝畸形大数据中，发现马蹄足畸形（足下垂）最多（8518 例），占 35.76%，其次是内翻足 5200 例，占 21.83%；外翻足 3547 例，占 14.89%，仰趾（跟行）足 3054 例，占 12.82%。足踝畸形类别大数据一定程度反映了中国足踝畸形、疾病的真实情况，为流行病学家、骨科医生确立研究方向提供了依据。手术方式包括肌腱延长术、软组织松解术、肌腱转位术、截骨矫形术与足踝关节融合术等 36 620 术次。足踝畸形矫正术同期实施髋、膝部、小腿手术

11 561 例。因 1 个足踝畸形 1 次手术往往实施 2 个以上的手术方式，故 36 620 手术术次远多于 22 062 例病例。以上统计的手术方式数据，仅是秦泗河最常用的手术方式与类别，其中软组织手术方法跟腱延长术最多 7980 术次，占 21.79%，骨性手术中跟距关节截骨融合 6568 术次，占 17.94%。这些最常用的手术方法反映了秦泗河矫形外科治疗足踝畸形的病种与畸形类别，足踝矫形与功能重建中国特色临床思维与原则。

骨外固定技术，尤其是 Ilizarov 技术应用于足踝矫形术开创了足踝矫形重建的新纪元。从固定方式上，穿针骨外固定有其先天的优势，通过穿针直接作用于骨骼，固定稳定可靠；远离手术部位穿针，可增加固定强度，减少创伤和切口感染，不遗留内置物；与内固定相比，可以跨关节同时完成对骨和软组织的固定；可以根据不同固定强度的需要，通过改变外固定器构型、增加或减少固定针的数量和布局，以最少的穿针数量实现最合适固定强度。在手术创伤及安全性上，外固定器的安装不需要大切口显露正常组织，中重度的足踝畸形，不再需要通过大量的三关节截骨来一次性矫形，仅仅通过有限的软组织松解和关节软骨的切除，术中保留足踝的畸形，然后安装 Ilizarov 外固定器，残留的畸形术后通过外固定器的调整逐渐矫正，既降低了手术的风险和难度，又保留了足的长度；切口暴露便于观察和换药，甚至可用于伴有感染创面的手术固定，扩大了手术适应证，使得一些濒临截肢的患者得到了有效的救治。本组手术后固定方式 Ilizarov 外固定器 2709 例（12.28%），组合式外固定器 3966 例（17.98%），石膏或支具固定 15 387 例（69.74%）。在引入 Ilizarov 等外固定技术之前，秦泗河矫形外科足踝术后的固定方法以石膏、支具固定方法为主。但结合应用骨外固定手术患者 6675 例，仍达到 30.26%。后期大量临床应用引入外固定技术，极大地提高了足踝畸形患者尤其是复杂畸形患者的临床效果，降低了石膏应用的压疮、肌肉萎缩、关节僵硬等并发症，便于术后早期负重行走。

经检索该组病例是目前国际上数量最多的一组足踝畸形的病例资料，该组病例病种多，地域分布广，年龄跨度大，一定程度上反映了我国足踝畸形发病与诊疗情况的现状。外固定技术在国内足踝矫形外科应用的时间仅二十多年，已经使经典足踝矫形手术的优势得到更好、更大的发挥，手术适应证扩大，手术创伤减少，并发症降到了最低，疗效更有保障，已经成为足踝矫形重建的“利器”。Ilizarov 牵拉组织再生理论在足踝部灵活应用，也正在逐渐部分替代显微外科技术，用于修复创伤或骨病引起的足部的残缺，如跟骨缺损、跖骨缺损的修复重建等，既降低了手术难度，又减少了显微外科组织移植手术失败的风险。一个经验丰富的足踝外科医生如果再熟练应用现代骨外固定技术，等于插上一双有效解决复杂足踝问题的翅膀。

第四节　上肢重建手术 624 例统计分析

依据秦泗河矫形外科数据库统计显示，秦泗河教授自 1985 年 6 月 18 日第 1 例上肢手术记录在案，截至 2023 年 12 月 31 日，合计实施上肢手术 624 例。其中，男性患者明显多于女性，年龄段以 10~25 岁的青少年为主，脑性瘫痪、创伤导致的上肢畸形或功能障碍居多，其次是各类先天性上肢畸形和脊髓灰质炎后遗症，手术患者所在区域覆盖我国 28 个省（自治区、直辖市）及海外，手术方式涉及软组织松解、肌力平衡、截骨矫形、上肢延长等几大类，约 37% 的手术使用了骨外固定器。以下为详细统计。

一、性别比例

624 例患者性别比例分布见表 4-4-1、图 4-4-1。

表 4-4-1　624 例患者性别分布

性别	手术例数	所占比例 /%
男性	454	72.76
女性	170	27.24

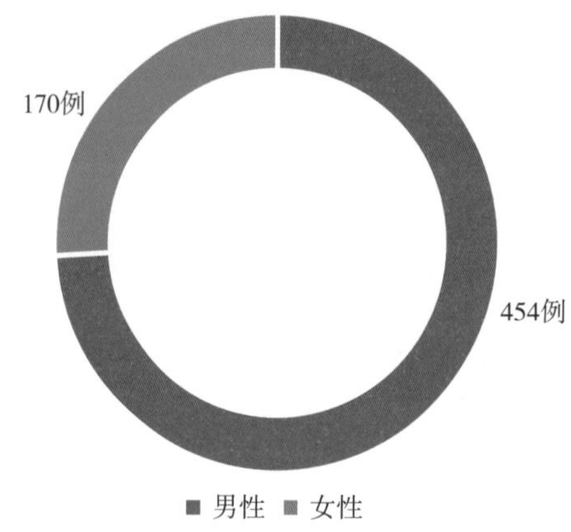

▲图 4-4-1　624 例患者性别分布

二、年龄段统计

624 例患者手术年龄段统计分析见表 4-4-2、图 4-4-2。

表 4-4-2　624 例患者年龄段分布

年龄段	手术例数	所占比例 /%
1~5 岁	37	5.93
6~10 岁	87	13.94
11~15 岁	133	21.31
16~20 岁	159	25.48
21~25 岁	104	16.67
26~30 岁	57	9.13
31~40 岁	23	3.69

续表

年龄段	手术例数	所占比例 /%
41~50 岁	11	1.76
50 岁以上	13	2.08

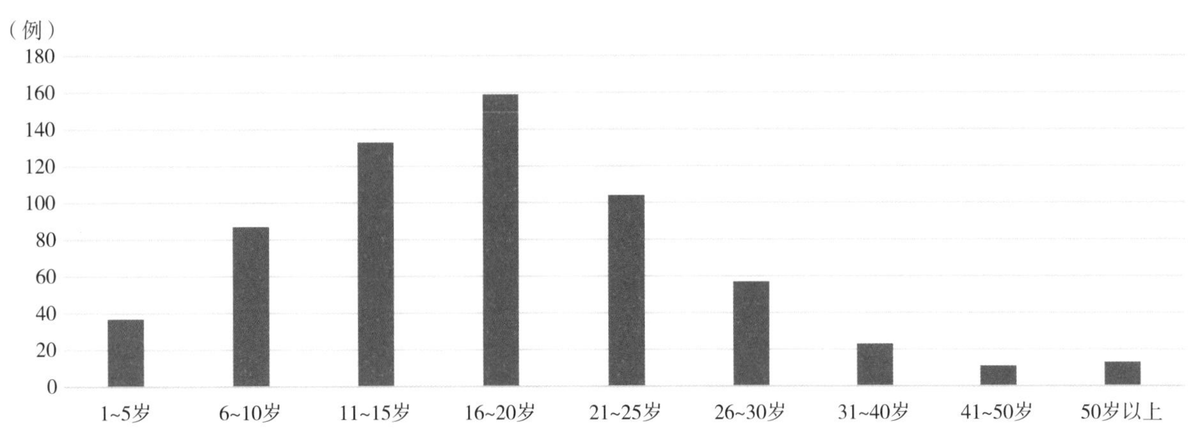

▲图 4-4-2　患者年龄段分布图

三、区域分布

624 例患者区域分布见表 4-4-3。

表 4-4-3　624 例患者区域分布

区域	手术例数	区域	手术例数
河北省	25	湖南省	40
山西省	10	广东省	9
辽宁省	7	四川省	8
吉林省	8	贵州省	8
黑龙江省	94	云南省	9
江苏省	23	陕西省	19
浙江省	12	甘肃省	25
安徽省	20	北京市	28
福建省	9	天津市	3
江西省	47	广西壮族自治区	4
山东省	78	内蒙古自治区	8
河南省	47	新疆维吾尔自治区	6
湖北省	72	宁夏回族自治区	2
青海省	1	重庆市	1
南非共和国	1		

四、病种统计

624 例患者所患病种统计见表 4-4-4。

表 4-4-4　624 例患者的病种统计

病种	手术例数	病种	手术例数
脑性瘫痪	234	马德隆畸形	3
创伤	164	硬皮病	2
脊髓灰质炎	50	血管瘤	1
内生软骨瘤	8	肘管综合征	1
先天性多发性关节挛缩症	7	侵袭性纤维瘤	1
骨髓炎后遗畸形	5	神经纤维瘤	1
神经炎	4	软骨发育不全	1
脊髓侧索硬化后遗症	3	各种先天性上肢畸形	87
骨干续连症	3	其他	46
药物或农药中毒	3		

五、手术方式统计

624 例患者的手术方式统计情况见表 4-4-5。

表 4-4-5　624 例患者的手术方式统计

类别	术式	例数
软组织松解	肱二头肌延长	9
	肱三头肌延长	3
	拇内收肌松解	86
	前臂屈肌群松解	109
	屈拇肌延长	16
	屈腕肌松解	35
	屈指肌松解	19
	屈指肌延长	16
	屈肘肌延长	1
	屈肘松解	10
	三角肌松解延长	4
	上臂后伸肌群松解	1
	伸腕肌松解	5

续表

类别	术式	例数
软组织松解	伸指肌松解	4
	胸大肌、三角肌松解	4
	旋前圆肌松解	46
	掌腱膜松解	3
	掌长肌延长	5
肌腱－肌肉转位－肌力平衡术	背阔肌代肱二头肌	12
	背阔肌代肱三头肌	1
	背阔肌代三角肌	7
	背阔肌代伸指肌	2
	肱桡肌代屈指肌	6
	胸大肌代三角肌	1
	斜方肌代三角肌	1
	肱桡肌代伸拇、拇外展肌	2
	肱桡肌代伸拇长肌	1
	肱桡肌代伸腕短肌	1
	肱桡肌代伸指肌	3
	肱二头肌缩短	1
	肱三头肌代肱二头肌	3
	拇指肌腱固定	1
	拇内收肌后移	1
	前臂伸肌群起点上移／下移	4
	屈拇长肌、掌长肌代伸拇长短肌	11
	屈腕肌、屈指浅肌代肱二头肌	2
	屈腕肌代屈指肌	3
	屈腕肌代伸拇长短肌	13
	屈腕肌代伸腕肌	22
	屈腕肌代伸指肌	15
	肱桡肌代屈指肌	6
	肱桡肌代伸拇、拇外展肌	2
	肱桡肌代伸拇长肌	1
	肱桡肌代伸腕短肌	1
	肱桡肌代伸指肌	2
	肱二头肌缩短	1
	屈腕肌代旋后肌	3

续表

类别	术式	例数
肌腱、肌肉转位 - 肌力平衡术	屈腕肌内置	1
	屈腕肌前置	16
	屈腕肌外置	6
	屈指功能重建	1
	屈指肌代屈拇长肌	3
	屈指肌代伸拇肌	1
	屈指肌代伸腕肌	1
	屈指肌后移	2
	屈指浅肌代伸指总肌	3
	屈肘功能重建	1
	三角肌功能重建	1
	伸拇长肌后移	1
	伸腕短肌代蚓状肌	1
	伸腕肌代骨间肌	2
	伸腕肌代拇长伸肌	2
	伸腕肌代屈拇肌	1
	伸腕肌代屈腕肌	2
	伸腕肌代屈指肌	1
	伸腕肌代伸指肌	9
	伸腕肌代示指固有肌	3
	伸腕肌紧缩	5
	伸腕肌腱固定	29
	伸腕肌腱对掌肌	7
	伸指肌缩短	1
	伸拇长肌紧缩	1
	伸指总肌代示指固有伸肌	2
	示指固有肌代骨间肌	1
	示指固有肌代伸拇长短肌	2
	无名屈指浅肌代无名、示指固有肌	1
	无名屈指浅肌腱对掌肌	8
	胸大肌、斜方肌代三角肌	7
	胸大肌代肱二头肌	5
	旋前圆肌后置	2
	旋前圆肌外置	43

续表

类别	术式	例数
肌腱、肌肉转位-肌力平衡术	掌长肌代拇长伸肌	7
	掌长肌代屈拇长肌	9
	掌长肌代伸腕肌	2
	掌长肌代示指骨间肌	1
	掌长肌代示指固有肌	2
	掌长肌前置	1
截骨矫形与关节融合	桡腕关节融合	17
	全腕关节融合	18
	肘关节融合	1
	拇指间关节融合	2
	示指关节融合	2
	桡骨头切除	9
	桡骨近端切除	1
	拇内收骨瘢切除	1
	肱骨髁上截骨	40
	桡骨骨折切开复位	5
	肱骨断端切除	1
	尺桡骨修整	2
	尺骨远端切除	1
	桡骨截骨	36
	尺骨截骨	25
	骨桥切除	1
	肱骨假关节切除复位	1
	肩关节融合	2
	掌骨截骨	2
	肩关节切开复位	2
	腕中关节截骨	5
上肢延长	尺骨延长	19
	手指残端延长	1
	掌骨延长	1
	桡骨延长	10
	肱骨延长	5
	前臂残端延长、近端骨搬移	4
神经探查、松解	—	11

续表

类别	术式	例数
Ilizarov 技术牵伸矫形	示指 Ilizarov 牵伸	4
	小指 Ilizarov 牵伸	1
	中指 Ilizarov 牵伸	4
	拇指 Ilizarov 牵伸	6
	腕关节 Ilizarov 牵伸	35
	肘关节 Ilizarov 牵伸	26
	肩关节 Ilizarov 牵伸	1
其他手术	瘢痕松解	3
	神经松解	1
	皮瓣成形	11
	虎口开大	2
	瘢痕切除	8
	植皮	4
	多余手指切除	6
	指间关节腱帽修补	1
	皮肤延长	1
	骨骺刺激	2
	屈指肌腱吻合	2
	屈指肌断裂修补	2
	肘后鹰嘴修正	3
	骨赘切除	1
	肿块切除	1
	桡骨间膜松解	5
	骨化性肌炎切除	1
	埋可吸收线刺激	1
	肘关节清理	6
	关节囊紧缩	1
	关节囊松解	1
	韧带修复	1

六、外固定器使用

624 例患者外固定器使用情况见表 4-4-6。

表 4-4-6　624 例患者外固定器使用情况

外固定器种类	使用例数	每百例手术使用率 /%
环式外固定器	138	22.12
组合式外固定器	94	15.06
未使用	392	62.82

第五节　青藏高原地区下肢畸形手术 131 例统计分析

秦泗河将来自青藏高原地区，长期生活并居住在海拔 3000 km 以上的肢体畸形手术患者 131 例（截至 2018 年 12 月）进行统计分析，以期对在低海拔地区工作的医务人员有所启示。

一、性别

131 例患者性别分布见表 4–5–1。

表 4-5-1　131 例患者性别分布

性别	手术例数	比例 /%
男性	65	49.6
女性	66	50.4

二、年龄

131 例患者性别分布见表 4–5–2。

表 4-5-2　131 例患者年龄分布

年龄段	手术例数	比例 /%
1~5 岁	17	12.98
6~10 岁	20	15.27
11~15 岁	31	23.66
16~20 岁	18	13.74
21~30 岁	22	16.79
31~40 岁	16	12.21
41~50 岁	1	0.76
51~60 岁	3	2.29
60 岁 +	3	2.29

三、青藏高原患者区域分布

131 例患者的区域分布见表 4-5-3。

表 4-5-3　131 例患者所在地区分布

西藏自治区	手术例数	青海省	手术例数
阿里地区	0	西宁市	38
那曲市	6	海东市	25
昌都市	3	海北藏族自治州	1
林芝市	5	海南藏族自治州	8
拉萨市	6	海西蒙古族藏族自治州	22
日喀则市	0	黄南藏族自治州	5
山南市	7	果洛藏族自治州	1
		玉树藏族自治州	4

四、民族

131 例患者民族分布情况见表 4-5-4。

表 4-5-4　131 例患者民族分布情况

民族	手术例数	比例 /%
藏族	46	35.11
汉族	43	32.82
回族	21	16.03
撒拉族	3	2.29
侗族	1	0.76
蒙古族	1	0.76
不详	16	12.21

五、手术时间

131 例患者手术时间分布见表 4-5-5。

表 4-5-5　131 例患者手术时间分布

手术年份	手术例数	手术年份	手术例数
1986—1989 年	6	2000—2009 年	7
1990—1999 年	21	2010—2018 年	97

六、病种

131 例患者病因 / 病种分布情况见表 4-5-6。

表 4-5-6　131 例患者病因 / 病种分布情况

病因 / 病种	手术例数	病因 / 病种	手术例数
脊髓灰质炎后遗症	44	大骨节病膝骨关节炎	2
脑性瘫痪	13	膝外翻	2
外伤后遗症	13	腓总神经麻痹	2
先天性 / 发育性髋关节脱位	8	股动脉纤维瘤	1
先天性马蹄内翻足	6	股动脉周围纤维瘤	1
先天性关节挛缩症	6	进行性肌营养不良	1
脊柱裂后遗症	4	医源性下肢畸形	1
先天性髌骨脱位	4	坐骨神经损伤	1
腓骨肌萎缩症	3	肌性斜颈	1
吉兰 - 巴雷综合征	3	大骨节病类下肢重度畸形	7
股骨头缺血性坏死	2	病因不清下肢畸形	4
骨髓炎后遗症	2		

第五章

不同年龄段手术病例统计数据

第一节　秦泗河矫形外科手术病例年龄分段统计

1978—2023 年秦泗河矫形外科各年龄段积累病例共计 37 763 例。

1. 全年龄段手术病例一览

37 763 例患者年龄段分布见表 5–1–1。

表 5-1-1　37 763 例患者年龄段分布

年龄段*	手术例数	所占比例 /%
1~7 岁	4126	10.93
8~14 岁	8505	22.52
15~17 岁	4108	10.88
18~30 岁	15 355	40.66
31~45 岁	4551	12.05
46~60 岁	988	2.62
60 岁以上	130	0.34

* 最大年龄为 84 岁；最小年龄为 1 岁；平均年龄为 21.12 岁。

2. 1~7 岁手术病例统计

1~7 岁手术病例共计 4126 例，见表 5–1–2。

表 5-1-2　1~7 岁手术病例统计

项目	数据	数据统计
本年龄段总例数	4126 例	占全年龄段比例 10.93%
男性患者	2738 例	占本年龄段比例 66.36%

续表

项目	数据	数据统计
女性患者	1388 例	占本年龄段比例 33.64%
Ilizarov 外固定使用率	10.45%	组合式外固定使用率 6.91%
占比最高年份	1994 年（29.45%）	年均手术例数 90 例

3. 8~14 岁手术病例统计

8~14 岁手术病例共计 8505 例，见表 5-1-3。

表 5-1-3　8~14 岁手术病例统计

项目	数据	数据统计
本年龄段总例数	8505 例	占全年龄段比例 22.52%
男性患者	5398 例	占本年龄段比例 63.47%
女性患者	3107 例	占本年龄段比例 36.53%
Ilizarov 外固定使用率	8.70%	组合式外固定使用率 6.37%
占比最高年份	1998 年（46.42%）	年均手术例数 185 例

4. 15~17 岁手术病例统计

15~17 岁手术病例共计 4108 例，见表 5-1-4。

表 5-1-4　15~17 岁手术病例统计

项目	数据	数据统计
本年龄段总例数	4108 例	占全年龄段比例 10.88%
男性患者	2444 例	占本年龄段比例 59.49%
女性患者	1664 例	占本年龄段比例 40.51%
Ilizarov 外固定使用率	9.07%	组合式外固定使用率 7.99%
占比最高年份	2003 年（20.65%）	年均手术例数 89 例

5. 18~30 岁手术病例统计

18~30 岁手术病例共计 15 355 例，见表 5-1-5。

表 5-1-5　18~30 岁手术病例统计

项目	数据	数据统计
本年龄段总例数	15 355 例	占全年龄段比例 40.66%
男性患者	8579 例	占本年龄段比例 55.87%
女性患者	6776 例	占本年龄段比例 44.13%

续表

项目	数据	数据统计
Ilizarov 外固定使用率	10.48%	组合式外固定使用率 14.78%
占比最高年份	1981 年（61.54%）	年均手术例数 334 例

6. 31~45 岁手术病例统计

31~45 岁手术病例共计 4551 例，见表 5–1–6。

表 5-1-6　31~45 岁手术病例统计

项目	数据	数据统计
本年龄段总例数	4551 例	占全年龄段比例 12.05%
男性患者	2072 例	占本年龄段比例 45.53%
女性患者	2479 例	占本年龄段比例 54.47%
Ilizarov 外固定使用率	17.28%	组合式外固定使用率 25.13%
占比最高年份	2022 年（31.73%）	年均手术例数 100 例

7. 46~60 岁手术病例统计

46~60 岁手术病例共计 988 例，见表 5–1–7。

表 5-1-7　46~60 岁手术病例统计

项目	数据	数据统计
本年龄段总例数	988 例	占全年龄段比例 2.62%
男性患者	359 例	占比例 36.34%
女性患者	629 例	占比例 63.66%
Ilizarov 外固定使用率	42.81%	组合式外固定使用率 51.20%

8. 60 岁以上手术病例统计

60 岁以上手术病例共计 130 例，见表 5–1–8。

表 5-1-8　60 岁以上手术病例统计

项目	数据	数据统计
本年龄段总例数	130 例	占全年龄段比例 0.34%
男性患者	52 例	占全年龄段比例 40%
女性患者	78 例	占全年龄段比例 60%
Ilizarov 外固定使用率	48.51%	组合式外固定使用率 44.55%
占比最高年份	2020 年（2.81%）	年均手术例数 3 例

第二节　14 839 例儿童肢体畸形临床数据分析

儿童肢体畸形及功能障碍的治疗，是儿童骨科临床工作的重要部分，也是儿童骨科工作中较为复杂及学习曲线较长的部分。儿童肢体畸形除了影响外形美观、日常活动功能，对于儿童生长发育过程中的身心健康和参与正常的社会生活都有严重影响。临床工作中发现中国儿童肢体畸形的疾病谱、发病特征具有明显不同于西方发达国家的特点。截至 2019 年 12 月，秦泗河矫形外科数据库统计肢体畸形患者 35 753 例，本研究回顾性分析秦泗河矫形外科数据库手术治疗 16 岁以下的儿童肢体畸形患者 14 839 例。探讨中国儿童肢体畸形患者的疾病谱、发病特点及治疗策略，以进一步完善我国儿童肢体畸形发病特点和临床诊疗的相关研究，为制定中国儿童肢体畸形防治措施提供依据[1]。

一、资料与方法

检索秦泗河矫形外科数据库 35 753 例病例资料，回顾分析 1980 年 4 月 24 日—2019 年 12 月 31 日，由秦泗河矫形外科团队接收治疗的儿童肢体畸形患者 14 839 例。对患者就诊年龄、性别、病因、病种分布构成、手术策略等进行归纳分析。

二、结果

在 14 839 例患者中，男 9556 例（64.40%）、女 5283 例（35.60%）；年龄 1~16 岁，平均 11.6 岁，其中 6~16 岁患者 12 831 例（86.47%）（表 5–2–1~表 5–2–3）；包括神经性、遗传性、代谢性、先天性、创伤性等所致疾病 150 余个病种。患者数量前 6 的病种分别为脊髓灰质炎后遗症、脑性瘫痪、先天性马蹄内翻足、脊柱裂后遗症、发育性髋关节脱位、创伤后遗症（表 5–2–4）。矫形术式包括跟腱延长等 40 余种手术方式（表 5–2–5）。采用矫形手术联合骨外固定技术 2071 例，其中应用 Ilizarov 环形外固定 1111 例，应用组合式外固定 960 例（表 5–2–6）。

表 5-2-1　手术时患者年龄分段统计

年龄段	手术例数
1~5 岁	2008
6~10 岁	5382
11~16 岁	7449

[1] 郭保逢，秦泗河，潘奇等. 14 839 例儿童肢体畸形临床数据分析［J］. 骨科，2021，12（4）：344–347.

表 5-2-2　患者性别分布

性别	手术例数	所占比例 /%
男性	9556	64.40
女性	5283	35.60

表 5-2-3　手术时段与病例数分布

时段	手术例数	同时段手术例数占比 /%
1980—1984 年	145	48.82
1985—1989 年	3004	42.16
1990—1994 年	3546	36.16
1995—1999 年	3180	61.75
2000—2004 年	1785	59.03
2005—2009 年	1079	33.47
2010—2014 年	1182	30.71
2015—2019 年	918	28.03

表 5-2-4　导致肢体畸形的病因 / 病种分布

序号	病因 / 病种	手术例数	序号	病因 / 病种	手术例数
1	脊髓灰质炎后遗症	8107	19	下肢血管瘤	29
2	脑性瘫痪	3336	20	先天性下肢短缩	29
3	先天性马蹄内翻足	510	21	吉兰 - 巴雷后遗症	29
4	脊柱裂（脊髓栓系）后遗症	450	22	骨髓炎	27
5	发育性髋关节脱位、髋关节发育不良	411	23	先天性髌骨外脱位	26
6	创伤后遗症	262	24	先天性髋内翻	25
7	臀肌挛缩症	150	25	骨骺损伤致发育性下肢畸形	23
8	先天性多发关节挛缩症	117	26	先天性桡骨发育不全	21
9	膝内翻	110	27	脑膜炎后遗症	20
10	先天性腓侧半肢畸形	86	28	骨干续连症	18
11	运动神经元病（腓骨肌萎缩症）	78	29	成骨不全	18
12	膝外翻	71	30	脑外伤后遗症	17
13	先天性胫骨假关节	61	31	医源性损伤后遗症	16
14	腓总神经麻痹	59	32	烧烫伤后遗症	16
15	脑炎后遗症	40	33	脑积水后遗症	16
16	佝偻病	34	34	产瘫后遗症	15
17	肌性斜颈	33	35	先天性跟行足	14
18	脊柱侧凸	30	36	股骨头缺血性坏死	14

续表

序号	病因 / 病种	手术例数	序号	病因 / 病种	手术例数
37	先天性翼蹼膝关节	13	71	骨不连	4
38	先天性垂直距骨	13	72	血友病	3
39	多发性骨骺发育不良	12	73	先天性翼蹼肘关节	3
40	遗传性痉挛性截瘫	11	74	先天性多趾畸形	3
41	先天性胫侧半肢畸形	11	75	内生性软骨瘤	3
42	手足口病后遗症	11	76	马德隆畸形	3
43	类风湿性关节炎	11	77	椎管内脊膜瘤后遗症	2
44	化脓性关节炎后遗症	11	78	黏多糖病	2
45	先天性束带综合征	10	79	先天性桡骨头脱位	2
46	平足症	10	80	先天性缺趾畸形	2
47	进行性肌营养不良	10	81	先天性屈腕畸形	2
48	骨纤维异样增殖症	10	82	先天性前足缺如	2
49	多发性软骨发育不良	10	83	先天性拇指内收畸形	2
50	脊髓侧索硬化	9	84	先天性距骨发育不全	2
51	大骨节病	9	85	先天性跗舟骨	2
52	坐骨神经损伤	8	86	先天性多指畸形	2
53	家族性神经纤维瘤病	8	87	先天性尺骨发育不良	2
54	硬皮病	7	88	无痛无汗症	2
55	骨缺损	7	89	阔筋膜挛缩症	2
56	腓肠肌挛缩症	7	90	巨趾症	2
57	先天性足外翻	6	91	脊肌萎缩症	2
58	先天性股骨近段轴向缺如	6	92	股动脉周围纤维瘤	2
59	先天性尺桡骨连接症	6	93	败血症后遗症	2
60	内生性软骨瘤	6	94	TOCP 中毒后遗症	2
61	流行性乙型脑炎	6	95	蛛网膜下腔出血	1
62	胫骨内翻（Blount 病）	6	96	中毒性菌痢	1
63	软骨发育不全（侏儒症）	5	97	腰椎结核	1
64	截肢残端不良	5	98	胸脊髓压迫致下肢畸形	1
65	急性脊髓炎	5	99	先天性足趾缺如	1
66	硬纤维瘤病	4	100	先天性足趾短缩畸形	1
67	先天性胫骨弯曲	4	101	先天性跖骨内收畸形	1
68	先天性股骨假关节	4	102	先天性小腿轴向缺损	1
69	蜡泪样骨病	4	103	先天性下肢肥大症	1
70	骨结核	4	104	先天性握拳畸形	1

续表

序号	病因 / 病种	手术例数	序号	病因 / 病种	手术例数
105	先天性屈肘肌缺如	1	131	髋关节骨性关节炎	1
106	先天性屈膝畸形	1	132	巨肢症	1
107	先天性前足内收	1	133	进行性肌萎缩	1
108	先天性拇趾肥大症	1	134	假性类风湿	1
109	先天性拇指内收	1	135	甲状旁腺功能亢进	1
110	先天性肩胛骨高位症	1	136	甲基丙二酸血症	1
111	先天性股骨头缺如	1	137	家族性高弓足	1
112	先天性尺桡骨交叉畸形	1	138	脊髓蛛网膜炎	1
113	先天性并趾畸形	1	139	遗传性痉挛性下肢畸形	1
114	腕关节背侧挛缩症	1	140	脊髓血管瘤	1
115	唐氏综合征	1	141	脊神经损伤	1
116	三官能蛋白缺乏症	1	142	滑膜结核	1
117	桡神经麻痹后遗症	1	143	黑棘皮病	1
118	偏侧肢体发育不良	1	144	骨肉瘤	1
119	皮肌炎	1	145	骨化性纤维瘤	1
120	脑卒中后遗症	1	146	股外侧肌纤维炎	1
121	脑血栓后遗症	1	147	肱骨外上髁炎	1
122	脑血管畸形	1	148	恶性周围神经鞘瘤	1
123	脑脉络膜炎	1	149	断肢再植残留畸形	1
124	脑海绵状变性	1	150	毒蛇咬伤	1
125	拇外翻	1	151	Gollop-Wolfgang Complex	1
126	煤气中毒	1	152	其他先天性上肢畸形	2
127	脉管炎	1	153	其他先天性下肢畸形	45
128	颅内囊肿	1	154	其他感染性下肢畸形	16
129	淋巴管瘤	1	155	病因不清的肢体畸形	77
130	髋关节滑膜炎	1			

表 5-2-5　手术方式

类别	术式名称	使用例次	使用率 /%
软组织松解	跟腱延长	3424	23.07
	股内收肌松解	1335	9.00
	跖腱膜松解	1323	8.92
	屈髋松解	963	6.49
	胫后肌腱延长	929	6.26

续表

类别	术式名称	使用例次	使用率 /%
软组织松解	股薄肌松解	743	5.01
	屈膝松解	590	3.98
	髂胫束松解	284	1.91
	臀肌筋膜松解	274	1.85
	腓肠肌腱膜延长	201	1.35
肌力平衡	腓骨长肌移位代跟腱	1008	6.79
	腹外斜肌移位代臀中肌	787	5.30
	胫骨后肌移位代跟腱	771	5.20
	胫骨前肌外置	482	3.25
	骶棘肌移位代臀肌	359	2.42
	腓骨长肌移位代胫骨前肌	344	2.32
	半腱肌移位代股四头肌	285	1.92
	肌腱移位代伸踝、伸拇、伸趾肌	275	1.85
	胫骨前肌移位代跟腱	248	1.67
	秦泗河仰拇畸形矫正术（改良 JONES 术）	177	1.19
	腓骨短肌移位代跟腱	156	1.05
截骨矫形与关节融合	股骨髁上截骨	1954	13.17
	跟距关节融合	1806	12.17
	胫腓骨截骨矫形	1446	9.74
	三关节融合	517	3.48
	第一跖骨基底截骨	298	2.01
	股骨截骨矫形	268	1.81
	跟骨截骨矫形	239	1.61
	踝关节融合	193	1.30
	跟骰关节融合	188	1.27
	二关节融合	187	1.26
	距舟关节融合	99	0.67
	拇趾趾间关节融合	67	0.45
下肢延长	胫腓骨截骨延长	225	1.52
	髂耻骨截骨延长	125	0.84
	股骨截骨延长	50	0.34
其他	颈总动脉外膜交感神经网剥离切除术	799	5.38
	闭孔神经切断术	452	3.05
	髋臼顶造盖	282	1.90
	跟腱缩短或固定术	221	1.49

表 5-2-6　手术结合骨外固定使用统计

外固定器种类	手术例数	使用比例 /%
环式外固定器	1111	7.49
组合式外固定器	960	6.47

三、讨论

儿童肢体畸形有其自身独特的特点。先天性缺陷的患儿约有 1/3 的问题出现在肢体，其中髋发育异常和足部畸形约占原发性肌肉骨骼缺陷的半数。目前国内外未检索到关于儿童肢体畸形的临床大数据文献，秦泗河从事四肢畸形矫正、残缺修复与功能重建的矫形外科专业 40 余年，在其手术治疗的 35 000 多例患者中，16 岁以下的儿童肢体畸形约占 42%，但我国儿童肢体畸形严重程度、肢体残缺的发生原因与类别、患儿家庭经济状况及就医需求等，与欧美等发达国家比较，有着较大不同。因此了解中国儿童肢体畸形的基本情况和发病规律对读懂国情，更好地从事中国儿童肢体畸形诊疗工作至关重要。

秦泗河矫形外科手术病例数据库从 2004 年开始建立并电子化，至 2019 年底已收录各类肢体畸形残疾患者临床诊疗数据资料 35 753 例。这是目前中国有据可查的最大的肢体畸形残疾资料数据库。该数据库提供了我国四肢畸形残缺的疾病谱和丰富的临床治疗病例资料，极大地方便了相关领域疾病的诊疗工作。本文从 3 万余例肢体畸形患者数据库中，提取其中儿童肢体畸形患者资料，时间跨度近 40 年，病例数量达到 1 万余例，一定程度反映了 40 年间中国儿童肢体畸形发病与诊疗情况的现状，以及我国的现实国情。

通过对 14 839 例儿童肢体畸形病例分析，可以发现，从年龄分布来看 6~16 岁患者 12 831 例，高达 86.47%，说明儿童畸形患者 6 岁以上的手术比例明显增加。这与儿童疾病的特性相关，生长发育中的患者，其肢体畸形程度和对功能的影响在各个时期并不相同。总体来说年龄越小，生长发育越快的患者，在发育过程中出现病情变化的可能性越大，故多数肢体畸形病例会先选择保守治疗至较大年龄再进行手术。但如果畸形对发育影响较大，治疗风险很低，也会在早期积极干预，典型疾病如发育性髋关节脱位，先天性马蹄内翻足等。另外，低龄儿童较高的麻醉风险和术后管理困难也是早期制约手术的重要因素。在 14 839 例儿童肢体畸形中，男性明显多于女性，这个现象值得儿童骨科医生深思。这个差异可能与中国过去特殊的国情有关，男性在过去往往被认为是家庭的主要生产力和继承者，所以更多家庭的医疗资源会向男性倾斜，这导致本该平衡的比例出现偏移。从病种分布来看，患者数量前 6 的病种分别为脊髓灰质炎后遗症、脑性瘫痪、先天性马蹄内翻足、脊柱裂后遗症、发育性髋关节脱位、创伤后遗症，其中脊髓灰质炎后遗症患者 8107 例，占 54.63%，这与西方发达国家有很大不同。脊髓灰质炎后遗症的治疗是我国儿童骨科畸形的一大特色，但是从时间段分布来看主要集中在 20 世纪 80~90 年代，这与 1988—1992 年，响应国家消灭脊髓灰质炎的号召，大量脊髓灰质炎后遗症患者在这个时期接受了手术治疗。另外，与欧美发达国家不同，延迟治疗的脑瘫肢体畸形，延误治疗的髋关节脱位，延误治疗的先天性马蹄内翻足等在我国仍大量存在，由此决定了中国儿童骨科事业发展、科学研究、人才培养等应面向中国国情。矫形术式最常用的有跟腱延长、股内收肌松解、股骨髁上截骨、胫腓骨截骨、跖筋膜松解等40余种手术方式，反映了儿童期的矫形手术策略，应该建立在尽量不影响生长发育的基础上，以软组织松解、平衡术为主，辅以截骨和有限的关节融合手术。

儿童正处于生长发育时期，不能像成人那样对毁损的骨与关节进行组织替代与重建，如人工关节置换。自然永远是宇宙的本性或本原，人类既然是“自然选择”的产物，任何创伤和疾病都是生命过程的一部分，治疗疾病的医疗模式就应当遵循生命过程的自然规律。秦泗河提出骨科自然重建理念，不仅开阔了Ilizarov技术医学与哲学交融的思考层面，充分调动医生的智慧，顺应儿童生长与组织重塑的巨大潜力而修复肢体残缺。“自然重建理念”符合现代医学和谐发展的价值理性、决策理性。本组数据采用矫形手术联合骨外固定技术2071例，其中应用Ilizarov环形外固定1111例、应用组合式外固定960例。外固定的应用是矫形手术必要的补充，可大大减少单纯矫形手术的创伤，促进康复锻炼。结合Ilizarov外固定技术者，均选择了有限的软组织松解和截骨手术，应用Ilizarov外固定牵拉成组织技术，矫正残余畸形的同时充分调动肢体自然重建潜能，最大限度地保留原有人体组织形态和功能。“自然重建理念”的提出与诠释为儿童骨科创伤、疾病的矫治，提供了符合生物学的理论依据。

本组儿童肢体畸形临床大数据一定程度反映出导致四肢畸形的病因病种及时间跨度变化，秦泗河矫形外科治疗如此多的病种，有些甚至超出了骨科范围。这里面骨科自然重建理念的临床思维，个体化组合手术的实施结合Ilizarov技术发挥了重要的作用。手术结合外固定（Ilizarov）技术，能有效解决经典矫形手术难以治疗的复杂四肢畸形残缺、小儿骨科疑难杂症。这给小儿骨科医师诊疗常见四肢畸形，开展矫形与功能重建手术带来重要启示。

对这组数据的挖掘和深入的研究，有助于对过去40年中儿童骨科肢体畸形矫正和功能重建工作的深入理解，对发展立足国情、面向中国儿童肢体残障患儿的临床诊治工作有着重要意义。

第三节　40岁以上各类下肢畸形手术病例1413例统计分析

本组数据显示，自2000年以来，秦泗河矫形外科手术治疗40岁以上的中老年患者1413例，其中40~50岁这一年龄段926例，占总数的65%以上。女性患者850例，占比超过60%。本组患者来自全国32个省级区域及3个南亚、东南亚国家。中老年患者手术量从21世纪初期的十余例至20年代百例以上，除2020年特殊原因数量骤降之外，历年呈显著的上升趋势。

一、患者性别和年龄统计

1413例患者的性别和年龄统计情况见表5-3-1、表5-3-2。

表 5-3-1 1413 例患者性别情况

性别	人数	比率
女性	850	60.16%
男性	563	39.84%
男：女	0.66 : 1	

表 5-3-2 1413 例患者各年龄段分布

年龄 / 岁	人数	年龄 / 岁	人数	年龄 / 岁	人数	年龄 / 岁	人数
40	112	50	69	60	21	70	3
41	106	51	54	61	19	71	3
42	83	52	51	62	17	72	1
43	88	53	63	63	12	73	1
44	91	54	31	64	19	75	2
45	76	55	43	65	7	76	1
46	78	56	38	66	7	77	2
47	72	57	34	67	5	82	1
48	75	58	23	68	2	84	1
49	76	59	24	69	2		

注：本组患者中，年龄最大为 84 岁，最小为 40 岁，平均为 59.4 岁；按年龄段划分，40~50 岁共 926 例（65.5%）、51~60 岁共 382 例（27.0%）、61~70 岁共 93 例（6.6%）、71 岁以上 12 例（0.8%）。

二、患者所在地域分布

在上述 1413 例手术患者中，印度患者 4 例，印度尼西亚患者 1 例，巴勒斯坦患者 1 例；国内患者所在地域分布见表 5-3-3。

表 5-3-3 国内患者地域分布

地域分布	例数	地域分布	例数
山东省	147	辽宁省	48
河北省	136	甘肃省	42
北京市	110	浙江省	40
河南省	107	湖南省	38
黑龙江省	90	陕西省	37
安徽省	82	福建省	31
江苏省	75	吉林省	29
山西省	53	云南省	27
内蒙古自治区	53	天津市	25
江西省	52	新疆维吾尔自治区	24

续表

地域分布	例数	地域分布	例数
湖北省	50	四川省	23
广东省	21	青海省	8
贵州省	17	上海市	6
宁夏回族自治区	10	海南省	5
广西壮族自治区	9	西藏自治区	2
重庆市	9	香港特别行政区	1

三、手术年份

在 1413 例手术病例各年份数量统计见表 5-3-3、图 5-3-1。

表 5-3-4　1413 例手术病例各年份数量统计

年份	手术数量	年份	手术数量
2000 年	13	2011 年	66
2001 年	14	2012 年	76
2002 年	23	2013 年	79
2003 年	26	2014 年	77
2004 年	9	2015 年	94
2005 年	15	2016 年	88
2006 年	15	2017 年	106
2007 年	36	2018 年	130
2008 年	42	2019 年	140
2009 年	57	2020 年	83
2010 年	70	2021 年	154

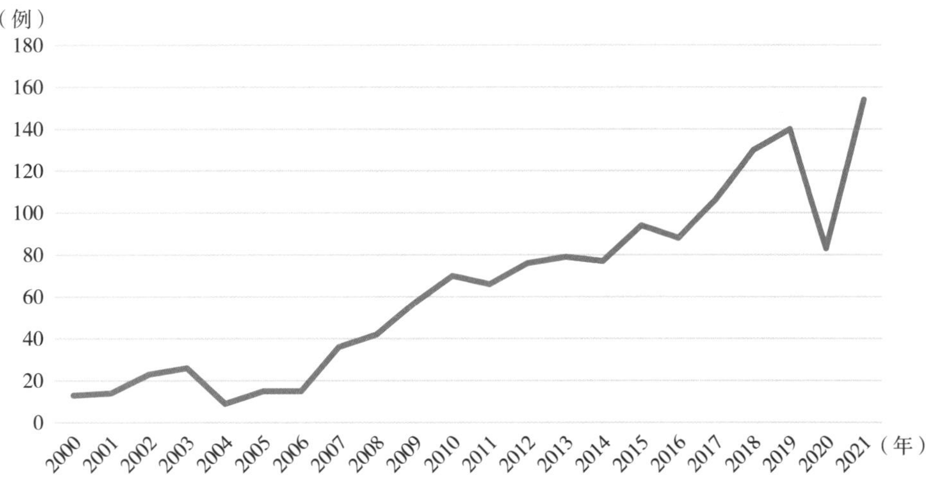

▲图 5-3-1　历年 40 岁以上手术患者数量

第四节　脊髓灰质炎后遗症中老年手术病例 1141 例统计分析

1141 例手术病例收集于 1980 年 8 月 4 日—2022 年 12 月 31 日。本组数据显示，中老年脊髓灰质炎后遗症病例大部分在 40~50 岁，合计 806 例，占比 70.6%，其中女性患者为多，占比近 60%（表 5-4-1、表 5-4-2）。本组患者覆盖全国 29 个省级区域，还有 2 人来自境外（表 5-4-3）。20 世纪 80 年代至 21 世纪初，矫形外科接诊中老年患者相对不多，30 年合计手术治疗 331 例；2010—2019 年手术数量猛增至 588 例；2020—2022 年手术数量为 222 例（表 5-4-4）。中老年患者在脊髓灰质炎后遗症手术群体中占据的比例呈明显上升趋势，具体手术固定方式见表 5-4-5。

表 5-4-1　1141 例患者性别比例分布

性别	手术例数	占比 /%
女性	677	59.33
男性	464	40.67

表 5-4-2　1141 例患者年龄段分布

患者年龄	手术例数	占比 /%
40~45 岁	525	46.01
46~50 岁	281	24.63
51~55 岁	195	17.09
56~60 岁	97	8.50
61~70 岁	41	3.59
70 岁以上*	2	0.18

* 最大年龄为 71 岁。

表 5-4-3　国内患者籍贯分布

患者籍贯	手术例数	患者籍贯	手术例数
黑龙江省	106	内蒙古自治区	47
北京市	102	江西省	45
山东省	96	湖北省	44
河北省	92	浙江省	36
河南省	79	山西省	34
安徽省	75	吉林省	28
江苏省	66	辽宁省	27
陕西省	49	湖南省	26

续表

患者籍贯	手术例数	患者籍贯	手术例数
云南省	25	贵州省	12
天津市	24	广西壮族自治区	9
福建省	23	上海市	9
广东省	22	重庆市	7
四川省	19	海南省	4
新疆维吾尔自治区	13	宁夏回族自治区	3
甘肃省	13	青海省	3

注：另有境外患者 2 例——印度患者 1 例，巴勒斯坦患者 1 例。

表 5-4-4　1141 例患者手术年份分布

手术时间	手术例数	占比 /%
1980—1989 年	7	0.61
1990—1999 年	159	13.94
2000—2009 年	165	14.46
2010—2019 年	588	51.53
2020—2022 年	222	19.46

表 5-4-5　1141 例患者手术固定方式

固定方式	使用例数	占比 /%
环式外固定	392	34.36
组合式外固定	592	51.88
内固定（钢板、空心钉等）	214	18.76

注：部分患者使用多种固定方式，因此使用总例数大于患者人数。

第五节　60 岁以上老年肢体畸形手术病例 165 例统计

本组数据收集时间为 1992 年 11 月 2 日—2023 年 12 月 31 日。数据显示，秦泗河矫形外科自 20 世纪 90 年代开始诊疗 60 岁以上的老年患者，迄今共计 165 例，其中 60~70 岁这一年龄段 153 例，占总数的 92% 以上。女性患者 102 例，占比超过 60%。患者来自全国 24 个省级区划，另有 1 例来自境外。1992—2023 年，矫形外科接诊老年病患数量波动较大，总体呈上升趋势。引起老年患者肢体畸形的病因病种多达 28 种。足踝和膝关节是老年病例手术最多的部位，合计 170 术次，大部分使用了骨外固定技术治疗（89.7%）。具体数据见表 5-5-1~ 表 5-5-7。

表 5-5-1　患者性别

性别	手术例数	所占比例 /%
男	63	38.20
女	102	61.80

表 5-5-2　患者手术时年龄

年龄段*	手术例数	所占比例 /%
60~65 岁	128	77.58
66~70 岁	25	15.15
71~75 岁	7	4.24
75~80 岁	3	1.82
81~85 岁	2	1.21

* 最大年龄为 82 岁，最小年龄为 60 岁，平均年龄为 64.5 岁。

表 5-5-3　各区域手术数量统计

区域	手术例数	区域	手术例数
北京	36	甘肃	4
山东	18	湖南	4
河北	14	陕西	4
河南	12	安徽	4
辽宁	9	福建	4
山西	7	天津	4
黑龙江	6	新疆	4
内蒙古	6	江西	3
浙江	5	吉林	2
湖北	5	西藏	2
江苏	5	青海	1
广东	4	宁夏	1

注：另有印度患者 1 例。

表 5-5-4　各年份手术数量统计

年份	手术例数	所占比例 /%
1990—1994 年	1	0.61
1995—1999 年	5	3.03
2000—2004 年	9	5.45
2005—2009 年	15	9.09

续表

年份	手术例数	所占比例 /%
2010—2014 年	24	14.55
2015—2020 年	62	37.58
2021—2023 年	49	29.70

表 5-5-5 手术部位统计

手术部位	手术例数	所占比例 /%
踝足趾	96	58.18
小腿	10	6.06
膝	74	44.85
大腿	3	1.82
髋	17	10.30
上肢	4	2.42

注：部分患者同时实施 2 个或多个部位手术，故本组数字累计多于手术病例总和。

表 5-5-6 老年肢体重建手术病因 / 病种统计

序号	病因 / 病种	手术例数	序号	病因 / 病种	手术例数
1	脊髓灰质炎（小儿麻痹）后遗症	72	15	化脓性关节炎后遗症	1
2	外伤后遗症	30	16	踝关节骨性关节炎	1
3	膝关节骨性关节炎伴畸形	18	17	急性脊髓炎	1
4	拇外翻	5	18	家族性神经纤维瘤病	1
5	遗传性感觉运动神经元病	5	19	髋关节骨性关节炎	1
6	医源性肢体畸形	4	20	脑梗死	1
7	脑源性瘫痪	4	21	脑溢血	1
8	先天性马蹄内翻足	3	22	脑卒中	1
9	骨纤维异样增殖症	2	23	帕金森病	1
10	慢性骨髓炎	2	24	吸毒性脑病	1
11	膝内翻	2	25	医源性下肢畸形	1
12	骨不连	2	26	低磷性佝偻病	1
13	动脉钙样硬化	1	27	膝外翻	1
14	毒蛇咬伤	1	28	肘管综合征	1

表 5-5-7 骨外固定器使用情况

外固定器类型	使用例数	所占比例 /%
Ilizarov 外固定器	77	46.67
组合式外固定器	71	43.03

第六章

先天性肢体畸形统计数据

第一节　常见先天性肢体畸形

在秦泗河矫形外科大数据中，截至2023年12月31日共收录先天性肢体畸形近60个病种与类别，现将常见先天性肢体畸形、少见畸形与罕见畸形做分开统计。

一、先天性马蹄内翻足784例统计

从1981—2023年12月31日收录的手术病例数据库中检索出手术治疗先天性马蹄内翻足784例，统计情况见表6–1–1~表6–1–8。

表6-1-1　784例患者性别统计

性别	例数
男性	504
女性	280
男：女	1.8：1

表6-1-2　784例患者民族分布统计

民族	例数	民族	例数
汉族	755	维吾尔族	2
回族	8	东乡族	2
藏族	5	蒙古族	1
满族	4	苗族	1
布依族	3	瑶族	1
柯尔克孜族	2		

表 6-1-3　784 例患者地区分布统计

省份	例数	省份	例数
黑龙江省	120	广东省	12
湖北省	100	云南省	11
河南省	99	四川省	10
山东省	89	浙江省	9
甘肃省	53	新疆维吾尔自治区	7
河北省	50	贵州省	7
北京市	39	内蒙古自治区	6
安徽省	29	辽宁省	4
江西省	26	青海省	4
湖南省	21	西藏自治区	3
山西省	20	天津市	3
陕西省	17	重庆市	1
江苏省	16	宁夏回族自治区	1
福建省	13	海南省	1
吉林省	12	未知	1

表 6-1-4　784 例患者手术年份统计

年份	手术例数	年份	手术例数
1981—1990 年	130	2011—2020	195
1991—2000 年	216	2021—2023	40
2001—2010 年	203		

表 6-1-5　784 例患者手术时年龄统计

年龄段*	例数	年龄段*	例数
0~10 岁	391	31~40 岁	53
11~20 岁	199	41~50 岁	22
21~30 岁	113	51~60 岁	6

* 最大年龄为 60 岁；最小年龄为 1 岁；平均年龄为 13.74 岁。

表 6-1-6 784 例患者使用频次最多的前 10 种手术方式统计

手术方式	使用频次	手术方式	使用频次
跖腱膜松解术	308	组合手术结合 Ilizarov 技术	147
跟腱延长术	238	第一跖骨基底截骨术	75
三关节融合术	171	胫腓骨截骨矫形术	66
胫前肌外置或 1/2 外置	203	跟距关节融合术	73
胫后肌腱延长	162	组合手术矫形结合组合式外固定器	36

表 6-1-7 784 例患者手术结合骨外固定（Ilizarov 技术）394 例统计

固定方式	使用次数	固定方式	使用次数
Ilizarov 外固定	248	内固定	3
组合式外固定	146		

表 6-1-8 784 例患者患病侧别统计

侧别	人数	侧别	人数
左侧	335	双侧	98
右侧	351		

二、手术治疗先天性或发育性髋关节脱位 552 例统计

从 1986—2023 年 12 月 31 日的手术病例数据库中检索出手术治疗先天性或发育性髋关节脱位 552 例，统计数据见表 6–1–9~ 表 6–1–14。

表 6-1-9 552 例患者性别统计

性别	手术例数	所占比例 /%
男性	132	23.91
女性	420	76.09

表 6-1-10 552 例患者民族分布

民族	人数	民族	人数
汉族	514	朝鲜族	2
回族	17	鄂伦春族	1
满族	7	维吾尔族	1
藏族	6	鄂温克族	1
蒙古族	2	土家族	1

表 6-1-11　552 例患者所在地区分布

省份	例数	省份	例数
黑龙江省	238	陕西省	7
山东省	73	青海省	6
河南省	34	江苏省	6
河北省	31	广东省	6
甘肃省	25	湖南省	5
北京市	22	新疆维吾尔自治区	4
湖北省	21	贵州省	3
安徽省	10	云南省	3
浙江省	10	山西省	3
福建省	9	西藏自治区	2
江西省	8	重庆市	1
辽宁省	8	宁夏回族自治区	1
吉林省	7	天津市	1
内蒙古自治区	7	未知	1

表 6-1-12　552 例患者不同年份手术数量统计

年份	手术例数	所占比例 /%
1981—1990 年	169	30.62
1991—2000 年	189	34.24
2001—2010 年	128	23.19
2011—2020 年	63	11.41
2021—2023 年	3	0.54

表 6-1-13　552 例患者手术时年龄统计

年龄段*	例数	所占比例 /%
1~10 岁	249	45.11
11~20 岁	209	37.86
21~30 岁	69	12.50
31~40 岁	13	2.36
41~50 岁	12	2.17
50 岁以上	0	0.00

* 最大年龄为 48 岁；最小年龄为 1 岁；平均年龄为 12.97 岁。

表 6-1-14　552 例患者手术侧别统计

侧别	例数	所占比例 /%
左侧	280	50.72
右侧	254	46.01
双侧	18	3.27

三、先天性多关节挛缩症 161 例统计

从 1985—2023 年 12 月 31 日的手术病例数据库中检索出手术治疗先天性多关节挛缩症 161 例，统计数据见表 6-1-15~ 表 6-1-22。

表 6-1-15　161 例患者的性别统计

性别	例数
男性	101
女性	60
男：女	1.68：1

表 6-1-16　161 例患者的民族分布

民族	例数	民族	例数
汉族	144	藏族	1
回族	11	东乡族	1
满族	4		

表 6-1-17　161 例患者所在地区分布

省份	例数	省份	例数
河南省	21	广西壮族自治区	4
黑龙江省	19	未知	4
山东省	16	陕西省	4
河北省	12	北京市	4
湖南省	10	辽宁省	3
四川省	9	江苏省	3
甘肃省	7	安徽省	2
湖北省	7	内蒙古自治区	2
广东省	7	西藏自治区	1
福建省	7	天津市	1
江西省	6	吉林省	1
青海省	5	新疆维吾尔自治区	1
浙江省	4	宁夏回族自治区	1

表 6-1-18　161 例患者手术年份统计

年份	手术例数	年份	手术例数
1985 年	2	2006 年	2
1986 年	2	2007 年	5
1987 年	2	2008 年	4
1989 年	3	2009 年	4
1990 年	2	2010 年	7
1991 年	4	2011 年	5
1992 年	5	2012 年	7
1993 年	1	2013 年	8
1994 年	3	2014 年	11
1996 年	1	2015 年	8
1997 年	1	2016 年	4
1998 年	3	2017 年	2
1999 年	4	2018 年	7
2000 年	1	2019 年	13
2001 年	5	2020 年	5
2002 年	3	2021 年	3
2003 年	3	2022 年	2
2004 年	1	2023 年	11
2005 年	7		

表 6-1-19　161 例患者手术时年龄统计

年龄段*	例数	年龄段*	例数
0~7 岁	66	26~35 岁	7
8~14 岁	45	36~45 岁	3
15~25 岁	40		

* 最大年龄为 43 岁；最小年龄为 23 个月；平均年龄为 11.47 岁。

表 6-1-20　161 例患者使用频次最多的前 10 种手术方式统计

手术方式	使用频次	手术方式	使用频次
Ilizarov 技术牵伸术	59	屈膝松解术	16
股骨髁上截骨术	25	屈髋松解术	13
三关节融合术	24	胫后肌腱延长	13
跖腱膜松解术	24	半腱肌、股二头肌移位代股四头肌术	7
跟腱延长术	23	跟距关节融合术	6

表 6-1-21　161 例患者固定方式统计

固定方式	使用次数
Ilizarov 外固定	90
组合式外固定	22
内固定	14

表 6-1-22　161 例患者畸形表现情况

畸形种类	例数	畸形种类	例数
马蹄足	97	跟行足	5
屈膝	80	肘关节畸形	4
屈髋	63	手部畸形	1
关节僵直	20	肩关节畸形	1
膝反屈	11		

注：患者会同时表现多种畸形种类，故总数大于总人数。

四、先天性腓侧半肢畸形 130 例统计

从 1990—2023 年 12 月 31 日的手术病例数据库中检索出手术治疗先天性腓侧半肢畸形 130 例，统计数据见表 6–1–23~ 表 6–1–30。

表 6-1-23　130 例患者的性别统计

性别	例数
男性	91
女性	39
男：女	2.33 : 1

表 6-1-24　130 例患者的民族分布

民族	例数
汉族	128
回族	2

表 6-1-25　130 例患者所在地区分布

省份	人数	省份	人数
河南省	21	陕西省	7
江苏省	14	四川省	7
山东省	13	浙江省	6
湖北省	7	安徽省	5

续表

省份	例数	省份	例数
湖南省	5	新疆维吾尔自治区	3
天津市	5	重庆市	2
河北省	5	内蒙古自治区	2
北京市	5	广东省	1
福建省	4	上海市	1
黑龙江省	4	广西壮族自治区	1
贵州省	4	山西省	1
甘肃省	3	宁夏回族自治区	1
江西省	3		

表 6-1-26　130 例患者手术年份统计

年份	手术例数	年份	手术例数
1990 年	1	2010 年	3
1992 年	1	2011 年	4
1995 年	1	2012 年	4
1997 年	1	2013 年	8
1999 年	2	2014 年	7
2000 年	1	2015 年	4
2001 年	1	2016 年	14
2002 年	3	2017 年	9
2003 年	4	2018 年	6
2004 年	2	2019 年	5
2005 年	6	2020 年	2
2006 年	2	2021 年	7
2007 年	1	2022 年	6
2008 年	6	2023 年	10
2009 年	9		

表 6-1-27　130 例患者手术时年龄统计

年龄段*	例数	年龄段*	例数
0~7 岁	46	26~35 岁	4
8~14 岁	47	36~45 岁	2
15~25 岁	31		

* 最大年龄为 44 岁；最小年龄为 1 岁；平均年龄为 11.52 岁。

表 6-1-28　130 例患者使用频次最多的前 10 种手术方式

手术方式	使用频次	手术方式	使用频次
胫腓骨截骨矫形结合骨外固定	32	髓内钉内固定术	6
跟腱延长术	31	腓骨长短肌移位代跟腱术	4
2 段截骨结合 Ilizarov 技术矫形延长术	27	踝关节融合术	3
胫腓骨上段截骨延长术	16	胫后肌延长术	3
腓骨长肌代胫前肌术	8	跟骨截骨延长术	3

表 6-1-29　130 例患者中选择固定的方式

固定方式	使用次数
Ilizarov 外固定	103
组合式外固定	7
内固定	3

表 6-1-30　130 例患者患病侧别统计

侧别	例数
左侧	55
右侧	75

五、先天性胫侧半肢畸形 25 例统计

从 2003—2023 年 12 月 31 日的手术病例数据库中检索出手术治疗先天性胫侧半肢畸形 25 例，统计情况见表 6-1-31~ 表 6-1-38。

表 6-1-31　25 例患者性别统计

性别	例数
男性	18
女性	7
男：女	2.57∶1

表 6-1-32　25 例患者的民族分布

民族	人数
汉族	21
布依族	3
满族	1

表 6-1-33　25 例患者的地区分布

省份	例数	省份	例数
贵州省	7	广西壮族自治区	2
宁夏回族自治区	5	河北省	1
山东省	4	安徽省	1
天津市	2	湖南省	1
江苏省	2		

表 6-1-34　25 例患者的手术年份统计

年份	手术例数	年份	手术例数
2003 年	1	2016 年	1
2007 年	1	2018 年	2
2011 年	1	2019 年	2
2013 年	1	2020 年	2
2014 年	2	2021 年	3
2015 年	3	2023 年	6

表 6-1-35　25 例患者手术时年龄统计

年龄段*	例数	年龄段*	例数
0~7 岁	8	15~25 岁	7
8~14 岁	7	26~35 岁	3

* 最大年龄为 35 岁；最小年龄为 1 岁；平均年龄为 14.12 岁。

表 6-1-36　25 例患者使用频次最多的前 7 种手术方式

手术方式	使用频次	手术方式	使用频次
手术结合 Ilizarov 技术牵拉延长术	14	胫腓骨截骨矫形术	3
腓骨颈水平腓总神经松解术	7	腓骨长肌代胫前肌术	3
股骨髁上截骨术	5	股二头肌腱延长术	2
屈膝松解术	4	踝关节融合	2

表 6-1-37　25 例患者所选固定方式统计

固定方式	使用次数
Ilizarov 外固定	18
组合式外固定	4
内固定	1

表 6-1-38　25 例患者患病侧别

患病侧别	例数
左侧	9
右侧	16

六、先天性胫骨假关节 105 例统计

从 1990—2023 年 12 月 31 日的手术病例数据库中检索出手术治疗先天性胫骨假关节 105 例，统计情况见表 6–1–39~ 表 6–1–46。

表 6-1-39　105 例患者的性别分布

性别	例数
男性	54
女性	51
男：女	1.06：1

表 6-1-40　105 例患者所在民族分布

民族	例数	民族	例数
汉族	98	蒙古族	2
藏族	4	满族	1

表 6-1-41　105 例患者所在地区分布

省份	例数	省份	例数
河北省	13	贵州省	3
山东省	12	福建省	2
河南省	11	内蒙古自治区	2
安徽省	9	上海市	2
江苏省	8	陕西省	2
湖南省	7	辽宁省	2
四川省	6	甘肃省	2
山西省	6	海南省	1
江西省	4	黑龙江省	1
吉林省	4	广东省	1
北京市	3	宁夏回族自治区	1
湖北省	3		

表 6-1-42　105 例患者手术年份统计

年份	手术例数	年份	手术例数
1990 年	1	2011 年	6
1994 年	1	2012 年	4
1997 年	1	2013 年	7
2000 年	1	2014 年	3
2001 年	4	2015 年	8
2002 年	2	2016 年	5
2003 年	1	2017 年	10
2005 年	3	2018 年	7
2006 年	4	2019 年	4
2007 年	4	2020 年	4
2008 年	1	2021 年	6
2009 年	9	2022 年	3
2010 年	2	2023 年	4

表 6-1-43　105 例患者手术时年龄统计

年龄段*	例数	年龄段*	例数
0~7 岁	29	26~35 岁	10
8~14 岁	33	36~50 岁	3
15~25 岁	27	50 岁以上	3 岁

* 最大年龄为 58 岁；最小年龄为 2 岁；平均年龄为 15.31 岁。

表 6-1-44　105 例患者使用频次最多的前 10 种手术方式

手术方式	使用频次	手术方式	使用频次
组合手术 + 髓内钉 +Ilizarov 技术	37	踝上外翻截骨术	7
组合手术 +Ilizarov 技术	29	跟骨截骨延长术	6
假关节处理 + 胫腓骨上段截骨延长术	13	跟距关节融合术	5
跟腱延长术	12	腓骨长肌代胫前肌术	3
胫骨结节下截骨延长术	12	胫后肌腱延长	2

表 6-1-45　105 例患者所采用的固定方式统计

固定方式	使用次数
Ilizarov 外固定	72
组合式外固定	10
内固定	7

表 6-1-46　105 例患者患病侧别统计

患病侧别	例数
左侧	49
右侧	56

第二节　少见先天性肢体畸形

本节病例仅统计患者性别、年龄、患肢侧别与地区。

一、先天性髌骨脱位

56 例先天性髌骨脱位患者资料见表 6-2-1。

表 6-2-1　56 例先天性髌骨脱位患者资料统计

统计项目	例数	统计项目	例数
性别		时间	
男	30	2011—2020 年	34
女	26	2001—2010 年	9
年龄段		1991—2000 年	7
0~14 岁	26	1990 年及更早	6
14 岁以上	30	患肢侧别	
		左侧	15
		右侧	13
		双侧	28

注：以上病例所在区域包括四川、贵州、宁夏、湖南、云南、江苏、黑龙江、山东、河北、内蒙古、福建、北京、青海、甘肃、江西、河南、山西、湖北、广东。

二、先天性髋内翻

49 例先天性髋内翻患者资料见表 6-2-2。

表 6-2-2　49 例先天性髋内翻患者资料统计

统计项目	例数	统计项目	例数
性别		时间	
男	32	2011—2020 年	5
女	17	2001—2010 年	15
年龄段		1991—2000 年	9
0~14 岁	19	1990 年及更早	20
14 岁以上	30	患肢侧别	
		左侧	20
		右侧	27
		双侧	2

注：以上病例所在区域包括山东、河北、湖南、湖北、黑龙江、北京、河南、辽宁、江西、甘肃、云南、福建。

三、先天性或发育性下肢不等长

39 例先天性或发育性下肢不等长患者资料见表 6-2-3。

表 6-2-3　39 例先天性或发育性下肢不等长患者资料统计

统计项目	例数	统计项目	例数
性别		时间	
男	23	2011—2020 年	30
女	16	2001—2010 年	6
年龄段		1991—2000 年	2
0~14 岁	24	1990 年及更早	1
14 岁以上	15	患肢侧别	
		左侧	18
		右侧	11
		双侧	0

注：以上病例所在区域包括北京、山东、山西、江西、江苏、河北、河南、陕西、吉林、湖北、浙江、福建。

四、先天性桡骨发育不全

23 例先天性桡骨发育不全患者资料见表 6–2–4。

表 6-2-4　23 例先天性桡骨发育不全患者资料统计

统计项目	例数	统计项目	例数
性别		时间	
男	18	2011—2020 年	18
女	5	2001—2010 年	4
年龄段		1991—2000 年	1
0~14 岁	19	1990 年及更早	6
14 岁以上	4	患肢侧别	
		左侧	11
		右侧	5
		双侧	7

注：以上病例所在区域包括北京、山东、甘肃、河南、河北、江苏、湖南、辽宁。

五、先天性跟行足

20 例先天性跟行足患者资料见表 6–2–5。

表 6-2-5　20 例先天性跟行足患者资料统计

统计项目	例数	统计项目	例数
性别		时间	
男	15	2011—2020 年	9
女	5	2001—2010 年	8
年龄段		1991—2000 年	2
0~14 岁	14	1990 年及更早	1
14 岁以上	6	患肢侧别	
		左侧	8
		右侧	3
		双侧	9

注：以上病例所在区域包括江西、广东、黑龙江、安徽、吉林、山东、陕西、河南、北京。

六、先天性翼蹼膝关节

18 例先天性翼蹼膝关节患者资料见表 6–2–6。

表 6-2-6　18 例先天性翼蹼膝关节患者资料统计

统计项目	例数	统计项目	例数
性别		时间	
男	10	2011—2020 年	7
女	8	2001—2010 年	11
年龄段		1991—2000 年	0
0~14 岁	9	1990 年及更早	0
14 岁以上	9	患肢侧别	
		左侧	17
		右侧	0
		双侧	1

注：以上病例所在区域包括江西、吉林、山东、新疆、河南、宁夏。

七、先天性垂直距骨

16 例先天性垂直距骨患者资料见表 6–2–7。

表 6-2-7　16 例先天性垂直距骨患者资料统计

统计项目	例数	统计项目	例数
性别		时间	
男	10	2011—2020 年	8
女	6	2001—2010 年	3
年龄段		1991—2000 年	4
0~14 岁	11	1990 年及更早	1
14 岁以上	5	患肢侧别	
		左侧	4
		右侧	2
		双侧	10

注：以上病例所在区域包括山东、宁夏、黑龙江、湖北、河南、湖南、甘肃、辽宁、陕西。

八、先天性足趾短缩畸形

11 例先天性足趾短缩畸形患者资料见表 6–2–8。

表 6-2-8　11 例先天性足趾短缩畸形患者资料统计

统计项目	例数	统计项目	例数
性别		时间	
男	1	2011—2020 年	5
女	10	2001—2010 年	6
年龄段		1991—2000 年	0
0~14 岁	0	1990 年及更早	0
14 岁以上	11	患肢侧别	
		左侧	2
		右侧	3
		双侧	6

注：以上病例所在区域包括北京、山东、河北、河南、安徽。

九、先天性束带综合征

10 例先天性束带综合征患者资料见表 6–2–9。

表 6-2-9　10 例先天性束带综合征患者资料统计

统计项目	例数	统计项目	例数
性别		时间	
男	4	2011—2020 年	5
女	6	2001—2010 年	3
年龄段		1991—2000 年	0
0~14 岁	10	1990 年及更早	2
14 岁以上	0	患肢侧别	
		左侧	4
		右侧	5
		双侧	1

注：以上病例所在区域包括云南、浙江、江苏、江西、黑龙江、山东。

十、先天性尺桡骨连接症

7 例先天性尺桡骨连接症患者资料见表 6–2–10。

表 6-2-10　7 例先天性尺桡骨连接症患者资料统计

统计项目	例数	统计项目	例数
性别		时间	
男	7	2011—2020 年	4
女	0	2001—2010 年	0
年龄段		1991—2000 年	2
0~14 岁	6	1990 年及更早	1
14 岁以上	1	患肢侧别	
		左侧	3
		右侧	0
		双侧	4

注：以上病例所在区域包括湖南、天津、安徽、河南、江西、湖北、黑龙江。

十一、先天性足外翻

7 例先天性足外翻患者资料见表 6–2–11。

表 6-2-11　7 例先天性足外翻患者资料统计

统计项目	例数	统计项目	例数
性别		时间	
男	6	2011—2020 年	0
女	1	2001—2010 年	2
年龄段		1991—2000 年	5
0~14 岁	6	1990 年及更早	0
14 岁以上	1	患肢侧别	
		左侧	2
		右侧	4
		双侧	1

注：以上病例所在区域包括河北、陕西、黑龙江、北京、湖北、山东。

十二、先天性股骨近段轴向缺如

6 例先天性股骨近段轴向缺如患者资料见表 6–2–12。

表 6-2-12　6 例先天性股骨近段轴向缺如患者资料统计

统计项目	例数	统计项目	例数
性别		时间	
男	6	2011—2020 年	6
女	0	2001—2010 年	0
年龄段		1991—2000 年	0
0~14 岁	5	1990 年及更早	0
14 岁以上	1	患肢侧别	
		左侧	1
		右侧	5
		双侧	0

注：以上病例所在区域包括陕西、广东。

十三、巨肢症

6 例巨肢症患者资料见表 6–2–13。

表 6-2-13　6 例巨肢症患者资料统计

统计项目	例数	统计项目	例数
性别		时间	
男	1	2011—2020 年	1
女	5	2001—2010 年	4
年龄段		1991—2000 年	1
0~14 岁	0	1990 年及更早	0
14 岁以上	6	患肢侧别	
		左侧	3
		右侧	3
		双侧	0

注：以上病例所在区域包括河北、北京。

十四、先天性胫骨弯曲

6 例先天性胫骨弯曲患者资料见表 6-2-14。

表 6-2-14　6 例先天性胫骨弯曲患者资料统计

统计项目	例数	统计项目	例数
性别		时间	
男	3	2011—2020 年	4
女	3	2001—2010 年	1
年龄段		1991—2000 年	0
0~14 岁	5	1990 年及更早	1
14 岁以上	1	患肢侧别	
		左侧	2
		右侧	4
		双侧	0

注：以上病例所在区域包括山东、山西、河南、河北、福建。

十五、先天性多趾畸形

5 例先天性多趾畸形患者资料见表 6-2-15。

表 6-2-15　5 例先天性多趾畸形患者资料统计

统计项目	例数	统计项目	例数
性别		时间	
男	0	2011—2020 年	0
女	5	2001—2010 年	3
年龄段		1991—2000 年	0
0~14 岁	3	1990 年及更早	2
14 岁以上	2	患肢侧别	
		左侧	1
		右侧	2
		双侧	2

注：以上病例所在区域包括福建、河北、北京、黑龙江。

第三节　罕见先天性肢体畸形

秦泗河矫形外科数据库中，手术治疗 5 例以下罕见先天性肢体畸形共 44 个病种，其中涵盖国家公布的罕见病骨科问题导致肢体畸形病种。由于秦泗河对这些疾病的术前检查评价、畸形矫正原则、手术方法与术后随访疗效评定，与其他肢体畸形大多相同，这 44 个病种仅统计患者性别、年龄、手术时间与地域（表 6–3–1），有些畸形的病种命名有待考察，本文暂不做改动。

表 6-3-1　手术治疗 5 例以下罕见先天性肢体畸形 44 个病种患者的资料统计

病名	性别	年龄 / 岁	手术时间 / 年	地域	手术侧别
巨趾症（4 例）	男	26	2011	河北	右侧
	男	24	2010	黑龙江	左侧
	女	5	2015	新疆	右侧
	女	15	1998	山东	左侧
先天性尺骨发育不良（4 例）	女	9	2009	辽宁	左侧
	男	27	2015	河南	左侧
	男	28	2016	河南	左侧
	男	14	1998	湖北	左侧
先天性股骨假关节（4 例）	女	4	2001	山东	左侧
	男	7	2001	湖北	左侧
	男	7	2009	山东	右侧
	男	16	2009	湖北	右侧
马德隆畸形（3 例）	女	13	1987	山西	右侧
	女	16	2017	四川	左侧
	女	16	1988	江西	左侧
马方综合征（3 例）	女	29	2018	湖北	双侧
	女	30	2019	湖北	双侧
	男	20	2020	江西	双侧
先天性跗舟骨（3 例）	女	11	1997	河北	双侧
	女	11	1997	河北	双侧
	男	17	1989	福建	双侧
先天性拇指内收（3 例）	男	11	1988	河南	双侧
	男	13	2013	江苏	双侧
	男	3	1985	山东	双侧

续表

病名	性别	年龄 / 岁	手术时间 / 年	地域	手术侧别
先天性前足缺如（3 例）	男	6	2015	河北	右侧
	女	10	2019	河北	左侧
	男	29	2020	河南	双侧
先天性屈指畸形（3 例）	男	19	2003	山东	右侧
	男	18	1990	黑龙江	左侧
	男	19	1990	黑龙江	左侧
先天性桡骨头脱位（3 例）	男	24	1990	湖南	右侧
	男	14	2014	广西	右侧
	男	15	2015	广西	右侧
先天性翼蹼肘关节（3 例）	男	8	2006	四川	双侧
	男	9	2007	河南	双侧
	男	13	2019	河南	双侧
先天性尺侧纵列缺如（2 例）	男	19	2020	湖北	右侧
	男	19	2020	湖北	右侧
先天性多指畸形（2 例）	女	11	2020	湖北	左侧
	男	4	1990	黑龙江	双侧
先天性寄生胎并肢畸形（2 例）	女	44	2020	江西	左侧
	女	44	2020	江西	左侧
先天性肩胛骨高位症（2 例）	女	4	1999	黑龙江	右侧
	男	3	2020	江西	右侧
先天性距骨发育不良（2 例）	男	31	1990	山东	左侧
	男	9	2019	山东	右侧
先天性屈腕畸形（2 例）	男	6	2005	河南	右侧
	男	6	2005	河南	右侧
先天性缺趾畸形（2 例）	男	15	2013	山东	右侧
	男	13	1995	河南	右侧
先天性桡侧纵列缺如（2 例）	男	1	2020	河北	左侧
	男	1	2020	河北	左侧
先天性握拳畸形（2 例）	男	17	2002	山西	双侧
	男	15	2000	山东	双侧
巨人症（1 例）	女	40	2016	湖南	双侧
半侧肢体发育不良（1 例）	女	11	2013	吉林	左侧
唐氏综合征（1 例）	男	12	2012	北京	右侧
先天性并趾畸形（1 例）	男	6	2008	河北	左侧

续表

病名	性别	年龄 / 岁	手术时间 / 年	地域	手术侧别
先天性尺桡骨交叉畸形（1 例）	女	4	1986	广东	左侧
先天性腓骨发育不全（1 例）	男	5	2020	湖北	右侧
先天性高弓足（1 例）	男	24	2019	山东	左侧
先天性股骨头缺如（1 例）	男	7	2001	北京	双侧
先天性距骨外脱位（1 例）	男	20	1990	黑龙江	双侧
先天性裂手畸形（1 例）	女	20	2010	四川	右侧
先天性拇指缺如（1 例）	男	25	1995	黑龙江	右侧
先天性拇趾肥大症（1 例）	女	12	1988	黑龙江	左侧
先天性前足内收（1 例）	男	7	1998	山西	双侧
先天性屈膝畸形（1 例）	男	14	2019	江苏	左侧
先天性屈肘肌缺如（1 例）	男	8	2019	山东	双侧
先天性上肢短缩（1 例）	男	24	2011	江西	左侧
先天性外展性髋挛缩症（1 例）	女	19	2005	江西	左侧
先天性下肢肥大症（1 例）	女	10	2019	辽宁	左侧
先天性小腿轴向缺损（1 例）	男	6	2013	江苏	右侧
先天性爪形趾（1 例）	女	37	2008	河北	左侧
先天性跖骨内收畸形（1 例）	男	13	1991	山东	右侧
先天性肘关节融合（1 例）	男	6	2020	江苏	右侧
先天性足趾缺如（1 例）	男	12	2019	江西	右侧
遗传性软骨发育不良（1 例）	女	29	2017	安徽	双侧

注：病因不清、病名未确定的先天性肢体畸形 75 例。

第四节　血管瘤下肢畸形手术 67 例统计分析

不同类别的血管瘤一旦发生下肢畸形与功能障碍，由于是跨学科疾病，经典手术矫正畸形有一定风险，现有的骨科之亚学科，不包含对此类畸形收治范围，致使血管瘤下肢畸形发展至严重程度仍未得到有效外科治疗。截至 2023 年 12 月 31 日，秦泗河矫形外科手术矫正血管瘤下肢畸形 67 例，统计情况见表 6–4–1~ 表 6–4–4。

一、患者性别比例

67 例患者性别统计见表 6–4–1。

表 6-4-1　67 例患者性别统计

性别	手术例数	所占比例 /%
男性	31	46.27
女性	36	53.73

二、手术时年龄

67 例患者手术时年龄统计见表 6–4–2。

表 6-4-2　67 例患者手术时年龄情况

年龄段 *	手术例数	所占比例 /%
1~5 岁	1	1.45
6~10 岁	6	8.70
11~15 岁	21	30.43
16~20 岁	14	20.29
21~25 岁	16	23.19
26~30 岁	7	10.14
30~40 岁	3	4.35
40 岁以上	1	1.45

* 最大年龄为 48 岁；最小年龄为 5 岁；平均年龄为 18.9 岁。

三、秦泗河使用的下肢矫形手术方法

67 例患者使用的手术方法统计见表 6–4–3。

表 6-4-3　67 例患者使用的下肢矫形手术方法统计

术式类别	术式名称	手术例数	使用频率 /%
软组织松解	胫后肌延长	13	9.09
	跟腱延长	27	18.88
	屈膝松解	7	4.90
	屈髋松解	1	0.70
	腘绳肌延长	1	0.70
	跖腱膜切断	9	6.29
	髂胫束延长	2	1.40
	腓肠肌腱膜延长	1	0.70

续表

术式类别	术式名称	手术例数	使用频率 /%
软组织松解	股二头肌延长	2	1.40
	屈趾屈拇延长	1	0.70
	半腱半膜肌延长	2	1.40
动力平衡	胫后肌外置	2	1.40
	肌腱移位代跟腱	1	0.70
截骨矫形	二关节融合	6	4.20
	胫骨截骨	4	2.80
	髁上截骨	1	0.70
	距骨周围截骨	2	1.40
	三关节融合	3	2.10
	跖骨基底截骨	1	0.70
	跗骨截骨	1	0.70
	跟骨截骨	1	0.70
Ilizarov 牵伸术	髋关节牵伸术	1	0.70
	屈膝畸形牵伸术	31	21.68
	足踝关节牵伸	19	13.29
	腕关节牵伸	1	0.70
其他	腓总神经松解	2	1.40
	股四头肌成形	1	0.70

四、外固定器使用类型与数量

表 6-4-4　67 例患者外固定器使用情况统计

外固定器类别	使用例数	使用频率 /%
Ilizarov 外固定器	53	79.10
组合式外固定器	4	5.97
未使用	10	14.93

在 67 例患者中有 53 例应用了以 Ilizarov 为代表的外固定器，证明血管瘤继发畸形较重患者，应用有限的矫形手术结合伊氏牵伸技术，缓慢矫正畸形重建下肢形态与功能，避免了做复杂手术之风险，且能保障疗效。

第七章

秦泗河矫形外科骨科罕见病肢体畸形手术病种统计

第一节　骨科罕见病肢体畸形手术矫治概述

我国对罕见病（rare disease）的定义为新生儿发病率 <1/ 万，患病率 <1/ 万，患病人数少于 14 万的疾病。其种类繁多（>7000 种），同时还具有病情严重、误诊率高、诊断困难和可治性低等特点。大部分罕见病属于遗传性疾病（>80%），其中一半以上在出生时或儿童期发病。不同的国家 / 地区所划定"罕见病"的范围因国情而异，"罕见病"的定义并非只为解决医学问题，更是为应对威胁人类健康的公共卫生问题。许多罕见病患者从一出生就面临疾病的折磨和终身治疗，在就业、婚姻、受教育方面也常常受到歧视或者不平等对待。美国的一项调查发现，无论生理还是心理上罕见病患者的生活质量都明显降低。

中国约有 2000 万名罕见病患者，每年新增超 20 万。近年来，我国已颁布多项政策推动罕见病诊疗。2010 年，中华医学会医学遗传学分会公布的"患病率小于 1/50 万或新生儿发病率小于 1/ 万"是中国首个较权威的罕见病定义。2018 年，国家卫生健康委员会等五部门发布《第一批罕见病目录》，包括了 121 种罕见病，标志着我国在罕见病保障领域迈出了里程碑式的一步。2021 年 3 月 1 日正式实施的新医保目录中共有 24 个罕见病包含在此次药品目录中，涉及 55 种药品，其中甲类 15 种，乙类 40 种。2023 年，国家卫生健康委员会印发《关于公布第二批罕见病目录的通知》，新纳入罕见病 86 种。我国进一步加大对罕见病的关注力度，出台的一系列和罕见病相关的政策，主要有加速审评审批、减免临床试验申请、加长市场独占期和税费优惠四个方向。

罕见病患者作为一个处于医疗卫生保障体制中处境更为不利的特殊的群体，面临着来自身体、精神、经济、社会等各方面的问题，解决罕见病患者的困境需要跨学科的方法。

罕见病的诊断比较困难，既往患者平均需要花费 5.3 年的时间获得诊断，而且多数患者平均需经历 4.5 家医院、辗转 4 个科室才能够被确诊，64.2% 曾被误诊，即便诊断明确也需频繁就医，绝大多数受访者表示每年需多次去医院看病，65.3% 的患者在过去 12 个月里曾经去医疗机构接受治疗。缺乏有效治疗是罕见病患者面临的最大困难，能治疗罕见病的医生比罕见病患者更为罕见，对于罕见病所导致的骨科问题，更多的是肢体畸形与运动功能障碍，重度者成为肢体残疾的一个类型，秦泗河矫形外科已手术治疗罕见病导致的肢体畸形残疾近 1000 例次，积累了丰富临床经验，有关不同病种及其手术数量统计分析见本书第六章、第七章。

以国家发布的第一批和第二批罕见病目录为基础，在秦泗河矫形外科手术病例数据库中检索发现，先天性脊柱侧凸、血友病、肝豆状核变性、遗传性痉挛性截瘫、马方综合征、黏多糖贮积症、成骨不全、进行性肌营养不良、脊髓性肌萎缩症赫然在列。其中秦泗河团队手术治疗腓骨肌萎缩症335例次，软骨发育不全94例次，低磷性佝偻病183例次，是目前中国文献报告中关于这3个病种最大的手术病例数据样本。

第六章“先天性肢体畸形统计数据”记录了秦泗河矫形外科手术治疗60多个畸形类别。这些先天罕见肢体畸形、遗传性罕见病继发的不同类型肢体畸形残疾，遵循秦泗河提出的骨科自然重建理念，“一路、两线、三平衡”的下肢重建原则，即矫正畸形、平衡肌力、稳定关节、等长肢体，恢复下肢的持重力线（机械轴），不需要应用昂贵的高科技检查及手术器械，应用小切口筋膜松解、肌腱延长、肌腱移位，截骨矫形及短缩延长术，再结合外固定（Ilizarov技术）及矫形器（支具），患者即能获得满意的肢体畸形矫正与功能改善，生活质量明显提高，某些患者甚至能达到经典医学难以置信的奇特疗效。秦泗河矫形外科事实上成为全国罕见病导致的肢体畸形残疾外科重建中心。

本书第六章、第七章介绍的少见、罕见病所致的肢体畸形病种，由秦泗河矫形外科统计的手术病例数据，远超出了国家公布的罕见病骨科问题的病种，证明患者就医需求的压力大，可以激励医生以问题为导向不断地探索、实践与总结，这也是推动医学发展的第一动力。

第二节　低磷性佝偻病下肢畸形手术矫正183例统计

1988—2023年，秦泗河矫形外科团队对183例低磷性佝偻病下肢畸形患者进行手术矫正，具体统计数据见表7–2–1~表7–2–8。

表7-2-1　183例患者性别情况统计

性别	例数
男性	62
女性	121

注：男女比例为0.51∶1。

表7-2-2　183例患者民族分布统计

民族	例数	民族	例数
汉族	176	水族	1
满族	3	朝鲜族	1
苗族	2		

表 7-2-3　183 例患者区域分布统计

省份	例数	省份	例数
河南省	21	辽宁省	7
山东省	19	陕西省	5
安徽省	19	湖南省	4
河北省	13	内蒙古自治区	3
黑龙江省	11	贵州省	3
江西省	10	广西壮族自治区	3
四川省	10	广东省	2
福建省	9	吉林省	2
甘肃省	8	云南省	2
重庆市	7	天津市	1
湖北省	7	北京市	1
山西省	7	新疆维吾尔自治区	1
江苏省	7	未知	1

表 7-2-4　183 例患者手术年份统计情况

年份	手术例数	年份	手术例数
1988 年	3	2011 年	1
1989 年	2	2012 年	4
1990 年	1	2013 年	3
1992 年	2	2014 年	6
1993 年	3	2015 年	12
1994 年	2	2016 年	9
1996 年	3	2017 年	14
1997 年	2	2018 年	7
1998 年	1	2019 年	13
2001 年	1	2020 年	8
2003 年	2	2021 年	14
2008 年	2	2022 年	28
2009 年	4	2023 年	36

表 7-2-5　183 例患者手术时年龄统计

年龄段*	例数	年龄段*	例数
0~7 岁	11	26~35 岁	50
8~14 岁	36	36~50 岁	21
15~25 岁	63	50 岁以上	2

* 最大年龄为 60 岁；最小年龄为 4 岁；平均年龄为 23.2 岁。

表 7-2-6　183 例患者中秦泗河使用频次前 10 的手术方式

手术方式	使用频次	手术方式	使用频次
胫腓骨双段截骨矫形术	154	腓骨长肌代胫前肌术	5
股骨髁上截骨矫形术	108	腓骨颈水平腓总神经松解术	4
单段截骨 Ilizarov 技术	57	股内收肌松解术	3
胫骨结节下截骨术	18	屈膝松解术	3
手术结合组合式外固定	7	髂胫束松解术	3
截骨矫形髓内钉内固定术	6	胫腓骨上段截骨延长术	2

表 7-2-7　183 例患者手术固定方式统计

固定方式	使用次数
Ilizarov 外固定	115
组合式外固定	83
内固定	70

注：部分患者截骨矫形后外固定与内固定结合应用，因此固定方式大于手术例数。

表 7-2-7　183 例患者手术侧别

侧别	例数
左侧	46
右侧	37
双侧	100

遗传性低磷性佝偻病一般是双下肢畸形，但是不同侧别下肢畸形程度差别很大，部分患者先实施较重的一侧下肢矫形术，痊愈后再对另一条腿进行手术治疗。凡是 2022—2023 年手术患者，大多尚未完成手术矫形计划。

第三节　软骨发育不全类肢体畸形手术 94 例统计

选取 1987—2023 年 12 月 94 例软骨发育不全类肢体畸形手术患者，病例涵盖软骨发育不全、假性软骨发育不全、干骺端发育不良。具体统计数据见表 7-3-1~ 表 7-3-8。

表 7-3-1　94 例患者的性别统计

性别	例数
男	35
女	59

注：男女比例为 0.59∶1。

表 7-3-2　94 例患者的民族情况

民族	例数	民族	例数
汉族	90	仡佬族	1
苗族	1	满族	1
独龙族	1		

表 7-3-3　94 例患者所在地区分布

省份	例数	省份	例数
山东省	11	湖南省	3
河北省	10	浙江省	3
安徽省	9	贵州省	3
河南省	9	北京市	3
湖北省	8	江苏省	2
四川省	6	内蒙古自治区	2
陕西省	5	广东省	2
山西省	4	云南省	1
辽宁省	4	上海市	1
黑龙江省	4	广西壮族自治区	1
江西省	3		

表 7-3-4　94 例患者手术年份与数量统计

年份	手术例数	年份	手术例数
1987 年	2	2017 年	3
1989 年	1	2018 年	2
1997 年	1	2019 年	3
2009 年	2	2020 年	3
2010 年	6	2021 年	12
2014 年	3	2022 年	22
2016 年	2	2023 年	32

表 7-3-5　94 例患者手术时年龄统计

年龄段*	例数	年龄段*	例数
0~7 岁	29	26~35 岁	6
8~14 岁	36	36~50 岁	3
15~25 岁	20		

* 最大年龄为 43 岁；最小年龄为 3 岁；平均年龄为 13.23 岁。

表 7-3-6　94 例患者中秦泗河应用的主要手术方式

手术方式	使用频次	手术方式	使用频次
双胫腓骨截骨矫形延长术	43	踝上截骨矫形术	6
股骨髁上截骨矫形术	14	截骨矫形结合组合式外固定	2
胫腓骨上段截骨延长术	14	股骨大转子下截骨矫形术	2
腓骨颈水平腓总神经松解术	3		

表 7-3-7　94 例患者所使用的固定方式统计

固定方式	使用次数
Ilizarov 外固定	61
组合式外固定	29
内固定	7

注：部分患者术后应用石膏固定。

表 7-3-8　94 例患者患病侧别统计

侧别	例数
左侧	16
右侧	18
双侧	60

注：某些重度下肢畸形先实施一侧下肢矫形手术，由于本组病例于 2023 年手术者共 32 例，对侧肢体尚未手术，因此出现侧别数与总数不符的现象。

第四节　骨与软组织肿瘤致肢体畸形手术 154 例统计

选取 1987—2022 年 154 例骨与软组织肿瘤致肢体畸形手术患者，对其相关数据进行统计，具体见表 7–4–1~ 表 7–4–8。

表 7-4-1　154 例患者所患肿瘤种类统计

病种	手术例数	病种	手术例数
骨干续连症	32	非骨化纤维瘤	1
骨纤维异样增殖症	27	骨化性纤维瘤	1
内生软骨瘤	25	脊髓胶质瘤	1
家族性神经纤维瘤病	17	脊髓血管瘤	1
硬纤维瘤病	11	颅内生殖细胞肿瘤	1
骨肉瘤	6	骨巨细胞瘤	1
脊髓肿瘤致神经损伤	4	颈椎骨髓瘤	1
颅咽管瘤	4	韧带样纤维瘤	1
淋巴管瘤	4	神经节细胞瘤	1
椎管内脊膜瘤后遗症	3	腰大肌纤维瘤	1
脊髓纤维瘤	3	侵袭性纤维瘤	1
股动脉周围纤维瘤	2	脑血管瘤	1
淋巴血管瘤	2	其他骨肿瘤	1
恶性周围神经鞘瘤	1		

表 7-4-2　154 例患者手术部位统计

手术部位	手术例数	所占比例 /%
上肢矫形与功能重建	15	9.74
下肢矫形与功能重建	139	90.26

表 7-4-3　154 例患者性别比例

性别	手术例数	所占比例 /%
男性	87	56.49
女性	67	43.51

表 7-4-4　154 例患者患病年龄段统计

年龄段*	手术例数	所占比例 /%
1~10 岁	21	13.64
11~15 岁	41	26.62
16~20 岁	37	24.03
21~30 岁	35	22.73
31~40 岁	13	8.44
40 岁以上	7	4.55

* 最大年龄为 65 岁；最小年龄为 4 岁；平均年龄为 19.68 岁。

表 7-4-5　154 例患者区域分布

区域	手术例数	区域	手术例数	区域	手术例数
山东省	39	黑龙江省	4	湖南省	4
湖北省	11	广西壮族自治区	4	贵州省	4
河南省	10	浙江省	3	福建省	3
山西省	6	新疆维吾尔自治区	3	云南省	2
河北省	10	四川省	3	青海省	2
广东省	9	陕西省	3	甘肃省	5
天津市	5	江西省	5	北京市	6
辽宁省	5	吉林省	5	宁夏回族自治区	3
内蒙古自治区	1	安徽省	8	江苏省	1

表 7-4-6　154 例患者入院时间统计

年份	手术例数	年份	手术例数
1987—1989 年	4	2010—2019 年	88
1990—1999 年	10	2020—2022 年	37
2000—2009 年	15		

表 7-4-7　154 例患者的畸形侧别统计

畸形侧别	手术例数	所占比例 /%
双侧	38	24.68
右侧	68	44.16
左侧	48	31.17

表 7-4-8　154 例患者外固定器使用情况

外固定器类型	使用例数
Ilizarov 外固定器	98
组合式外固定器	59

第五节　硬纤维瘤致下肢畸形手术矫正 11 例统计

选取 1990—2023 年 11 例硬纤维瘤致下肢畸形手术矫正患者，对其相关数据进行统计，具体见表 7–5–1~ 表 7–5–8。

表 7-5-1　11 例患者性别统计

患者性别	手术例数
男性	3
女性	8

表 7-5-2　11 例患者的年龄分布

年龄段*	手术例数
14 岁及以下	6
15~30 岁	4
30 岁以上	1

* 最大年龄为 50 岁；最小年龄为 6 岁；平均年龄为 18 岁。

表 7-5-3　11 例患者入院手术时间统计

入院接受治疗年份	手术例数	入院接受治疗年份	手术例数
1990—1999 年	1	2010—2019 年	3
2000—2009 年	0	2020—2022 年	7

表 7-5-4　11 例患者区域分布

患者所在区域	例数	患者所在区域	例数	患者所在区域	例数
河南省	2	山东省	2	湖南省	1
广东省	1	安徽省	1	云南省	1
宁夏回族自治区	1	贵州省	1	江西省	1

表 7-5-5　11 例患者的胎次统计

患者胎次	手术例数
第一胎	6
第二胎	5

表 7-5-6　11 例患者下肢畸形侧别统计

畸形侧别	手术例数
左侧	8
右侧	3

表 7-5-7　11 例患者畸形部位统计

畸形部位	手术例数
髋关节畸形	6
股骨和膝关节畸形	10
胫腓骨和足踝畸形	6

注：部分患者同时存在 2 个或多个部位畸形。

表 7-5-8　11 例患者的固定方式统计

固定方式	使用例数
环式外固定器	6
组合式外固定器	5
钢板内固定	3

注：部分患者同时使用 2 种固定方式。

第六节　手术治疗腓骨肌萎缩症 335 例统计分析

选取 1984—2023 年 335 例手术治疗腓骨肌萎缩症患者，对其相关数据进行统计，具体见表 7–6–1~表 7–6–7。

表 7-6-1　335 例患者性别统计

性别	例数
男性	219
女性	116

注：男女比例为 0.89∶1。

表 7-6-2　335 例患者民族情况统计

民族	例数	民族	例数
汉族	309	彝族	2
满族	10	维吾尔族	2
回族	4	藏族	1
达斡尔族	3	朝鲜族	1
鄂温克族	2	壮族	1

表 7-6-3　335 例患者所在地区分布

省份	人数	省份	人数
河南省	39	北京市	7
黑龙江省	35	重庆市	5
山东省	34	新疆维吾尔自治区	5
山西省	24	四川省	4
辽宁省	23	云南省	4
河北省	21	吉林省	3
湖北省	17	江西省	3
江苏省	15	青海省	3
湖南省	14	甘肃省	3
陕西省	13	宁夏回族自治区	2
天津市	12	广东省	2
福建省	12	贵州省	1
浙江省	11	广西壮族自治区	1
安徽省	11	未知	1

表 7-6-4　335 例患者手术年份统计

年份	手术例数	年份	手术例数
1984 年	1	2006 年	2
1988 年	1	2007 年	3
1989 年	2	2008 年	4
1990 年	1	2009 年	12
1991 年	2	2010 年	11
1992 年	2	2011 年	10
1993 年	3	2012 年	19
1994 年	5	2013 年	26
1996 年	1	2014 年	23
1997 年	2	2015 年	22
1998 年	4	2016 年	13
1999 年	3	2017 年	23
2000 年	2	2018 年	18
2001 年	2	2019 年	27
2002 年	5	2020 年	14
2003 年	2	2021 年	23
2004 年	4	2022 年	7
2005 年	2	2023 年	34

表 7-6-5　335 例患者手术时年龄统计

年龄段*	例数	年龄段*	例数
0~10 岁	34	41~50 岁	24
11~20 岁	126	51~60 岁	11
21~30 岁	99	61~70 岁	3
31~40 岁	38		

* 最大年龄为 65 岁；最小年龄为 3 岁；平均年龄为 23.71 岁。

表 7-6-6　335 例患者使用频次最多的前 9 种手术方式

手术方式	使用频次	手术方式	使用频次
跟距关节融合术	131	三关节融合术	48
跟腱延长术	109	胫后肌腱延长	85
跖腱膜松解术	96	胫前肌外置或 1/2 外置	71
复合手术结合 Ilizarov 技术	74	跟骨截骨矫形	16
第一跖骨基底截骨术	71	腓骨长肌增腓骨短肌	15

表 7-6-7　335 例患者手术的固定方式统计

固定方式	使用次数
Ilizarov 外固定	162
组合式外固定	133
内固定	19

第七节　格林 - 巴利综合征下肢畸形手术 86 例统计

选取 1986—2023 年 86 例格林 - 巴利综合征（guillain barre syndrome，GBS）下肢畸形手术患者，对其相关数据进行统计，具体见表 7-7-1~ 表 7-7-7。

表 7-7-1　86 例患者性别统计

性别	例数
男性	56
女性	30

注：男女比例为 1.87∶1。

表 7-7-2　86 例患者民族情况统计

民族	例数
汉族	83
满族	2
回族	1

表 7-7-3　86 例患者地区分布情况

省份	例数	省份	例数
河南省	12	江苏省	3
黑龙江省	12	青海省	3
山东省	8	辽宁省	2
河北省	7	陕西省	2
内蒙古自治区	7	四川省	2
甘肃省	6	北京市	1
湖北省	6	福建省	1
山西省	4	广西壮族自治区	1
安徽省	3	海南省	1
湖南省	3	江西省	1

表 7-7-4　86 例患者手术年份统计

年份	手术例数	年份	手术例数
1986 年	3	2006 年	2
1987 年	2	2007 年	1
1988 年	5	2008 年	2
1989 年	3	2009 年	1
1990 年	4	2010 年	6
1991 年	1	2011 年	1
1992 年	10	2012 年	1
1993 年	4	2013 年	3
1994 年	3	2014 年	3
1995 年	2	2015 年	2
1996 年	1	2016 年	3
1997 年	1	2017 年	7
1999 年	1	2018 年	2
2001 年	2	2019 年	1
2002 年	3	2021 年	2
2003 年	4		

表 7-7-5　86 例患者手术时年龄统计

年龄段*	例数	年龄段*	例数
0~7 岁	8	26~35 岁	15
8~14 岁	15	36~50 岁	8
15~25 岁	40		

* 最大年龄为 47 岁；最小年龄为 2 岁；平均年龄为 20.44 岁。

表 7-7-6　86 例患者使用频次最多的前 9 种手术方式

手术方式	使用频次	手术方式	使用频次
跟腱延长术	29	跖腱膜松解术	8
跟距关节融合术	26	腓骨长肌代胫前肌术	7
胫后肌腱延长术	13	胫骨前肌 1/2 外置	11
胫后肌、趾长屈肌移位代伸踝、伸拇、伸趾术	11	股骨髁上截骨矫形术	5
三关节融合术	11		

表 7-7-7　86 例患者术后固定方式统计

固定方式	使用次数
Ilizarov 外固定	10
组合式外固定	20
内固定	5

注：凡是未用外固定或内固定者，手术后采用石膏固定。

第八节　手足口病下肢畸形手术 17 例统计

选取 2013—2023 年 17 例手足口病下肢畸形手术患者，对其相关数据进行统计，具体见表 7-8-1~表 7-8-6。

表 7-8-1　17 例患者性别统计

性别	例数
男性	11
女性	6

注：男女比例为 1.83∶1。

表 7-8-2　17 例患者所在地区分布

省份	例数	省份	例数
河北省	4	江苏省	1
河南省	4	江西省	1
广东省	2	山东省	1
安徽省	1	山西省	1
湖南省	1	陕西省	1

表 7-8-3　17 例患者手术年份统计

年份	手术例数	年份	手术例数
2013 年	1	2019 年	2
2014 年	1	2020 年	1
2015 年	1	2021 年	2
2016 年	3	2022 年	3
2018 年	3		

表 7-8-4　17 例患者手术时年龄统计

年龄段*	例数
0~5 岁	4
6~10 岁	9
11~15 岁	4

* 最大年龄为 15 岁；最小年龄为 3 岁；平均年龄为 8.12 岁。

表 7-8-5　17 例患者手术方式统计

手术方式	使用频次	手术方式	使用频次
腓骨长短肌移位代跟腱术	4	跟骨截骨延长术	1
屈髋松解术	3	胫后肌延长术	1
股骨髁上截骨术	3	胫骨结节下截骨术	1
髂胫束松解术	2	胫后肌 1/2 后外置代腓骨短肌术	1
跟腱延长术	2	股骨大转子下截骨术	1
腓骨长肌代胫前肌术	2	屈膝松解术	1
腓骨颈水平腓总神经松解术	2	髋臼顶造盖术	1
复合手术结合 Ilizarov 技术	2	骨盆内移截骨术（Chiari）	1
腓骨短肌移位代胫前肌术	1	膝部骨骺刺激术	1
手术结合组合式外固定	1	股二头肌腱延长术	1
胫骨前肌 1/2 外置代拇长伸或趾长伸肌术	2		

表 7-8-6　17 例患者所用固定方式统计

固定方式	使用次数
Ilizarov 外固定	3
组合式外固定	12
内固定	1

第九节　血友病下肢畸形手术 11 例统计分析

血友病继发下肢畸形最常见的病变部位是膝踝关节，尤其是伴有关节破坏的膝关节重度屈曲、踝关节挛缩性足下垂畸形，应用 Ilizarov 技术牵伸矫正是最安全有效的方法。膝关节畸形矫正后再置换人工膝关节。所有手术治疗过程或进行有创操作，必须在合理应用凝血因子Ⅷ的控制下实施。手术病例统计截至 2023 年 12 月 31 日，共 11 例血友病下肢畸形手术患者，相关资料见表 7–9–1~ 表 7–9–5。

表 7-9-1　11 例患者性别比例

患者性别	手术例数	所占比例 /%
男性	11	100.00
女性	0	0.00

表 7-9-2　11 例患者手术时年龄统计

年龄段*	手术例数	所占比例 /%
1~5 岁	0	0.00
6~10 岁	0	0.00
11~15 岁	2	18.18
16~20 岁	1	9.09
21~25 岁	1	9.09
26~30 岁	3	27.27
30~40 岁	4	36.36

* 最大年龄为 33 岁；最小年龄为 11 岁；平均年龄为 24.8 岁。

表 7-9-3　11 例患者接受的手术方法统计统计

手术方法	使用例数	使用频率 /%
屈髋松解	1	3.57
屈膝松解	5	17.86
腓总神经松解	2	7.14
股骨髁上截骨	4	14.29
腓肠肌腱膜延长	1	3.57
跟腱延长	2	7.14
三关节截骨	1	3.57
胫后肌延长	1	3.57
腘绳肌延长	1	3.57
髂胫束松解	2	7.14
Ilizarov 牵伸术	8	28.57

表 7-9-4　11 例患者外固定器使用情况统计

外固定器类别	使用例数	使用频率 /%
Ilizarov 外固定器	8	72.73
组合式外固定器	2	18.18
钢板内固定	1	9.09

表 7-9-5　11 例患者手术侧别统计

侧别	例数	占比 /%
左侧	6	54.55
右侧	3	27.27
双侧	2	18.18

第八章

创伤后遗肢体畸形数据

第一节　创伤骨折手术 108 例统计分析

截至 2023 年 12 月，秦泗河矫形外科手术治疗创伤骨折患者 108 例，皆是较轻的下肢非开放性骨折类型，对于这些骨折患者的手术治疗，秦泗河矫形外科不遵照 AO 内固定治疗骨折的原则，而是用简单的外固定技术、骨折复位后短钢板固定或石膏固定方法治疗。108 例创伤骨折手术患者的资料统计见表 8-1-1~ 表 8-1-4。

表 8-1-1　108 例患者性别比例情况

性别	手术例数	所占比例 /%
男性	73	67.59
女性	35	32.41

注：男女比例为 2.08 : 1。

表 8-1-2　108 例患者手术时年龄统计

年龄段 *	手术例数	所占比例 /%
1~10 岁	10	9.26
11~20 岁	26	24.07
21~30 岁	31	28.70
31~40 岁	20	18.52
41~50 岁	13	12.04
51~60 岁	5	4.63
60 岁以上	3	2.78

* 最大年龄为 66 岁；最小年龄为 2 岁；平均年龄为 28.7 岁。

表 8-1-3　108 例患者手术年份统计

手术年份	手术例数	所占比例 /%
1980—1989 年	15	13.89
1990—1999 年	30	27.78
2000—2009 年	26	24.07
2010—2019 年	31	28.70
2020—2023 年	6	5.56

表 8-1-4　108 例患者骨折复位固定方法

外固定器类别	使用例数	使用频率 /%
Ilizarov 外固定器	37	34.26
组合式外固定器	21	19.44
钢板内固定	26	4.63
其他固定方式（石膏）	24	41.67

第二节　手术创伤后遗下肢畸形残缺 837 例统计

依据秦泗河矫形外科患者资料数据库记录，秦泗河自 1978 年 5 月 25 日实施第一例创伤后遗足踝畸形矫正手术起始，截至 2020 年 12 月 31 日，共计有 837 例创伤后遗下肢畸形矫正和功能重建手术，这个数据发表在《中国修复重建外科杂志》2020 年第 8 期。创伤后遗上肢畸形统计在上肢重建中。

统计方法：每个患者按每次住院手术为 1 个病例，如果 1 个患者在 1 次住院期间实施了 2 次或多次手术，仍然按 1 个病例统计。若 1 个患者曾经在不同时间 2 次或多次住院手术，即按 2 个或多个病例统计，结果见表 8-2-1~ 表 8-2-8。

表 8-2-1　837 例患者性别比例统计

性别	手术例数	所占比例 /%
男性	551	65.8
女性	286	34.2

表 8-2-2　837 例患者手术时年龄统计

年龄段*	手术例数	所占比例 /%
16 岁以下	172	20.61
16~30 岁	374	44.76

续表

年龄段*	手术例数	所占比例 /%
31~45 岁	185	22.03
46~60 岁	86	10.25
60 岁以上	20	2.36

* 最大年龄为 84 岁；最小年龄为 3 岁；平均年龄为 27.6 岁。

表 8-2-3　837 例患者手术年份统计

手术年份	手术例数	手术年份	手术例数
1978—1982 年	2	2003—2007 年	64
1983—1987 年	13	2008—2012 年	194
1988—1992 年	61	2013—2017 年	250
1993—1997 年	47	2018—2020 年	137
1998—2002 年	69		

表 8-2-4　837 例患者区域分布情况统计

区域	手术例数	区域	手术例数	区域	手术例数
北京市	46	山东省	93	广西壮族自治区	12
天津市	8	江苏省	21	贵州省	12
上海市	3	安徽省	34	云南省	5
重庆市	4	湖北省	55	四川省	20
黑龙江省	74	湖南省	35	陕西省	29
吉林省	10	江西省	27	甘肃省	28
辽宁省	20	浙江省	19	宁夏回族自治区	5
内蒙古自治区	26	福建省	17	青海省	11
河北省	67	广东省	9	新疆维吾尔自治区	12
山西省	27	台湾省	1	西藏自治区	3
河南省	103	海南省	1	香港特别行政区	0

表 8-2-5　837 例患者下肢畸形侧别统计

畸形侧别	手术例数	所占百分比 /%
左侧	394	47.07
右侧	376	44.92
双侧	67	8.00

表 8-2-6　837 例患者畸形部位 1048 个统计情况

畸形部位	例数	畸形部位	例数
髋关节	41	小腿	160
大腿	86	踝足趾	507
膝关节	254		

注：由于部分患者同时有 2 个部位的畸形，因此本组畸形部位统计 1048 个，多于 837 例。

表 8-2-7　837 例患者中手术结合骨外固定技术者 624 例

外固定器类型	手术例数	所占百分比 /%
组合式外固定器	157	18.75
Ilizarov 外固定器	467	55.79

本组有限手术结合应用 Ilizarov 技术者 467 例，占 837 例的 55.79%，这是秦泗河矫形外科能满意地矫正复杂僵硬性下肢畸形残缺的主要医法。

表 8-2-8　837 例患者接受的手术方式与类别

手术类型	手术例数	手术类型	手术例数
肌腱延长与软组织挛缩松解术	457	截骨延长术	66
肌腱转位动力平衡术	106	骨段滑移术	14
各种截骨矫形术	298	其他手术	56
关节融合术	207		

注：由于部分患者同期实施多个手术方式，本组 837 例患者共统计各类手术方式 1204 术次，如果将不同的肌腱延长术、肌肉肌腱移位术，不同部位的截骨方法与关节融合术等细化统计，其手术方式远超过 1204 术次。

第三节　手术治疗脑部创伤后遗肢体畸形 70 例统计

脑部重度创伤治愈后，或脑部手术并发症神经损伤，部分患者遗留不同程度肢体痉挛性瘫痪，并继发畸形与功能障碍，重度四肢畸形矫形手术结合骨外固定技术，轻度畸形手术结合石膏或支具固定，可以有效矫正畸形、部分消除痉挛从而改善肢体功能。截至 2023 年 12 月，秦泗河矫形外科手术治疗脑部创伤后遗肢体畸形 70 例，获得满意效果，因所应用的手术方法与脑性瘫痪肢体畸形没有差别，故仅对基本信息进行统计，见表 8-3-1~ 表 8-3-5。

表 8-3-1　70 例患者性别比例统计

性别	手术例数	所占比例 /%
男性	54	77.14
女性	16	22.86

表 8-3-2　70 例患者年龄段分布情况

年龄段*	手术例数	所占比例 /%
8 岁以下	4	5.71
8~14 岁	10	14.29
15~17 岁	10	14.29
18~30 苏	35	50.00
31~45 岁	9	12.86
45 岁以上	2	2.86

* 最大年龄为 49 岁；最小年龄为 6 岁；平均年龄为 20.36 岁。

表 8-3-3　70 例患者手术年份统计

手术年份	手术例数	年均手术例数
1986—1989 年	3	0.75
1990—1999 年	8	0.80
2000—2009 年	13	1.30
2010—2019 年	40	4.00
2020—2023 年	6	1.50

表 8-3-4　70 例患者专项检查情况

检查结果	手术例数	所占比例
智力异常	18	25.71%
语言异常	17	24.29%
斜视	6	8.57%
流涎	5	7.14%
癫痫	2	2.86%
大小便失控	2	2.86%
腱反射亢进	23	32.86%

续表

检查结果	手术例数	所占比例 /%
不随意运动	7	10.00
弹指试验 +	6	8.57
巴宾斯基征	31	44.29
髌踝阵挛	22	31.43
合并上肢畸形	37	52.86

表 8-3-5　70 例患者手术结合应用骨外固定器情况

外固定器类型	手术例数	所占比例 /%
Ilizarov 外固定器	27	38.57
组合式外固定器	26	37.14

第九章

神经源性肢体畸形残疾

第一节　神经源性肢体畸形 30 194 例宏观统计分析

秦泗河于 1978 年开始从事矫形外科事业，迄今已持续这项工作 45 年之久，累计实施肢体畸形矫正与功能重建手术 37 763 例，致畸病因超过 200 种。在这庞大的肢体畸形与功能障碍疾病谱中，以脊髓灰质炎后遗症和脑性瘫痪为代表的神经源性肢体障碍，是秦泗河矫形外科最重要的攻坚阵地。根据手术病例数据库显示，自 1979 年第 1 例脊髓灰质炎后遗症矫形手术登记在册开始，至 2019 年 12 月 31 日，共有 30 194 例手术（占全部手术总数的 84%），涵盖 39 种神经源性致畸、致残病因与病种。

基于数据库的这一检索结果，本文对秦泗河矫形外科神经源性肢体畸形手术病例的病种、性别、年龄、区域、畸形侧别、外固定使用情况和历年手术量做了简要的统计（表 9-1-1~ 表 9-1-7，图 9-1-1~ 图 9-1-7）。考虑到脊髓灰质炎和脑性瘫痪手术病例的数量占据极高的比例，部分统计项目特地将大病种（脊髓灰质炎 + 脑性瘫痪）和小病种（其他 37 种病因）分开统计分析。30 194 例神经源性肢体畸形大数据，在线发表于公共卫生 *BMC Public Health* 杂志。

表 9-1-1　39 个病种及手术病例数

序号	疾病名称	手术例数	序号	疾病名称	手术例数
1	脊髓灰质炎	23 757	11	产瘫	21
2	脑性瘫痪	4767	12	急性脊髓炎	20
3	脊柱裂 / 脊髓栓系	975	13	遗传性痉挛性截瘫	20
4	运动神经元病	250	14	流行性乙型脑炎	11
5	吉兰 - 巴雷综合征	84	15	手足口病	11
6	脑炎	74	16	脊肌萎缩症	9
7	脑外伤	64	17	脊髓损伤不完全性截瘫	7
8	脑膜炎	36	18	脑卒中	6
9	脊髓侧索硬化	33	19	肝豆状核变性	3
10	脑积水	22	20	横贯性脊髓炎	2

续表

序号	疾病名称	手术例数	序号	疾病名称	手术例数
21	脊髓源性痉挛性下肢畸形	2	31	脑海绵状变性	1
22	脑结核	2	32	脑脉管炎	1
23	胸脊髓压迫致下肢畸形	2	33	脑脉络膜炎	1
24	癫痫后遗症	1	34	脑血管畸形	1
25	恶性周围神经鞘瘤	1	35	脑血栓	1
26	感觉障碍性周围神经病	1	36	脑蛛网膜炎	1
27	脊髓蛛网膜炎	1	37	帕金森病	1
28	结核性脑膜炎	1	38	周围神经麻痹	1
29	颅内囊肿	1	39	蛛网膜下腔出血	1
30	颅内生殖细胞肿瘤	1			

注：接受秦泗河团队手术治疗的 39 个神经源性肢体畸形，其中 16 个病种手术例数均仅有 1 例，并非是这 16 个病种致畸、致残罕见，而是大部分医生及这类患者认为康复训练是这类疾病唯一治疗方法，不知晓正确的矫形手术能够给患者带来立竿见影的矫正畸形改善功能的效果，也能为后续康复创造基本条件。慕名来找秦泗河团队看诊接受手术治疗者，基本上是已就诊患者的介绍与推荐。

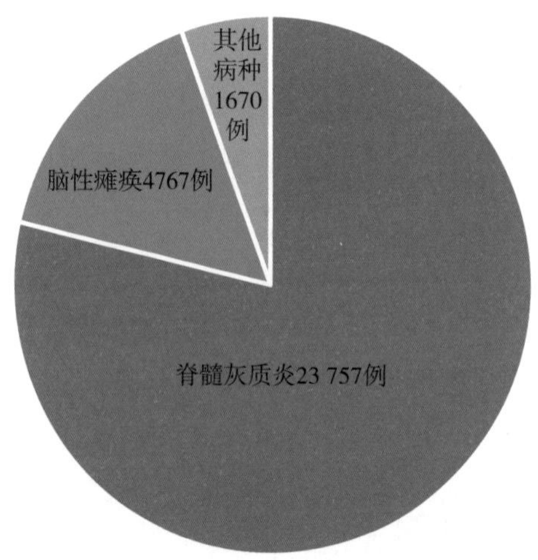

▲图 9-1-1　病种及手术病例数分布图

表 9-1-2　30 194 例患者性别统计

病种	性别	手术例数	所占比例 /%
大病种	男性	17 152	60.13
	女性	11 372	39.87
小病种	男性	876	52.46
	女性	794	47.54
合计	男性	18 028	59.71
	女性	12 166	40.29

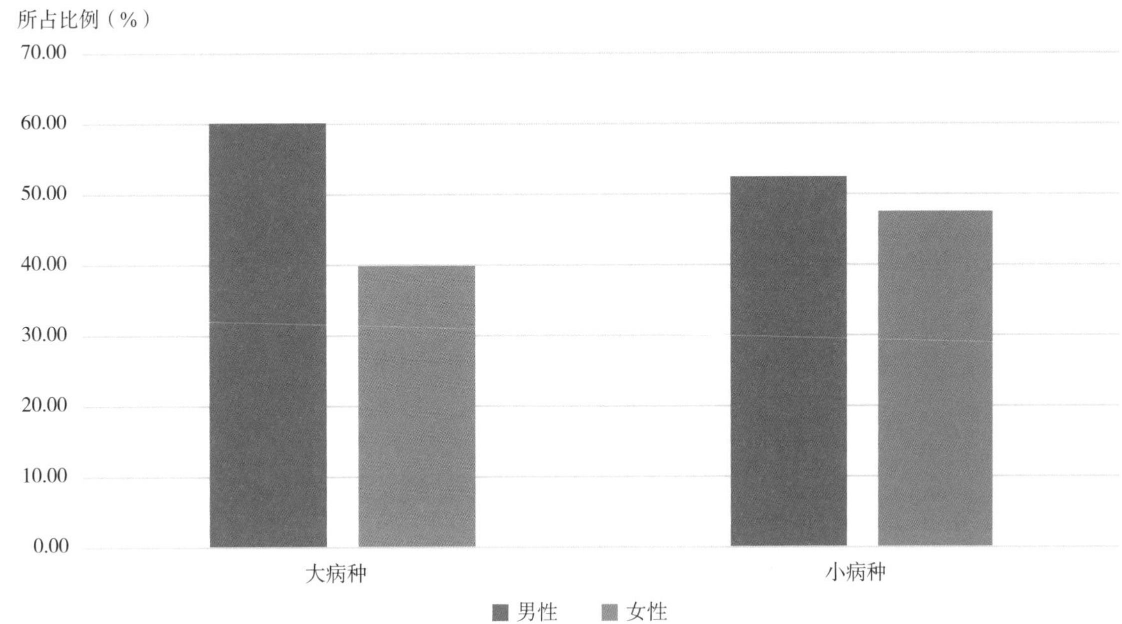

▲图 9-1-2　大小病种性别统计

表 9-1-3　30 194 例患者手术时年龄段与手术量统计

年龄段*	手术例数		合计 / 例	合计所占比例 /%
	大病种	小病种		
1~5 岁	1363	63	1426	4.72
6~10 岁	4310	244	4554	15.08
11~15 岁	4683	333	5016	16.61
16~20 岁	5780	362	6142	20.34
21~25 岁	5283	294	5577	18.47
26~30 岁	3409	178	3587	11.88
31~35 岁	1970	87	2057	6.81
36~40 岁	902	49	951	3.15
41~45 岁	343	33	376	1.25
46~50 岁	245	15	260	0.86
51~60 岁	209	8	217	0.72
61~70 岁	25	3	28	0.09
70 岁以上	2	1	3	0.01

* 最大年龄为 73 岁；最小年龄为 16 个月；平均年龄为 19.65 岁。

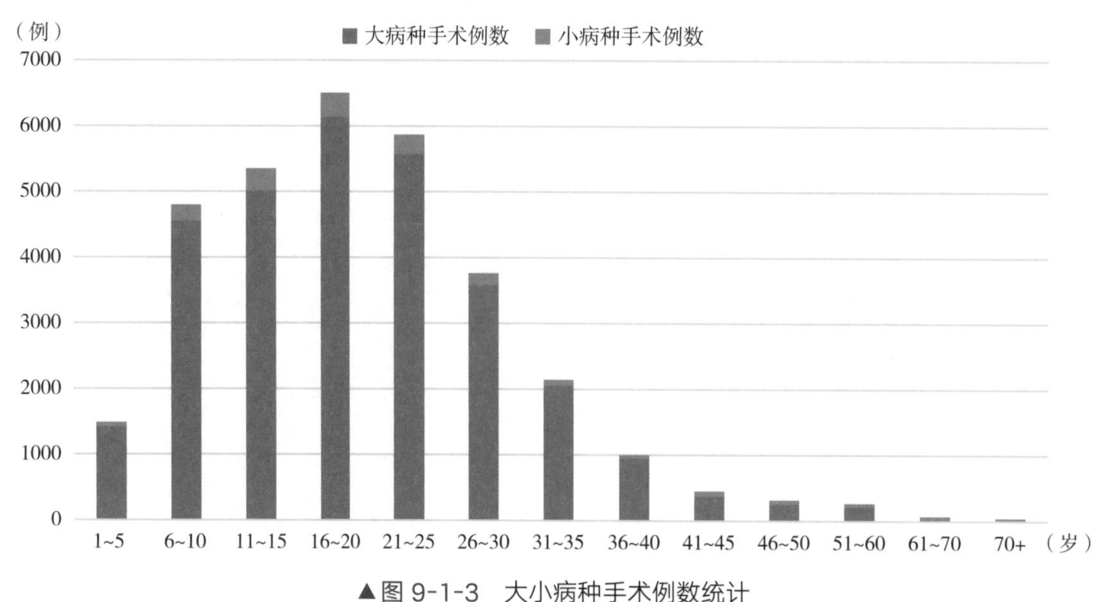

▲图 9-1-3 大小病种手术例数统计

表 9-1-4 30 194 例手术患者的来源区域

区域	手术例数		合计	合计所占比例 /%
	大病种	小病种		
北京市	1428	73	1501	4.97
天津市	108	20	128	0.42
上海市	68	6	74	0.25
重庆市	48	7	55	0.18
黑龙江省	6104	198	6302	20.87
吉林省	358	23	381	1.26
辽宁省	340	61	401	1.33
内蒙古自治区	374	39	413	1.37
河北省	1194	172	1366	4.52
山西省	530	96	626	2.07
河南省	3391	241	3632	12.03
山东省	2237	212	2449	8.11
江苏省	396	40	436	1.44
安徽省	979	59	1038	3.44
湖北省	2576	86	2662	8.82
湖南省	1272	49	1321	4.38
江西省	2480	40	2520	8.35
浙江省	451	21	472	1.56
福建省	592	23	615	2.04
广东省	466	19	485	1.61

续表

区域	手术例数		合计	合计所占比例 /%
	大病种	小病种		
台湾省	1	0	1	0.00
海南省	61	2	63	0.21
广西壮族自治区	71	5	76	0.25
贵州省	123	7	130	0.43
云南省	97	8	105	0.35
四川省	204	20	224	0.74
陕西省	1306	57	1363	4.51
甘肃省	878	44	922	3.05
宁夏回族自治区	57	11	68	0.23
青海省	49	11	60	0.20
新疆维吾尔自治区	253	15	268	0.89
西藏自治区	12	0	12	0.04
香港特别行政区	1	0	1	0.00
国外	19	5	24	0.08

注：30 194 例手术患者，包括来自中国大陆所有省（自治区、直辖市）及香港、台湾地区，还有境外慕名来北京找秦泗河手术治疗的下肢畸形残疾患者，证明在神经源性肢体畸形残疾矫形手术治疗理念、技术与疗效上，秦泗河发挥了出无可替代的临床系统能力与智慧。

表 9-1-5　30 194 例手术患者入院时间与手术数统计

年份	手术例数		合计	小病种占比 */%
	大病种	小病种		
1979 年	1	0	1	0.00
1980 年	14	0	14	0.00
1981 年	11	0	11	0.00
1982 年	36	0	36	0.00
1983 年	62	0	62	0.00
1984 年	141	2	143	1.40
1985 年	151	1	152	0.66
1986 年	1202	13	1215	1.07
1987 年	1497	20	1517	1.32
1988 年	1840	33	1873	1.76
1989 年	1668	29	1697	1.71
1990 年	1847	19	1866	1.02

续表

年份	手术例数		合计	小病种占比*/%
	大病种	小病种		
1991 年	1697	27	1724	1.57
1992 年	1502	38	1540	2.47
1993 年	1773	36	1809	1.99
1994 年	1989	61	2050	2.98
1995 年	1237	31	1268	2.44
1996 年	794	15	809	1.85
1997 年	991	26	1017	2.56
1998 年	803	22	825	2.67
1999 年	676	19	695	2.73
2000 年	413	11	424	2.59
2001 年	667	26	693	3.75
2002 年	609	35	644	5.43
2003 年	467	29	496	5.85
2004 年	177	12	189	6.35
2005 年	266	18	284	6.34
2006 年	320	20	340	5.88
2007 年	591	38	629	6.04
2008 年	503	43	546	7.88
2009 年	591	64	655	9.77
2010 年	600	79	679	11.63
2011 年	450	77	527	14.61
2012 年	413	83	496	16.73
2013 年	508	134	642	20.87
2014 年	367	103	470	21.91
2015 年	382	105	487	21.56
2016 年	307	97	404	24.01
2017 年	308	101	409	24.69
2018 年	319	98	417	23.50
2019 年	334	105	439	23.92

* 小病种占比计算方法是该年度小病种手术例数占神经源性肢体畸形手术总数的比例。

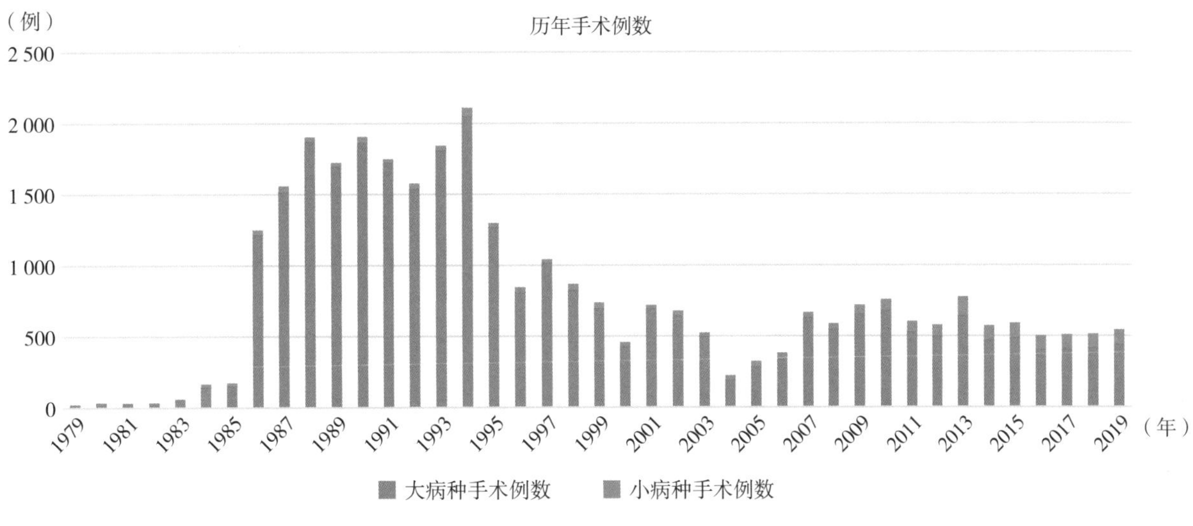

▲图 9-1-4　历年手术量统计图

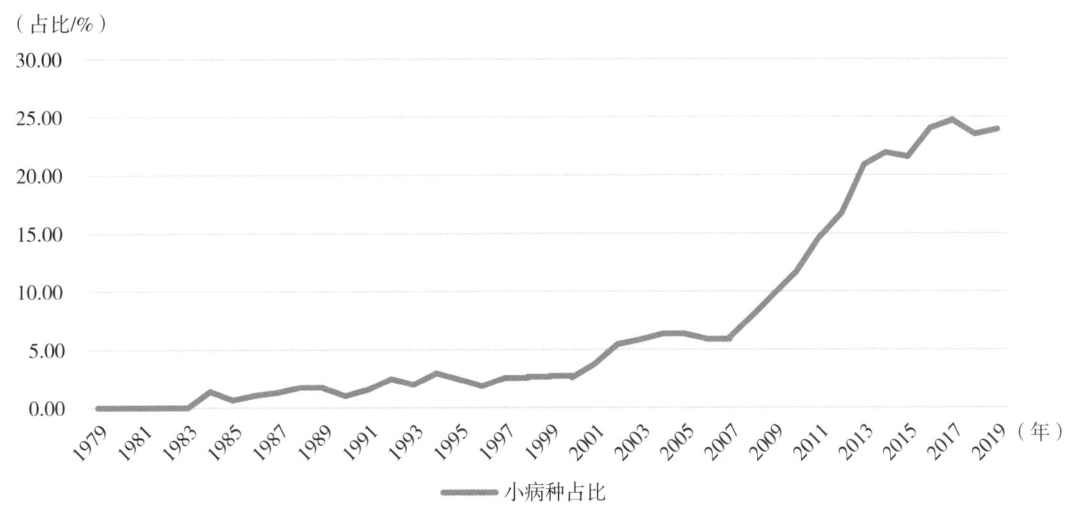

▲图 9-1-5　历年小病种数量占比

表 9-1-6　30 194 例患者中应用手术结合骨外固定的种类与数量

病种	手术例数及占比	Ilizarov 外固定	组合式外固定
大病种	手术例数	1638	3748
	所占比例（%）	5.42	12.41
小病种	手术例数	567	470
	所占比例（%）	1.88	1.56
合计	手术例数	2205	4218
	所占比例（%）	7.30	13.97

注：2000 年之前，对于少年儿童的下肢矫形手术，秦泗河多应用石膏固定术。

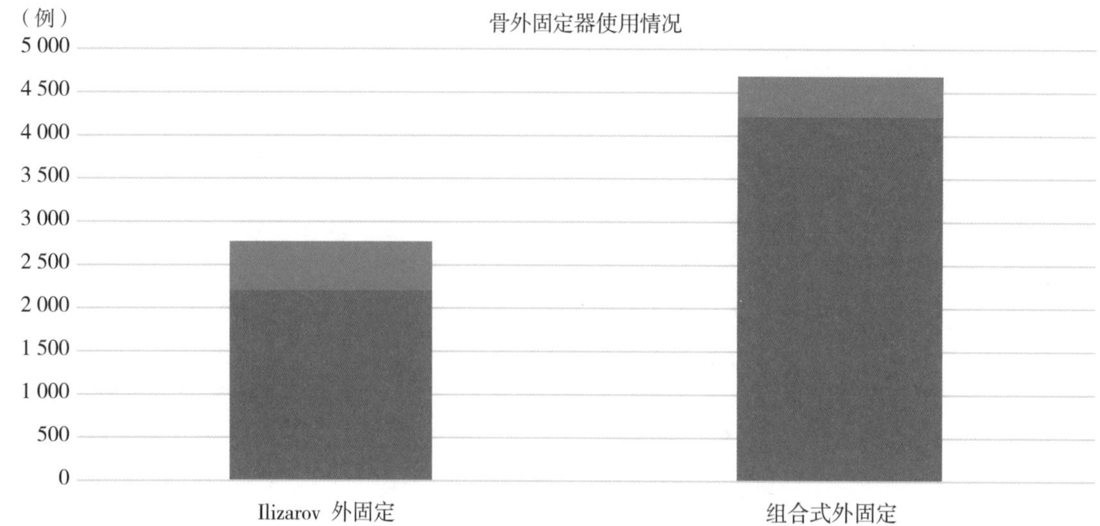

▲图 9-1-6　骨外固定使用数量统计图

表 9-1-7　30 194 例患者下肢畸形侧别统计

病种	手术例数及占比	左侧	右侧	双侧
大病种	手术例数	9194	10392	8938
	所占比例	32.23%	36.43%	31.34%
小病种	手术例数	335	359	976
	所占比例	20.06%	21.50%	58.44%
合计	手术例数	9529	10751	9914
	所占比例	31.56%	35.61%	32.83%

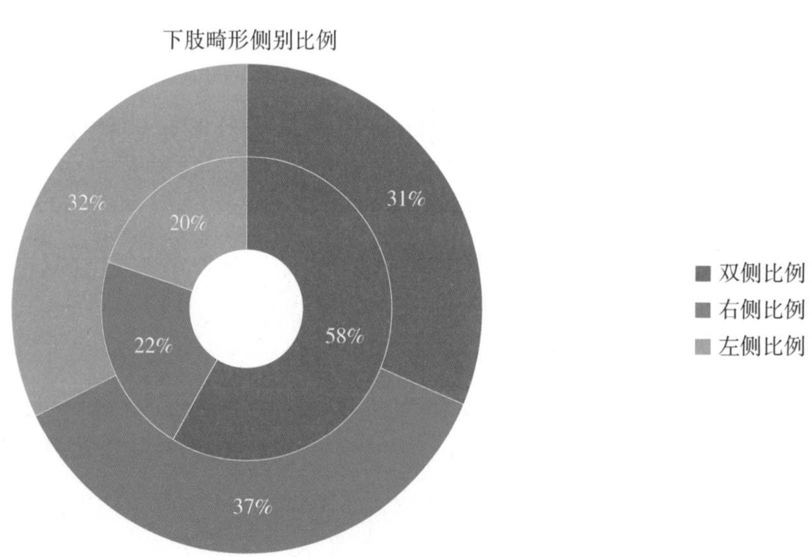

▲图 9-1-7　畸形侧别比例示意图（外环为大病种，内环为小病种）

第二节　脊髓灰质炎后遗症 24 430 例统计分析

本组数据显示，脊髓灰质炎后遗症（polimyelities sequelae）肢体畸形手术病例合计 24 430 例，下肢手术占比 99.63%，其中男性患者为多，占比近 60%。本组患者年龄最大为 71 岁，最小为 17 个月；20 世纪 80 年代中期至 21 世纪初，矫形外科大量接诊脊髓灰质炎后遗症患者，15 年合计手术治疗 17 270 例，占 70.69%。随着时间的推移，本组患者已步入中老年阶段，现年龄以 36~55 岁为主，表明脊髓灰质炎后远期综合征患者是明显上升趋势。有关秦泗河手术治疗 24 430 例脊髓灰质炎后遗症病例统计分析，已经编入 2020 年由秦泗河团队编著、施普林格出版集团出版的英文版专著 *Lower Limb Deformities: Deformity Correction and Function Reconstruction*（《下肢畸形矫正与功能重建》）。24 430 例患者的统计数据见表 9–2–1~ 表 9–2–7。

表 9-2-1　24 430 例患者手术部位统计

手术部位	手术例数	所占比例 /%
上肢	89	0.37
下肢	24 341	99.63

表 9-2-2　24 430 例患者性别比例情况

性别	手术例数	所占比例 /%
男性	14 179	58.04
女性	10 251	41.96

表 9-2-3　24 430 例患者手术时患者年龄统计

年龄段*	手术例数	所占比例 /%
1~5 岁	694	2.84
6~10 岁	3 006	12.30
11~15 岁	3 578	14.65
16~20 岁	4 923	20.15
21~25 岁	4 868	19.93
26~30 岁	3 217	13.17
31~35 岁	2 060	8.43
36~40 岁	951	3.89
41~45 岁	416	1.70
46~50 岁	306	1.25
51~55 岁	233	0.95

续表

年龄段*	手术例数	所占比例 /%
56~60 岁	122	0.50
61~65 岁	46	0.19
66~70 岁	8	0.03
70 岁以上	2	0.01

* 最大年龄为 71 岁；最小年龄为 17 个月；平均年龄为 21.5 岁。

表 9-2-4　24 430 例患者历年手术例数分布情况

年份	手术例数	占总手术量比例 /%
1985 年之前	200	0.82
1985—1989 年	5901	24.15
1990—1994 年	7759	31.76
1995—1999 年	3610	14.78
2000—2004 年	1791	7.33
2005—2009 年	1652	6.76
2010—2014 年	1681	6.88
2015—2017 年	1162	4.76
2020—2023 年	674	2.76

表 9-2-5　24 430 例患者年龄分布

年龄段*	手术例数	所占比例 /%
1~5 岁	0	0.00
6~10 岁	6	0.02
11~15 岁	38	0.16
16~20 岁	101	0.41
21~25 岁	213	0.87
26~30 岁	309	1.26
31~35 岁	3778	15.46
36~40 岁	2579	10.56
41~45 岁	2982	12.21
46~50 岁	3351	13.72
51~55 岁	4558	18.66
56~60 岁	3056	12.51

续表

年龄段*	手术例数	所占比例 /%
61~65 岁	2419	9.90
66~70 岁	852	3.49
70 岁以上	186	0.76

* 最大年龄为 98 岁；最小年龄为 5 岁；平均年龄为 47.7 岁。

表 9-2-6　秦泗河应用频次前 30 位的下肢矫形手术

序号	术式名称	实施次数	使用频率 /%
1	股骨髁上截骨	7159	29.30
2	跟距关节融合	5493	22.48
3	跟腱延长	5162	21.13
4	胫腓骨截骨矫形	3556	14.56
5	跖腱膜松解术	2571	10.52
6	腓骨长肌移位代跟腱	2569	10.52
7	屈髋畸形松解术	2380	9.74
8	腹外斜肌移位代臀中肌	2287	9.36
9	屈膝挛缩畸形松解	1655	6.77
10	三关节融合	1551	6.35
11	第一跖骨基底截骨术	1040	4.26
12	骶棘肌移位代臀肌	881	3.61
13	髂骨 - 耻骨双截骨延长术	861	3.52
14	髂胫束松解	925	3.79
15	腓骨长肌移位代胫骨前肌	746	3.05
16	胫骨后肌移位代跟腱	763	3.12
17	足跗骨二关节融合	680	2.78
18	秦泗河仰拇畸形矫正术（改良 Jones 术）	580	2.37
19	胫骨后肌外置代伸踝、伸趾肌	576	2.36
20	胫腓骨截骨延长术	554	2.27
21	踝关节融合	523	2.14
22	跟腱缩短术	519	2.12
23	胫骨前肌移位代跟腱	479	1.96
24	半腱肌移位代替股四头肌	434	1.78
25	胫后肌腱延长	527	2.16
26	拇趾趾间关节融合术	459	1.88
27	联合肌腱移位代伸踝、伸拇、伸趾肌	434	1.78

续表

序号	术式名称	实施次数	使用频率 /%
28	腓骨短肌移位代跟腱	366	1.50
29	腹外斜肌和（或）腹直肌移位代股直肌	299	1.22
30	胫前肌外置	289	1.18

注：以上统计的 30 个脊髓灰质炎后遗症下肢畸形矫正与功能重建手术中，应用最多的术式是股骨髁上截骨术（7159 次），最少的为胫前肌外置（289 次），其中 11 个手术方式在秦泗河 40 年矫形外科临床中，应用超过 1000 次，值得骨科同道探索、思考与求证。

表 9-2-7　手术结合骨外固定器使用情况

固定方式	例数
组合式外固定	3497
Ilizarov 环式外固定	1587
单臂外固定	36

第三节　手术治疗脑性瘫痪肢体畸形 5088 例统计分析

本组数据显示，脑性瘫痪手术病例大部分在 6~15 岁，合计 2520 例，占比为 49.53%，其中男性患者为多，占比为 67.47%。20 世纪 80—90 年代，矫形外科接诊脑瘫患者开始增多，90 年代猛增至 1049 例，脑性瘫痪患者占据的比例呈明显的上升趋势。患者大多表现为痉挛型，手术方式以肌腱延长为主。本组病例统计情况见表 9–3–1~ 表 9–3–9。

表 9-3-1　5088 例患者性别比例

性别	手术例数	所占百分比 /%
男性	3433	67.47
女性	1655	32.53

表 9-3-2　5088 例患者年龄分布

年龄段*	手术例数	所占百分比 /%
1~5 岁	689	13.54
6~10 岁	1343	26.40
11~15 岁	1177	23.13
16~20 岁	949	18.65
21~25 岁	487	9.57

续表

年龄段*	手术例数	所占百分比 /%
26~30 岁	259	5.09
31~35 岁	82	1.61
36~40 岁	61	1.20
41~45 岁	19	0.37
46~50 岁	10	0.20
51~55 岁	4	0.08
56~60 岁	5	0.10
60 岁以上	3	0.06

* 最大年龄为 63 岁；最小年龄为 20 个月；平均年龄为 13.68 岁。

表 9-3-3　5088 例患者历年手术例数统计

年份	手术例数	所占百分比 /%
1985 年之前	65	1.28
1985—1989 年	457	8.98
1990—1994 年	1049	20.62
1995—1999 年	891	17.51
2000—2004 年	542	10.65
2005—2009 年	619	12.17
2010—2014 年	657	12.91
2015—2019 年	491	9.65
2020—2023 年	317	6.23

表 9-3-4　5088 例患者脑瘫胎次统计

患者胎次	手术例数	所占百分比 /%
第 1 胎	2595	51.00
第 2 胎	1105	21.72
第 3 胎	348	6.84
第 4 胎	128	2.52
第 5 胎	55	1.08
第 6 胎	23	0.45
第 7 胎	10	0.20
第 8 胎	3	0.06
弃婴或领养	12	0.24

注：本组病历表格中，有 809 例患者没有记录胎次。

表 9-3-5　5088 例患者中秦泗河常用的手术方式

术式名称	1~14 岁患者手术例数 / 例	14 岁以上患者手术例数 / 例	合计 / 例	使用频率 /%
股内收肌松解	1069	725	1794	35.26
跟腱延长	1001	622	1623	31.90
股薄肌松解	657	492	1149	22.58
颈总动脉外膜交感神经网剥离	719	233	952	18.71
胫后肌腱延长	436	378	814	16.00
闭孔神经切断术	412	256	668	13.13
腘绳肌延长	237	347	584	11.48
跟距关节融合	190	433	623	12.24
跖腱膜松解术	101	144	245	4.82
腓肠肌腱膜延长术	185	64	249	4.89

表 9-3-6　5088 例患者中骨外固定器使用情况

年份	组合式外固定器 / 例	Ilizarov 外固定器 / 例
1980—1989 年	1	0
1990—1999 年	5	1
2000—2009 年	108	25
2010—2019 年	561	257
2020—2023 年	164	173

表 9-3-7　5088 例患者手术部位与类别

手术类别	手术例数	所占百分比
上肢畸形矫正与功能重建	190	3.73
下肢畸形矫正与功能重建	3877	76.20
颈动脉外膜神经网剥离术	952	18.71
选择性脊神经切断术	69	1.36

表 9-3-8　5088 例患者脑瘫类型统计

瘫痪类型	手术例数	瘫痪类型	手术例数
痉挛型	3156	截瘫或三肢瘫痉挛型	65
混合型	592	偏瘫型	370
颜面肌痉挛伴流口水	20	四肢瘫型	66
痉挛伴共济失调	12	类型不清（早期手术病例）	792
痉挛伴手足徐动	15		

注：“痉挛型”含双下肢痉挛型、偏瘫痉挛型、四肢痉挛型；“混合型”含截瘫混合型、偏瘫混合型、四肢混合型。

表 9-3-9　脑瘫上肢手术结合骨外固定 188 例统计

统计项目	例数	统计项目	例数
性别		**历年手术例数**	
男性	144	1984—1989 年	41
女性	44	1990—1999 年	73
年龄*		2000—2009 年	28
1~15 岁	56	2010—2019 年	39
15 岁以上	132	2020—2023 年	7
手术结合骨外固定器			
组合式外固定	30		
环式外固定	15		

* 最大年龄为 51 岁；最小年龄为 4 岁；平均年龄为 18.86 岁。

第四节　手术治疗脑性瘫痪成年期 1419 例统计分析

截至 2023 年，秦泗河矫形外科团队手术治疗了脑性瘫痪成年期患者 1419 例，其中 26 岁以上者达 437 例，这些患者几乎都经历了长达十几年以上的暂时性康复，这反而刺激四肢畸形发展到异常严重程度而尚未手术矫治，证明了中国各大医院骨科没有设立“脑性瘫痪功能重建外科”，致使无数患者认为不能手术而延误治疗，这个脑瘫成年期手术病例数字统计，希望给康复医学界及骨科学界以启示。1419 例患者的数据资料见表 9–4–1~ 表 9–4–5。

表 9-4-1　1419 例患者性别比例

性别	手术例数	占比 /%
男	923	65.05
女	496	34.95

表 9-4-2　1419 例患者年龄段

年龄段*	手术例数	占比 /%
18~25 岁	982	69.20
26~35 岁	338	23.82
36~45 岁	79	5.57
45~60 岁	19	1.34
60 岁以上	1	0.07

* 最大年龄为 63 岁。

表 9-4-3　1419 例患者所在地域分布

所在地域 *	手术例数	所在地域 *	手术例数
黑龙江省	212	四川省	26
山东省	158	内蒙古自治区	21
湖北省	127	辽宁省	17
河南省	119	新疆维吾尔自治区	16
北京市	83	广西壮族自治区	15
江西省	75	天津市	11
河北省	66	吉林省	10
甘肃省	55	贵州省	9
陕西省	55	海南省	8
湖南省	54	云南省	7
浙江省	51	宁夏回族自治区	6
江苏省	48	青海省	5
安徽省	43	重庆市	5
广东省	40	上海市	3
福建省	38	西藏自治区	2
山西省	31	香港特别行政区	1

* 另有境外患者 2 例——匈牙利 1 例；蒙古国 1 例。

表 9-4-4　1419 例患者的手术年份与病例数

手术时间	手术例数	占比 /%
1980—1989 年	145	10.22
1990—1999 年	398	28.05
2000—2009 年	240	16.91
2010—2019 年	461	32.49
2020—2023 年	175	12.33

表 9-4-5　1419 例患者手术后固定方式

固定方式	使用例数	占比 /%
环式外固定	218	15.36
组合式外固定	207	14.59
内固定（空心钉或钢板）	71	5.00

注：脑瘫四肢实施矫形手术或周围神经支缩窄手术后，凡是没有用外固定器者，一般常规打石膏固定。

第五节 手术治疗脊柱裂 / 脊髓栓系 1117 例统计分析

脊柱裂 / 脊髓栓系是个交叉学科疾病，临床诊疗涉及遗传、小儿、神经、泌尿、发育、骨科等多学科，下肢畸形多合并感觉障碍及足负重区溃疡，严重者选择了截肢。由于中国各大医院缺乏这个临床学科，致使此类疾病被边缘化，出现无数患者就医无门的尴尬局面。

根据秦泗河手术治疗脊柱裂 / 脊髓栓系 1117 例统计分析显示，31 岁以上才接受下肢畸形手术治疗者可达 107 例。虽然如今医学科技高度发展，但面对许多脊柱裂患者求医经历无果的情况，是值得医学从业者思考的卫生问题。很同意并践行着樊代明院士极力提倡的整体 – 整合医学（整合医学）。因此，秦泗河联合神经外科修波，泌尿外科张鹏、吴娟，儿科齐林、刘福云等教授，于 2021 年在中国残疾人康复协会肢残委员会下成立“脊柱裂学组”，推动这个跨学科疾病的临床诊疗与研究。

此外，1117 例患者的数据显示，脊柱裂、脊髓栓系患者女性多于男性，年龄主要分布在 30 岁以下，发病致畸形以双侧为主，足踝部畸形是主要表现，多伴有足部负重区溃疡、大小便控制失常及感觉障碍。

秦泗河团队手术治疗 1012 例脊柱裂下肢畸形统计分析，论文已经发表在《中国修复重建外科杂志》2022 年第 11 期，这是该疾病下肢畸形矫正文献报道的最大一组手术病例。1117 例患者的统计资料见表 9–5–1~ 表 9–5–8。

表 9-5-1 1117 例患者性别统计

性别	手术例数	所占比例 /%
男性	515	46.11
女性	602	53.89

表 9-5-2 1117 例手术时年龄段与手术数量

年龄段	手术例数	所占比例 /%
15 岁以下	392	35.09
15~30 岁	584	52.28
31~45 岁	131	11.73
45 岁以上	10	0.90

表 9-5-3 1117 例患者畸形侧别统计

侧别	手术例数	所占比例 /%
左侧	188	16.83
右侧	202	18.08
双侧	727	65.09

表 9-5-4 1117 例患者手术部位统计

手术部位	手术例数
髋关节	89
膝关节	104
足踝关节	1070

注：部分患者同时实施 2 个或 3 个部位的手术，故以上统计数字总和多于 1117 例，而脊髓神经栓系所累及最多的部位是足踝。

表 9-5-5 手术结合骨外固定应用数量统计

外固定器类型	手术例数	使用比例 /%
Ilizarov 外固定器	514	46.02
组合式外固定器	344	30.80
内固定	75	6.71

注：秦泗河团队有限手术结合骨外固定尤其是 Ilizarov 技术，能保证伴有感觉障碍的重度足踝畸形的手术疗效，规避发生严重并发症。

表 9-5-6 1117 例患者历年手术量统计

手术年份	手术例数
1981—1990 年	44
1991—2000 年	136
2001—2010 年	176
2011—2020 年	619
2021—2023 年	142

术前 652 例患者记录了并发症，足部负重区慢性溃疡或迁延不愈的感染有 128 例（11.46%）。大小便功能记录（依据患者的自述）见表 9-5-7。合并腰部毛发 99 例（15.18%）。

表 9-5-7 652 例患者排便功能记录

排便功能	例数	所占比例 /%
基本正常	158	24.27
部分控制	222	34.10
基本失控	60	9.22
完全失控	41	6.30
未记录	170	26.11

表 9-5-8　1117 例患者的感觉障碍平面统计

感觉障碍平面	例数	所占比例 /%
足底部	144	22.09
踝以下	235	36.04
膝关节以下	67	10.28
无明显感觉障碍	206	31.60

第十章

重度肢体畸形残疾统计数据

第一节 重度下肢畸形残疾 3547 例统计分析

重度下肢畸形残疾的定义：依靠轮椅代步，或拐杖、助行器、手压腿行走，或佩戴下肢支具重度跛行，严重影响日常生活的肢体残疾者。

统计 2000 年 1 月—2019 年 12 月，在秦泗河矫形手术病例数据库中，以术前病例记载下肢功能障碍程度为评价标准，从徒手重度跛行或佩戴支具行走为起点，而后是手压腿行走，持单拐或双拐行走，丧失站立行走仅能爬行蹲移，作为下肢重度畸形残疾评价标准被纳入，共计 3547 例。具体统计资料见表 10-1-1~ 表 10-1-6。

表 10-1-1 3547 例患者性别统计

性别	手术病例	所占比例 /%
男性	1987	56.02
女性	1560	43.98

表 10-1-2 3547 例患者手术时年龄段

年龄段*	手术病例	所占比例 /%
1~5 岁	126	3.55
6~10 岁	241	6.79
11~15 岁	573	16.15
16~20 岁	623	17.56
21~25 岁	680	19.17
26~30 岁	507	14.29
31~35 岁	279	7.87
36~40 岁	181	5.10
41~45 岁	112	3.16
46~50 岁	101	2.85

续表

年龄段*	手术病例	所占比例
51~60 岁	100	2.82
61~70 岁	21	0.59
70 岁以上	3	0.08

* 最大年龄为 73 岁，最小年龄为 3 岁，平均年龄为 25.28 岁；本组资料显示，前来就医的重度下肢畸形残疾的患者主要是青年人。

表 10-1-3　3547 例重度下肢残疾历年手术量

年份	手术例数	占当年总手术量比例 /%
2000 年	153	29.54
2001 年	198	23.43
2002 年	203	25.70
2003 年	164	26.45
2004 年	95	37.85
2005 年	139	35.82
2006 年	136	30.49
2007 年	212	27.04
2008 年	180	24.46
2009 年	231	26.55
2010 年	229	25.50
2011 年	188	26.15
2012 年	161	24.43
2013 年	217	24.89
2014 年	192	27.39
2015 年	155	21.06
2016 年	152	24.44
2017 年	171	27.45
2018 年	172	27.92
2019 年	199	29.35

注：平均每年手术 177.35 例，占当年总手术量比例为 26.52%。

表 10-1-4　3547 例重度下肢畸形残疾地域分布

地域分布*	手术例数	地域分布*	手术例数
河南省	492	内蒙古自治区	66
山东省	409	新疆维吾尔自治区	64
湖北省	299	辽宁省	52
河北省	226	贵州省	45
江西省	221	吉林省	38
安徽省	197	云南省	38
福建省	189	广西壮族自治区	33
湖南省	162	天津市	29
浙江省	133	海南省	24
山西省	109	宁夏回族自治区	21
北京市	107	青海省	21
黑龙江省	107	重庆市	19
广东省	91	上海市	11
陕西省	91	西藏自治区	3
江苏省	85	香港特别行政区	1
甘肃省	78	台湾省	0
四川省	73	不详	3

* 另有境外患者 10 例——印度 5 例，叙利亚 2 例，越南 1 例，蒙古国 1 例，罗马尼亚 1 例。

表 10-1-5　导致下肢重度畸形残疾的病因 / 病种

序号	病因 / 病种	手术例数	序号	病因 / 病种	手术例数
1	脊髓灰质炎后遗症	2 089	14	成骨不全	16
2	脑性瘫痪	532	15	类风湿性关节炎	15
3	脊柱裂后遗症	206	16	脑外伤	14
4	创伤后遗症	163	17	先天性翼蹼膝关节	14
5	先天性关节挛缩症	55	18	脊柱侧弯	12
6	运动神经元病（腓骨肌萎缩症）	40	19	骨纤维异样增殖症	11
7	先天性胫骨假关节	33	20	吉兰 - 巴雷综合征	10
8	先天性马蹄内翻足	31	21	先天性髌骨脱位	9
9	先天性腓侧半肢畸形	23	22	医源性下肢畸形	9
10	骨缺损	21	23	化脓性关节炎后遗症	7
11	骨髓炎	21	24	急性脊髓炎	6
12	骨不连	18	25	先天性胫侧半肢畸形	6
13	血管瘤	18	26	多发性骨骺发育不良	5

续表

序号	病因 / 病种	手术例数	序号	病因 / 病种	手术例数
27	骺损伤致发育性下肢畸形	5	61	范科尼综合征	1
28	脑炎	5	62	感觉障碍性周围神经病	1
29	发育性髋关节脱位	4	63	佝偻病	1
30	骨结核	4	64	股骨头缺血性坏死	1
31	脊肌萎缩症	4	65	腘动脉栓塞	1
32	脊髓损伤不完全性截瘫	4	66	横贯性脊髓炎	1
33	双侧重度臀肌挛缩症	4	67	激素性多发性骨坏死	1
34	遗传性痉挛性截瘫	4	68	脊髓纤维瘤	1
35	败血症后遗症	3	69	脊髓肿瘤致神经损伤	1
36	软骨发育不全重度下肢畸形	3	70	髋关节骨性关节炎	1
37	骨干续连症	3	71	髋关节滑膜炎	1
38	脊髓侧索硬化	3	72	蜡泪样骨病	1
39	截肢残端不良	3	73	淋巴管瘤	1
40	脑积水	3	74	颅内囊肿	1
41	烧烫伤	3	75	马方综合征	1
42	膝外翻	3	76	脉管炎	1
43	有机磷农药中毒	3	77	脑蛛网膜炎	1
44	TOCP 中毒	2	78	脑卒中	1
45	腓总神经麻痹	3	79	内生性软骨瘤	1
46	肝豆状核变性	2	80	帕金森病	1
47	骨肉瘤	2	81	铅中毒	1
48	脊神经损伤	2	82	手足口病	1
49	家族性神经纤维瘤病	2	83	膝关节骨性关节炎	1
50	进行性肌营养不良	2	84	夏科关节病	1
51	脑膜炎	2	85	先天性跟行足	1
52	先天性股骨假关节	2	86	先天性距骨发育不全	1
53	先天性髋内翻	2	87	先天性屈膝畸形	1
54	先天性下肢短缩	2	88	先天性小腿轴向缺损	1
55	血管栓塞	2	89	胸椎间盘突出	1
56	药物中毒	2	90	血友病	1
57	硬皮病	2	91	黏多糖病	1
58	椎管内脊膜瘤后遗症	2	92	感染性下肢畸形	12
59	Gollop-Wolfgang 综合征	1	93	先天性下肢复合畸形	11
60	癫痫后遗症	1	94	病因不详	15

注：秦泗河团队手术治疗 3547 例重度下肢畸形，手术频次前 4 位的是脊髓灰质炎后遗症（2089 例），脑性瘫痪（532 例），脊柱裂后遗症（206 例），创伤后遗症（163 例）。仅手术 1 例的病种达 35 个，这个现象需要单独研究与分析。

表 10-1-6　术前下肢功能障碍程度 - 病理步态类型

步态分类	手术例数	所占比例 /%
徒手或佩戴支具重度跛行	884	24.92
中度、重度手压股行走	364	10.26
扶单拐 / 扶手杖 / 扶凳	909	25.63
扶双拐 / 扶助行器	873	24.61
爬行 / 蹲移 / 蹲伏 / 跪行	187	5.27
不能行走 / 坐轮椅	330	9.30

注：本组 3547 例，其中 517 例丧失站立行走的能力，占 14.6%，患者术前只能在地上爬行、蹲位移动或者依靠轮椅行动。

第二节　蹲地 - 爬行患者 681 例统计分析

蹲地 – 爬行是一种特殊类型的畸形，患者伴有严重的瘫痪畸形和功能丧失，文献对此亦少有报道。由于蹲地 – 爬行者丧失了站立行走功能，生活难以自理，学习受限，就业困难，婚姻受挫，患者的身心和生活受到严重影响，给家庭及社会造成负担。因此，这类患者求治心切，希望改变爬行步态，直立起来行走。

截至 2017 年，在秦泗河矫形外科手术治疗的 34 459 例患者中，术前不能站立，仅能在地上爬行、蹲移远距离依靠轮椅代步的患者 681 例，其中脊髓灰质炎后遗症 564 例。由于部分患者丧失了手术指征，因此，蹲地 – 爬行畸形实际的发病率要比以上数字高得多，说明此种类型并不少见。不同病因所继发的爬行、蹲移患者，其术前检查、手术治疗策略基本相通，具体分析资料见表 10–2–1~ 表 10–2–5。

表 10-2-1　681 例患者性别比例

性别	手术数量	所占比例 /%
男性	421	61.82
女性	260	38.18

表 10-2-2　681 例患者手术时年龄统计

年龄段*	手术例数	所占比例 /%
1~5 岁	92	13.51
6~10 岁	249	36.56
11~15 岁	120	17.62
16~20 岁	92	13.51
21~25 岁	59	8.66

续表

年龄段*	手术例数	所占比例 /%
26~30 岁	40	5.87
31~35 岁	15	2.20
36~40 岁	10	1.47
41~45 岁	2	0.29
46~50 岁	0	0.00
51~55 岁	0	0.00
56~60 岁	2	0.29
60 岁以上	0	0.00

* 最大年龄为 60 岁；最小年龄为 3 岁；平均年龄为 13 岁。

表 10-2-3　681 例患者历年手术数量

手术时间	手术例数	所占比例 /%
1984—1989 年	116	17.03
1990—1999 年	429	63.00
2000—2009 年	67	9.84
2010—2017 年	61	8.96

注：本组病例大部分是 2000 年以前手术治疗的脊髓灰质炎后遗症，因此患者手术时年龄较小。

表 10-2-4　681 例患者病种分类

病种分类	手术例数	所占比例 /%
脊髓灰质炎后遗症	564	82.82
脑性瘫痪	74	10.87
先天性多发性关节挛缩症	15	2.20
类风湿性关节炎	6	0.88
先天性双侧髌骨外脱位屈膝畸形	5	0.73
先天性双马蹄内翻足	4	0.59
格林 - 巴利综合征	1	0.15
膝关节感染后遗症	1	0.15
病毒脊髓感染性后遗症	1	0.15
双髋关节骨性僵直于屈髋位	1	0.15
下肢烧烫伤后遗症	1	0.15
感觉运动神经元病	1	0.15
多发性骨骺发育不良屈膝挛缩	1	0.15
先天性股骨缺损	1	0.15

续表

病种分类	手术例数	所占比例 /%
先天性小腿轴向缺损	1	0.15
化脓性关节炎后遗症	1	0.15
中毒性菌痢后遗症	1	0.15
先天性下肢复合残缺畸形	2	0.29

表 10-2-5　681 例患者接受的术式类别

术式类别	术式名称	实施例数
软组织挛缩松解、肌腱延长	屈髋松解	306
	屈膝松解	184
	髂胫束松解	30
	跟腱延长	65
	臀筋膜松解	10
	股内收松解	41
	股薄肌松解	23
	跖腱膜切断	25
	胫后肌腱延长	16
肌腱移位与动力平衡	肌移位代跟腱	122
	肌移位代胫前肌	14
	肌移位代股四头肌	24
	肌移位代臀肌	65
	胫前肌外置	5
	骶棘肌移位代臀肌（Ober）术	3
	改进 Axer 术	11
截骨矫形与关节融合	股骨髁上截骨术	167
	跟距关节融合	107
	胫腓骨截骨	69
	踝关节融合	40
	三关节融合	21
	足二关节融合	9
其他	膝部骨骺刺激术	16

第十一章

骨外固定与支具应用统计分析

第一节　秦泗河四肢手术结合骨外固定 11 238 例分析

一、秦泗河矫形外科应用骨外固定技术统计

1988—2023 年 12 月 31 日，秦泗河矫形外科共手术各类肢体畸形残疾患者 37 763 例。在 1992 年之前，秦泗河手术治疗脊髓灰质炎后遗症等肢体畸形基本采用石膏固定法，因此，难以矫正严重复杂的肢体畸形。1992 年后，下肢手术结合骨外固定的数量逐年增多，2000 年后，四肢复杂畸形手术后基本上都结合骨外固定（Ilizarov 技术），若早期拆除外固定器再更换石膏或矫形器（支具），截至 2023 年 12 月 31 日统计，共应用骨外固定 11 238 例，本组数据来源是中国最大、病种最全的外固定与肢体重建手术病例样本。其中 11~30 岁的青少年患者应用 6929 例，占外固定总数的 61.6%。其中下肢手术应用骨外固定 11 021 例（98.07%），上肢手术应用骨外固定 217 例（1.93%）。

秦泗河团队之所以能用简单手术方法，治愈重度肢体畸形残疾、骨科疑难杂症，除了丰富临床经验、战略思维、手术技能与模仿自然重建理念，合理结合骨外固定尤其是 Ilizarov 技术是发生奇特疗效、规避严重并发症的主要原因，且近年已经达到灵活变通、得心应手与控制疗效的技术高度。

由于石膏固定术后无法观察伤口，更无法调整固定的角度与刚度，从 20 世纪 90 年代开始，秦泗河四肢矫形手术后逐渐以骨外固定替代石膏固定，以组合式外固定和环式外固定（Ilizarov 技术）为主，占外固定使用比例超过 99%。各类外固定器应用数据统计见表 11-1-1~ 表 11-1-4。

表 11-1-1　11 238 例外固定器（11 307 套*）应用类别数量统计

外固定器类型	使用例数	使用比例 /%
组合式外固定器	6144	54.38
Ilizarov 外固定器	5086	45.01
单臂外固定器	64	0.57
泰勒六轴外固定器	13	0.04

* 少数患者一期手术同时使用两种外固定器，故 11 238 例手术结合外固定者应用外固定器械 11 307 套。

表 11-1-2　手术年份与应用各类外固定器的数量统计

手术时间	组合式外固定器例数	Ilizarov 外固定器例数	单臂外固定器例数	Taylor 空间外固定器例数
1988—1989 年	4	0	7	0
1990—1999 年	282	138	13	0
2000—2009 年	1431	950	40	0
2010—2019 年	3476	2853	11	5
2020—2023 年	951	1138	0	8

注：2000 年后，秦泗河矫形外科手术结合骨外固定（Ilizarov 技术）者显著增多，与能手术治疗重度肢体畸形残疾、骨科疑难杂症成正比。

表 11-1-3　应用各类外固定器与患者性别比例

性别	组合式外固定器例数	Ilizarov 外固定器例数	单臂外固定器例数	泰勒外固定器例数	总数	所占比例 /%
女性	2839	2242	31	8	5117	45.29
男性	3305	2844	33	5	6190	54.71

表 11-1-4　应用各类外固定器患者年龄段统计

年龄段 / 岁	Ilizarov 外固定器例数	组合式外固定器例数	单臂外固定器例数	泰勒外固定器例数	合计
1~5	179	146	1	0	326
6~10	420	424	3	1	848
11~15	740	756	7	1	1504
16~20	778	967	17	2	1764
21~25	881	1171	15	4	2071
26~30	699	879	11	2	1591
31~35	426	580	2	1	1009
36~40	277	383	5	1	666
41~45	200	277	2	0	479
46~50	178	233	1	0	412
51~55	148	162	0	0	310
56~60	96	110	0	0	206
61~70	57	51	0	1	109
70+	7	5	0	0	12

秦泗河手术结合骨外固定（Ilizarov 技术）治疗超过 200 个病种，此处仅统计应用外固定手术超过 15 例的 40 个病种手术数量与外固定使用率，见表 11-1-5。

表 11-1-5　应用外固定手术超过 15 例的 40 个病种手术数量与外固定使用率

序号	致畸病因 / 病种	外固定应用例数	总手术例数	外固定使用率 /%
1	脊髓灰质炎后遗症	5011	24430	20.51
2	脑性瘫痪	1168	5088	22.96
3	脊柱裂后遗下肢畸形	866	1117	77.53
4	创伤后遗四肢畸形	815	1136	71.65
5	先天性马蹄内翻足	372	784	47.45
6	腓骨肌萎缩症	277	335	82.69
7	膝内翻畸形	193	494	39.07
8	低磷性佝偻病	163	183	88.52
9	先天性多发关节挛缩症	122	161	75.78
10	先天性腓侧半肢畸形	117	130	90.00
11	先天性 / 发育性髋关节脱位	90	552	16.30
12	先天性胫骨假关节	86	105	81.90
13	慢性骨髓炎后遗畸形	76	110	68.18
14	软骨发育不全	67	67	100.00
15	膝外翻畸形	62	253	24.51
16	血管瘤后遗下肢畸形	55	69	79.71
17	脑创伤后遗症	54	70	77.14
18	成骨不全	53	48	110.42
19	膝骨性关节炎	52	56	92.86
20	医源性下肢畸形	45	89	50.56
21	先天性髌骨脱位	42	60	70.00
22	骺损伤致发育性下肢畸形	37	42	88.10
23	骨缺损	37	37	100.00
24	臀肌挛缩症	35	239	14.64
25	骨不连	35	38	92.11
26	格利 - 巴利综合征	33	78	42.31
27	化脓性关节炎后遗症	32	52	61.54
28	先天或发育性下肢不等长	33	40	80.00
29	类风湿性关节炎	31	44	70.45
30	骨纤维异样增殖症	28	32	87.50
31	烧伤后遗症	25	38	65.79
32	脑炎或脑膜炎后遗症	25	43	58.14
33	先天性胫侧半肢畸形	24	25	96.00
34	内生性软骨瘤	20	24	83.33

续表

序号	致畸病因 / 病种	外固定应用例数	总手术例数	外固定使用率 /%
35	骨干续连症	19	30	63.33
36	腓总神经麻痹	19	68	27.94
37	硬皮病	18	18	100.00
38	硬纤维瘤病	17	18	94.44
39	Blout 病	17	20	85.00
40	手足口病	15	17	88.24

第二节　矫形器装配 2182 例统计分析

基于矫形器（支具）轻便、牢固、安全、易穿脱和活动性好等特点，随着矫形器新材料的应用、装配技术的进步以及矫形外科手术技术的发展，多学科交叉、重叠，医工结合的探索范围越来越广。更多上肢、下肢矫形器在矫形外科领域的应用，实现对肢体残障者矫形手术后的肢体固定，替代了传统矫形手术后对肢体进行石膏固定的陈旧工艺。矫形器的应用解决了石膏固定的不透气，固定后无法康复运动，肢体关节僵直的缺点。

国家康复辅具研究中心北京辅具装配部与附属康复医院秦泗河矫形外科合作，自 2015 年 8 月—2023 年 12 月，8 年间为肢体残障者术前、术后装配矫形器 2182 例，装配辅具数量为 2327 具（某些患者双下肢同时装配），由此提高了肢体畸形残疾功能重建的效果，具体统计分析如下。

一、装配矫形器 2182 例宏观分析

自 2015 年 8 月—2023 年 12 月装配辅具人数为 2182 例，装配辅具数量为 2327 具。其中，女性患者为 1 070 例（49.04%），男性患者为 1112 例（50.96%），装配最小年龄为 1 岁，最大年龄为 70 岁。

二、矫形器种类与装配部位

（1）下肢装配例数为 1769 例，下肢装配辅具数量为 1891 具，双侧装配例数 122 例，其中：①足踝例数为 848 例，足踝辅具数量为 904 具；男性 448 例，女性 400 例；左侧 370 例，右侧 422 例，双侧 56 例。②膝关节例数为 489 例，膝关节辅具数量为 525 具；男性 236 例，女性 253 例；左侧 207 例，右侧 246 例，双侧 36 例。③膝踝足例数为 432 例，膝踝足辅具数量为 462 具；男性 218 例，女性 214 例；左侧 179 例，右侧 223 例，双侧 30 例。

（2）髋部装配辅具例数为 124 例，髋部装配辅具数量为 124 具。

（3）上肢装配辅具例数为 61 例，上肢装配辅具数量为 65 具。

（4）矫形器与骨外固定架连接装配为 116 例，装配辅具数为 127 具。

（5）其他装配辅具类型数为 112 例，装配辅具数为 120 具。

三、装配矫形器的年龄段统计

年龄段统计：最小年龄为 1 岁，最大年龄为 70 岁，其中青少年最多，与秦泗河矫形外科手术患者的统计年龄一致（表 11–2–1）。

表 11-2-1　2182 例患者装配矫形器的年龄段分布

年龄段	例数	所占比例 /%
0~10 岁	280	12.83
11~20 岁	445	20.39
21~30 岁	652	29.88
31~40 岁	385	17.64
41~50 岁	221	10.13
51~60 岁	156	7.15
61~70 岁	43	1.97

第十二章

秦泗河矫形外科手术方式与类别统计数据

第一节　秦泗河矫形外科 298 种手术方式名称

2019 年，统计出应用较成熟的秦泗河矫形外科手术方法共 298 种，这些手术方法在临床应用过程中，仍有不断改进、组合与创新，现列出 298 种手术部位与手术方法名称，12 种非侵入外科治疗方法名称。少量人工关节置换手术是请相关专家支持，故不列于此处。

1. 头颈肩部手术方法（Head, neck, and shoulder surgery）5 个，见表 12-1-1

表 12-1-1　头颈肩部手术方法

序号	术式	英文全称
1	颈总动脉外膜交感神经网剥离术	Adventitia carotid artery dissection sympathectomy
2	胸锁乳突肌松解术	Sternocleidomastoid lysis
3	三角肌外展挛缩松解术	Deltoid muscle abduction contracture release surgery
4	肩内收、内旋畸形胸大肌腱延长松解术	Shoulder adduction, internal rotation deformity pectoralis major tendon extension lysis
5	先天性高位肩胛骨外固定 - 钢丝牵拉下移术	Congenital high scapular distraction surgery

2. 上臂 – 肘部手术方法（Upper arm and elbow surgery）16 个，见表 12-1-2

表 12-1-2　上臂 - 肘部手术方法

序号	术式	英文全称
1	胸大肌移位代三角肌术	Pectoralis major transfer for the deltoid
2	斜方肌移位代三角肌术	Trapezius muscle transfer for paralysis of deltoid muscle
3	背阔肌移位代肱二头肌术	Latissimus dorsi muscle transfer for paralysis of biceps brachii
4	胸大肌胸骨头移位代肱二头肌术	Pectoralis major transfer for the biceps brachii

续表

序号	术式	英文全称
5	肱三头肌移位代肱二头肌术	Triceps brachii transfer for paralysis of biceps brachii
6	前臂屈肌群起点上移代肱二头肌术	Forearm flexor group muscle starting point upward transfer for paralysis of biceps brachii
7	尺侧屈腕肌倒转移位代肱二头肌术	Transposition of ulnar flexor carpal muscle for paralysis of biceps brachii
8	肘关节屈曲畸形屈侧软组织松解术	Elbow flexion deformity soft tissue release surgery
9	肘关节伸直位僵直肘后关节囊松解 + 外固定矫形术	Brachial-ulnar joint release
10	肱骨近段截骨矫形术	Proximal humeral osteotomy
11	肱骨延长术	Humeral lengthening surgery
12	肱骨截骨矫形交锁髓内钉固定术	Humeral osteotomy interlocking intramedullary nail fixation
13	肘内翻畸形肱骨髁上截骨矫形术	Humeral epicondyle osteotomy surgery for elbow varus deformity
14	肘外翻畸形肱骨髁上截骨术	Humeral epicondyle osteotomy surgery for elbow valgus deformity
15	肱骨髁上截骨术	Supracondylar humeral osteotomy and lateral condyle fixation for humeral lateral condyle nonunion and elbow valgus
16	肱骨慢性骨髓炎扩创 Ilizarov 技术骨段滑移术	Debridement and Ilizarov bone transport technique for humerus chronic osteomyelitis

3. 前臂与手部手术方法（Forearm and hand surgery）49 个，见表 12-1-3

表 12-1-3　前臂与手部手术方法

序号	术式	英文全称
1	前臂屈肌群起点剥离下移术	Stripping down the starting point of the forearm flexors to correct pronation deformity
2	旋前圆肌止点外置改道术	Ending points of pronator teres moves laterally to correct pronation deformity
3	旋前方肌松解术	Pronator quadratus lysis
4	桡骨截骨矫形术	Radial correction osteotomy
5	尺骨截骨矫形术	Ulnar correction osteotomy
6	屈腕肌腱延长术	Wrist flexor tendon lengthening surgery
7	屈拇、屈指肌腱延长术	Flexor pollicis longus and flexor digitorum profundus lengthening surgery
8	拇指内收肌腱松解术	Adductor tendon of thumb lysis
9	环指屈指浅肌腱移位术移位重建拇外展功能	Ring finger flexor superficial tendon transfer for hallux abduction reconstruction

续表

序号	术式	英文全称
10	屈腕肌腱移位代伸腕肌术	Wrist flexor tendon transfer for wrist extensor muscle
11	屈腕肌移位代伸指总肌术	Wrist flexor tendon transfer for extensor digitorum longus
12	桡侧腕长伸肌移位代拇长伸肌术	Extensor carpi radialis longus muscle transfer for extensor pollicis longus
13	桡侧腕长伸肌移位代伸指总肌术	Extensor carpi radialis brevis transfer for extensor digitorum longus
14	桡侧腕长伸肌移位代拇长屈肌术	Extensor carpi radialis longus muscle transfer for flexor pollicis longus
15	尺侧腕伸肌腱外移代桡侧腕伸肌术	Extensor carpi ulnaris moves laterally for extensor carpi radialis
16	尺侧腕屈肌移位代指深屈肌术	Flexor carpi ulnaris transfer for flexor digitorum profundus muscle
17	尺侧腕屈肌移位代伸指总肌术	Flexor carpi ulnaris transfer for extensor digitorum communis
18	掌长肌移位代示指固有伸肌术	Palmaris longus muscle transfer for extensor indicis
19	掌长肌移位代拇长屈肌术	Palmaris longus muscle transfer for flexor pollicis longus muscle
20	掌长肌移位代拇外展功能术	Palmaris longus muscle transfer for abductor pollicis longus
21	掌长肌移位代拇短伸肌术	Palmaris longus muscle transfer for extensor pollicis brevis
22	伸指总肌移位代示指固有伸肌术	Extensor digitorum communis transfer for extensor indicis
23	环指屈指浅肌移位代拇长短伸肌术	Flexor digitorum superficialis of ring finger transfer for extensor pollicis longus and extensor pollicis brevis
24	肘关节屈曲畸形 Ilizarov 技术牵伸矫正术	Ilizarov traction technique for elbow flexion deformity
25	腕关节屈曲挛缩 Ilizarov 技术牵伸术	Ilizarov traction technique for wrist flexion contracture
26	腕关节背伸瘢痕性挛缩 Ilizarov 技术牵伸	Ilizarov traction technique for wrist extension contracture
27	手虎口挛缩 Ilizarov 牵伸开大术	Ilizarov traction technique for the first finger webbed contracture
28	手指瘢痕挛缩屈曲畸形 Ilizarov 牵伸术	Ilizarov traction technique for scar contracture of finger
29	手指蹼并指挛缩 Ilizarov 横向牵伸指蹼开大术	Ilizarov transverse traction webbed open technique for symphysodactylia
30	指间关节功能位融合术	Interphalangeal joint functional fusion at functional position
31	手掌骨延长术（单根或多根）	Palm bone lengthening surgery (singular or plural)
32	截肢（指）后拇指残端掌骨延长重建术	Metacarpal bone lengthening surgery and reconstruction for thumb stump after amputation (finger)
33	桡骨延长术	Radius bone lengthening surgery
34	尺骨延长术	Ulna bone lengthening surgery
35	组合式肌腱移位腕—手关节动力平衡术	Wrist-hand joint dynamic balance surgery by combined tendon transfer

续表

序号	术式	英文全称
36	桡侧腕短伸肌腱腕关节功能位固定术	Extensor carpi radialis longus muscle wrist joint functional fixation at functional position
37	腕关节融合术	Wrist fusion
38	尺神经松解或尺神经松解前置术	Ulnar nerve release
39	桡骨骨髓炎扩创 +Ilizarov 技术骨段滑移修复术	Debridement and Ilizarov bone transport technique for radius osteomyelitis
40	尺骨骨髓炎扩创 +Ilizarov 技术骨段滑移修复术	Debridement and Ilizarov bone transport technique for ulnar osteomyelitis
41	陈旧性桡骨头脱位尺骨延长桡骨头复位术	Ulnar lengthening and radial head reduction for old dislocation of radial capitulum
42	桡骨头切除术	Radial head resection surgery
43	尺骨、桡骨远端畸形截骨矫形术	Distal ulnar and radius osteotomy
44	腕关节脱位中心化复位固定术	Centralization and fixation for dislocation of wrist joint
45	桡弯手（拐棒手）Ilizarov 技术牵伸矫正术	Ilizarov traction technique for radius bending hand (Shucking hand)
46	陈旧性前臂骨折畸形愈合，复位外固定术	Malunion of old forearm fracture, reduction, and external fixation
47	尺骨巨大缺损桡骨头脱位 - 桡骨前臂中心化术	Radial head dislocation-radial forearm centralization for huge defect of ulna
48	脑性瘫痪手 - 上肢畸形符合手术结合 Ilizarov 技术一期矫形重建术	One-stage orthopedic reconstruction of hand-upper limb deformity in cerebral palsy with Ilizarov technique
49	手指反屈畸形矫正术（秦泗河法）	Correction of retroflexion deformity of the fingers (Qin Sihe method)

4. 脊柱、骨盆与髋部手术方法（Spinal, pelvic, and hip surgery）37 个，见表 12-1-4

表 12-1-4　脊柱、骨盆与髋部手术方法

序号	术式	英文全称
1	选择性脊神经后根切断术（SPR）	Selective posterior rhizotomy
2	选择性周围运动神经缩窄术（CPN）	Selective peripheral motor neurotomy (CPN)
3	Luque 棒植入术矫正麻痹性脊柱侧凸	Luque rod implant surgery to correct paralytic scoliosis
4	头 - 盆环脊柱牵伸术矫正重度脊柱侧凸	Head-pelvic ring spine traction to correct severe scoliosis
5	钉 - 棒系统矫正脊柱侧凸	Nail-rod system to correct scoliosis

续表

序号	术式	英文全称
6	凸侧肋骨切除术	Condyle rib resection
7	儿童麻痹性脊柱侧凸髂胫束髂骨－肋骨间悬吊术	Iliac ribs suspension for paralytic scoliosis in children
8	髂骨截骨延长术，髂骨旋转截骨术	Iliac osteotomy and lengthening surgery, rotation osteotomy of ilium
9	髂骨－耻骨双截骨延长术	Iliac and pubic osteotomy and lengthening surgery
10	骨盆均衡术（一侧髂骨短缩、一侧髂骨延长）	Pelvic equalization（one side of ilium shortening, the opposite lengthening）
11	儿童髋臼发育不良的髂骨铰链旋转截骨术	Iliac hinge rotation osteotomy for acetabular dysplasia in children
12	双侧股骨大转子下平衡截骨术矫正骨盆倾斜	Bilateral femoral greater trochanter osteotomy to correct pelvic tilt
13	臀肌筋膜挛缩松解术	Gluteal muscle contracture release surgery
14	髂骨－臀部贴骨瘢痕髋外展挛缩外固定牵伸矫正术	External fixator traction for iliac-hip cicatricial scars and hip abductor contracture deformity
15	缝匠肌起点后置术	Sartorius starting point move backward with iliac bone
16	屈髋松解术	Release of flexion hip contracture
17	腰大肌肌腱延长术或切断术	Psoas lengthening/Amputation of psoas
18	股直肌起点松解术	Release the origin of rectus femoris
19	股内收肌耻骨起点部分切断松解术	Partially cut or release the pubic starting of femoral adductor muscle
20	闭孔神经切断术	Obturator neurotomy
21	双髋内收、内旋畸形外固定推拉矫形术	External fixation push and traction technique for double hip adduction, internal rotation deformity
22	麻痹性髋关节脱位手术复位与臀肌动力重建术	Reduction of paralytic dislocation of hip and reconstruction of gluteus muscle motility
23	先天性（发育性）髋关节脱位的组合手术治疗	Developmental hip dislocation combined surgery
24	扁平髋股骨头修整成型术	Femoral arthroplasty for coxa plana
25	骨盆内移截骨术（Chiari）	Chiari pelvic osteotomy
26	髋臼顶造盖术	Acetabular arthroplasty
27	股骨大转子（臀中肌止点）下移术	Transposition of the great trochanter of the femur（middle gluteal muscle stop）
28	股骨大转子下截骨术（矫正髋外翻、内翻、旋转畸形）	Subtrochanteric osteotomy of femur
29	股骨上段后伸成角截骨术矫正屈髋畸形	Proximal femur retroversion osteotomy for hip flexion deformity

续表

序号	术式	英文全称
30	股骨上段短缩前屈截骨术 - 矫正髋后伸挛缩畸形	Proximal femur shorten and flexion osteotomy for hip extension contracture deformity
31	Ilizarov 髋关节功能重建 - 骨盆支撑股骨截骨术	Ilizarov reconstruction of the hip (pelvic support osteotomy)
32	髋关节僵直松解术	Hip stiffness release
33	髋关节扩创术	Hip debridement
34	外固定 - 髋关节推拉牵伸术治疗髋关节纤维僵直	External fixation push and traction technique for hip fiber stiffness
35	股动脉外膜剥离术	Femoral artery adventitia dissection to improve lower limb blood circulation in polio sequelae patients
36	股外侧皮神经卡压松解术	Releasing surgery for lateral cutaneous nerve of thigh entrapment syndrome
37	人工全髋关节置换术	Total hip arthroplasty

5. 下肢肌肉移位动力重建与平衡手术方法（Muscle balance surgery of lower limb）33 个，见表 12-1-5

表 12-1-5　下肢肌肉移位动力重建与平衡手术方法

序号	术式	英文全称
1	腹外斜肌移位代臀中肌术	External oblique transfer for paralysis of middle gluteal muscle
2	腹外斜肌移位代股直肌术	External oblique transfer for paralysis of rectus femoris
3	腹直肌移位代股直肌术	Rectus abdominis transfer for paralysis of rectus femoris
4	腹外斜肌 + 同侧腹直肌 - 髂胫束移位屈髋伸膝功能重建术	Reconstruction of hip flexion and knee extension function with lateral oblique abdominis muscle+ipsilateral rectus abdominis muscle - iliotibial bundle transfer
5	同侧骶棘肌 + 髂胫束移位代臀大肌术（改进 Ober-barr 术）	Sacrospinalis muscle, iliotibial tract transfer for gluteus maximus
6	骶棘肌联合背阔肌移位代臀肌术	Sacrospinalis muscle combined with latissimus dorsi transposition transfer for gluteus muscle
7	双侧骶棘肌移位代一侧臀肌术	Bilateral sacral spinal muscle transfer for unilateral gluteal muscle
8	骶棘肌联合腹外斜肌移位代臀肌术	Gluteal muscle replacement by transposition of musculus sacrospinalis and musculus obliquus externus abdominis
9	髂腰肌外置代臀肌术	Iliopsoas lateral displacement for paralysis of gluteus
10	半腱肌移位代股四头肌术	Semitendinosus transfer for quadriceps
11	半腱肌 + 股二头肌移位代股四头肌术	Semitendinosus and biceps femoris on behalf of quadriceps
12	股二头肌长头移位代股四头肌术（经股骨后内侧隧道）	Caput longum musculi bicipitis-femoris transfer for quadriceps

续表

序号	术式	英文全称
13	股二头肌长头内置代半腱肌平衡矫正小腿外旋畸形	Caput longum musculi bicipitis-femoris moves medially to correct leg external rotation deformity
14	缝匠肌移位代股四头肌术	Sartorius transfer for quadriceps
15	半膜肌移位代股四头肌术	Semimembranosus transfer for quadriceps
16	股薄肌移位代股四头肌术	Gracilis transfer for quadriceps
17	动力性膝反曲股直肌止点后移代半腱肌术	Rectus abdominis insertion point moves backward to correct dynamic knee curvature deformity
18	胫骨后肌 + 腓骨长肌移位代跟腱术	Posterior tibialis and peroneus longus transfer for Achilles tendon
19	胫骨前肌移位代跟腱术	Tibialis anterior transfer for Achilles tendon
20	腓骨短肌移位代跟腱术	Peroneus brevis transfer for Achilles tendon
21	拇长屈肌移位代跟腱术	Flexor hallucis longus transfer for Achilles tendon
22	胫骨后肌移位代跟腱术	Posterior tibialis transfer for Achilles tendon
23	腓骨长肌移位代胫骨前肌术	Peroneus longus transfer for paralysis of tibialis anterior
24	胫骨后肌外置代伸踝肌术	Posterior tibialis moves laterally for paralysis of ankle dorsal flexion muscle
25	胫骨后肌 + 趾长屈肌移位代伸踝、伸拇、伸趾肌术	Posterior tibialis and long flexor muscle of the toes transfer for paralysis of ankle dorsal flexion muscle, extensor hallucis longus and long extensor muscle of the toes
26	胫骨后肌 1/2 外置（胫骨后）增强腓骨短肌术	Half posterior tibialis moves laterally for paralysis of peroneus brevis
27	胫骨前肌外置或 1/2 外置代第三腓骨肌术	Tibialis anterior or half of it moves laterally for paralysis of peroneus tertius
28	胫骨前肌 1/2 外置代踇长伸或趾长伸肌术	Half of tibialis anterior moves laterally for paralysis of extensor hallucis longus and long extensor muscle of the toes
29	拇长伸肌腱 1/2 后置于第一跖骨头术	Half of extensor hallucis longus moves backward to the first metatarsal head
30	趾长伸肌腱后置 + 趾间关节融合术	Long extensor muscle of the toes moves backward and interphalangeal joint fusion
31	第三腓骨肌腱内移代拇长伸肌或胫骨前肌术	Peroneus tertius moves medially for extensor halluces longus or tibialis anterior
32	趾长伸肌腱移位代跟腱 + 跟腱短缩术	Long extensor muscle transfer for Achilles tendon
33	腓骨短肌移位代胫后肌术	Peroneus brevis transfer for paralysis of posterior tibialis

6. 大腿－膝胫骨部手术方法（Thigh，knee，and lower leg surgery）34 个，见表 12-1-6

表 12-1-6　大腿－膝胫骨部手术方法

序号	术式	英文全称
1	股骨中上段畸形截骨矫形术	Middle and proximal femur osteotomy
2	股骨干骨折复位固定术	Reduction and fixation of femoral shaft fracture
3	股骨骨髓炎病灶扩创—Ilizarov 骨段滑移修复术	Debridement and Ilizarov bone transport technique for femoral chronic osteomyelitis
4	股骨硬化性骨不连皮质剥脱矫形固定术	Cortical stripping，correction，and internal fixation surgery for femoral sclerosis nonunion
5	股骨弧形弯曲多点截骨内外结合固定矫形术	Multipoint osteotomy，interlocking nail combined with external fixation for femoral reverse bending deformity
6	髂胫束松解术	Iliotibial band release
7	股二头肌腱延长术	Lengthening of tendon biceps femoris
8	半腱肌或半膜肌延长术	Lengthening of semitendinosus and semimembranosus tendons
9	股薄肌肌腱远端皮下切断术	Distal subcutaneous transection of tendinous tendon
10	膝关节僵直改良股四头肌成形术	Modified quadriceps arthroplasty for knee joint stiffness
11	膝关节瘢痕僵直 Ilizarov 技术牵伸关节屈曲功能重建术	Ilizarov technique joint functional reconstruction for knee joint scar stiffness
12	腓骨颈水平腓总神经松解术	Common peroneal nerve release at the level of the fibula neck
13	髌骨外侧支持带松解＋内侧支持带紧缩术	Surgery to release the lateral patellar retinaculum and tighten medial patellar retinaculum
14	先天性髌骨脱位组合手术复位术	Combined surgical reduction for congenital dislocation of patella
15	广泛性屈膝松解术	Extensive knee flexion release for knee flexion contracture deformity
16	股骨髁上截骨术矫正前弓畸形	Femoral supracondylar osteotomy for correction of anterior arch deformity
17	股骨髁上后倾成角截骨术	Supracondylar retroversion osteotomy of femur for polio sequelae with femoral gait pressure
18	膝外翻畸形股骨髁上截骨矫正术	Supracondylar osteotomy to correct genu valgum
19	股骨下端畸形截骨矫形内固定术	Distal femur osteotomy and internal fixation surgery
20	股骨髁关节内截骨膝关节形态重建术	Intraarticular osteotomy surgery to reconstruct knee joint
21	股骨＋胫骨多点截骨矫形术治疗下肢复杂畸形	Multi-level osteotomy of femur and tibia for complex lower extremity deformity
22	胫骨结节下移术治疗脑瘫髌骨高位	Tibial tubercle moves downward to correct knee flexion deformity of cerebral palsy
23	膝内翻畸形胫腓骨上段截骨矫形术	Proximal tibia and fibula osteotomy to correct genu varum

续表

序号	术式	英文全称
24	胫骨高位截骨 + 外固定术	High tibial osteotomy combined with external fixation for knee osteoarthritis with genu varum
25	胫腓骨双段截骨术	Bilateral osteotomy of tibia and fibula to correct tibial varus deformity
26	胫骨平台下截骨抬高术	Posterior flexion osteotomy under tibial plateau to correct genu recurvatum
27	股骨髁上前倾截骨术矫正膝反屈	Supracondylar anteversion osteotomy of femur to correct genu recurvatum
28	屈膝位外固定术	External fixation in flexion position to correct paralytic severe genu recurvatum
29	复杂小腿畸形胫骨、腓骨多点截骨 +Ilizarov 技术矫形术	Multi-level osteotomy of tibia and fibula combined with Ilizarov technique for complex calf deformity
30	胫骨多点截骨矫形 + 髓内钉矫形术	Multi-level osteotomy of tibia and fibula combined with intramedullary nail fixation
31	伸踝肌群痉挛伸踝肌起点松解下移术	Dorsiflexion musle release for spastic ankle dorsiflexion
32	Ilizarov 牵伸术治疗膝关节屈曲挛缩畸形	Ilizarov traction technique for knee flexion deformity
33	Ilizarov 技术髌骨推拉治疗创伤后髌骨瘢痕性僵直	Ilizarov push-pull technique for genu recurvatum with anterior knee scar contracture
34	半膜肌腱“Z”形延长术	Semi-membranous tendon “Z” plasty

7. 下肢延长与均衡术手术方法（Lower limb lengthening surgery）21 个，见表 12-1-7

表 12-1-7　下肢延长与均衡术手术方法

序号	术式	英文全称
1	股骨闭合截骨延长术	Femoral closing osteotomy and lengthening
2	股骨斜行截骨延长术	Femoral oblique osteotomy and lengthening
3	股骨截骨术中一次延长内固定术	Femoral acute lengthening and external fixation
4	股骨髁上截骨矫形延长术	Supracondylar osteotomy of femur and lengthening
5	大腿高位截肢 - 股骨残端延长术	Femoral stump lengthening for high amputation of thigh
6	股骨短缩双下肢均衡术	Femoral shortening for lower extremity equalization
7	股骨下段骨骺刺激术	Distal femoral epiphyseal stimulation surgery
8	结合交锁髓内钉股骨截骨矫形延长术（初期请夏和桃大夫手术）	Femoral osteotomy and lengthening combined with interlocking intramedullary nail
9	胫腓骨上段截骨延长术	Proximal tibia osteotomy and lengthening

续表

序号	术式	英文全称
10	胫骨“Z”形或斜行截骨延长术	Tibia “z” shape osteotomy and lengthening
11	结合交锁髓内钉胫骨截骨矫形延长术	Tibia osteotomy and lengthening combined with interlocking intramedullary nail
12	胫骨半侧骨皮质截骨横向骨搬移治疗足缺血性疾病	Hemicortical osteotomy and transverse bone transport of tibia for treatment of foot ischemic disease
13	胫骨感染病灶清除 Ilizarov 技术骨段滑移重建术	Debridement of tibia and Ilizarov bone transport technique
14	胫骨双节段截骨与骨转运术	Double-level osteotomy and bone transport of tibia
15	先天性胫骨假关节病灶切除髓内固定 + 外固定术	Lesion resection and intramedullary nail combined with external fixation for congenital pseudarthrosis of tibia
16	胫骨缺损 Ilizarov 技术骨段滑移重建术	Ilizarov technique bone transport reconstruction for treatment of tibial bone defect
17	腓骨横向搬移术修复大段胫骨缺损	Transverse bone transport of fibula for treatment of large tibial bone defect
18	踝上截骨 Ilizarov 技术矫形延长术	Supramalleolar osteotomy and lengthening by Ilizarov technique
19	髌韧带延长术	Patellar ligament lengthening
20	胫骨结节内侧移植术	Tibial tubercle medial transfer
21	小腿高位截肢残端延长术	Leg amputation and limb stump lengthening

8. 足踝部畸形矫正与动力平衡手术方法（Foot and ankle reconstruction and power balance surgery）67 个，见表 12-1-8

表 12-1-8　足踝部畸形矫正与动力平衡手术方法

序号	术式	英文全称
1	跟骨外侧柱延长术	Lateral calcaneal lengthening
2	跟骨截骨延长术再生重建跟骨缺损	Calcaneal osteotomy lengthening for regenerative reconstruction of calcaneus
3	中足截骨延长术治疗小足畸形	Mid-foot osteotomy lengthening for small foot
4	半侧跗骨缺损 Ilizarov 技术骨搬移修复术	Ilizarov bone transport technique for treatment of half tarsal bone defect
5	第 1，4 跖骨短缩截骨延长术	Metatarsal osteotomy lengthening
6	腓骨远端截骨延长术重建外踝	Distal fibula osteotomy lengthening for lateral malleolus reconstruction
7	跟腱切开延长或皮下松解延长术	Opening or closing Achilles tendon lengthening
8	婴幼儿跟腱挛缩皮下切断术	Subcutaneous resection of Achilles tendon for infants

续表

序号	术式	英文全称
9	跟腱缩短术	Achilles tendon shortening
10	跟腱固定术（穿腓骨远端）	Achilles tendon fixation
11	腓肠肌腱膜延长术	Gastrocnemius aponeurosis lengthening
12	腓肠肌腱膜内侧头皮下松解术	Medial scalp release of gastrocnemius tendon
13	跟腱延长 + 腓骨长肌移位代跟腱	Achilles tendon lengthening and peroneus longus transfer for Achilles tendon
14	胫后肌腱延长	Posterior tibial tendon lengthening
15	跖腱膜松解术	Release of plantar aponeurosis
16	拇外展肌腱挛缩皮下松解术	Subcutaneous lysis for contracture of the hallux abductor tendon
17	拇内收肌腱松解术	Release of hallux adductor tendon
18	跖内侧胫后神经卡压松解术	Decompression of medial metatarsal posterior tibial nerve
19	跖间神经瘤（Morton 病）切除术	Morton neuroma resection
20	秦泗河仰拇畸形矫正术（改良 JONES 术）	Clawed hallux correction surgery
21	屈趾长肌腱延长术	Digitorum longus lengthening
22	屈拇长肌腱延长	Flexor pollicis lengthening
23	三关节融合术	Triple arthrodesis
24	二关节融合术（距舟 - 跟骰）	Chopart arthrodesis
25	跟距关节融合术	Talocalcanearis joint arthrodesis
26	跟距关节内踝下切口截骨融合术	Arthrodesis of talocalcanearis joint through medial submalleolar incision
27	跟骰关节融合	Calcaneocuboid joint arthrodesis
28	距舟关节融合	Talonavicular joint arthrodesis
29	踝关节融合	Ankle arthrodesis
30	踝关节 + 跟距关节融合	Ankle and talocalcanearis joint arthrodesis
31	拇趾趾间关节融合术	Interphalangeal joint arthrodesis
32	跖楔关节截骨融合术	Tarsometatarsal joints arthrodesis
33	第 2/3/4/5 趾间关节融合术	Interphalangeal joint arthrodesis
34	距骨周围截骨 +Ilizarov 技术矫正足内翻畸形	Peritalar osteotomy and Ilizarov technique to correct foot varus deformity
35	跟骨、跗骨小切口多点截骨结合外固定矫正足畸形	Calcaneus, tarsal multipoint osteotomy combined with external fixation through small incisions to correct the foot deformities
36	跟距关节融合 + 外固定矫正后足内翻畸形	Talocalcanearis joint arthrodesis and calcaneal osteotomy combined with external fixation to correct hind foot varus deformity

续表

序号	术式	英文全称
37	跖腱膜切断 +Ilizarov 技术牵伸矫正高弓足畸形	Aponeurotomy combined with Ilizarov traction technique to correct cavus deformity
38	足舟骨切除术治疗极重度成年高弓足畸形	Scaphoid bone resection for treatment of extremely severe adult cavus deformity
39	第一跖骨基底截骨术	First metatarsal basal osteotomy
40	第 1、第 2、第 3、第 4 跖骨基底截骨矫正前足内收畸形	Basal osteotomy of metatarsal bone to correct adductive deformity of forefoot
41	跟骨截骨矫形术	Calcaneal osteotomy deformity
42	胫骨下端骨不连断端清理 +Ilizarov 技术重建术	Nonunion end cleaning and Ilizarov reconstruction technique for treatment of distal tibia nonunion
43	踝前肌腱固定术治疗足下垂	Dorsalis malleolus tendon fixation surgery for drop foot
44	爪行趾 Ilizarov 技术牵伸矫正术	Ilizarov traction technique to correct paw toe
45	腓骨长肌腱远端倒抽法代胫前肌术	Distal peroneus longus tendon transfer for the paralysis of tibialis anterior
46	腓骨肌腱滑脱复位外踝管重建术	Reduction of tendon slippage of fibula to reconstruct lateral malleolar canal
47	腓骨长肌和腓骨短肌延长	Peroneus longus and peroneus brevis lengthening
48	腓骨短肌移位代胫骨前肌术	Distal peroneus brevis moves medially to build stop point of dynamic reconstruction of foot dorsiflexion
49	第 5 小趾畸形矫正术	Correction of the fifth toe deformity
50	皮下截骨结合外固定矫正拇外翻畸形术	Combined operation to correct hallux valgus
51	痉挛型拇外翻畸形外固定技术矫形术	External fixation technique to correct spastic hallux valgus
52	拇内翻畸形矫正术	Hallux varus deformity correction
53	前足缩窄术治疗扇形足合并拇外翻	Constriction of forefoot to correct sector foot with hallux valgus
54	先天性巨足畸形缩短 - 缩窄术	Shortening and constriction of congenital giant foot
55	足中趾短缩术	Middle toe of foot shortening
56	趾长伸肌腱重建第三腓骨肌术	Reconstruction of the third fibula muscle with extensor digitorum longus
57	趾长伸肌腱踝上并腱术代拇长伸肌术	Extensor digitorum longus tendon binding with supramalleolar tendon for extensor hallucis longus
58	趾长伸肌腱挛缩皮下切断术	Subcutaneous resection of tendon for contracture of extensor digitorum longus
59	趾短伸肌腱挛缩切断术	Amputation of tendon of extensor digitorum

续表

序号	术式	英文全称
60	踝前筋膜松解伸踝肌腱延长术矫正仰趾足	Release of anterior malleolus fascia and ankle dorsal flexor tendon to correct talipes calcaneus
61	Ilizarov 技术推拉矫正仰趾足畸形	Ilizarov technique push-pull correction of supine toe deformity
62	距舟骨内侧截骨 +Ilizarov 技术矫正青少年先天性垂直距骨	Medial osteotomy of distal scaphoid and Ilizarov technique to correct adolescent congenital vertical talus
63	软性平足症外固定技术—足弓重建术	External fixation technique for soft flat foot—arches reconstruction surgery
64	硬性平足症内侧柱截骨 +Ilizarov 技术矫形术	Rigid flat foot medial column osteotomy combined with Ilizarov technique
65	第三腓骨肌缺如趾长伸肌腱部分后移替代术	Part of extensor digitorum longus moves backward for absence of peroneus tertius
66	组合矫形手术 + 骨外固定技术矫正马蹄内翻足	Combined orthopedic surgery and external fixation to correct talipes equinovarus
67	Ilizarov 踝关节间隙牵开 + 骨赘清理治疗踝关节骨性关节炎	Ilizarov ankle joint traction combined with osteophyte debridement for treatment of ankle osteoarthritis

9. 其他四肢矫形骨科手术方法（Other limb deformity correction and reconstruction surgery）34 个，见表 12-1-9

表 12-1-9　其他四肢矫形骨科手术方法

序号	术式	英文全称
1	骨赘切除术	Osteophytectomy
2	胫骨结节穿针牵引术	Tibial tuberosity traction
3	骨不连断端皮质剥脱、切除术	Osteoperiosteal decortication for nonunion
4	神经、血管探查与松解术	Exploration and release of nerve and blood vessels
5	骨骺阻滞术—“8”字钢板	Steel plate for epiphyseal arrest
6	骨骺破坏融合术	Epiphyseal destruction fusion
7	皮肤瘢痕切除与软组织松解术	Skin scar resection and soft tissue releases
8	切开引流术	Incision and drainage
9	慢性骨髓炎病灶切除术	Debridement for chronic osteomyelitis
10	组合式外固定器穿针固定矫形术	Deformity correction through combined external fixator
11	伊利扎洛夫（Ilizarov）技术膝关节牵伸术	Ilizarov knee traction technique
12	Taylor 环形空间外固定下肢矫形术	Taylor space external fixator for lower limb deformity correction

续表

序号	术式	英文全称
13	小腿筋膜室综合征切开减压术	Osteofacial compartment syndrome fasciotomy
14	踝管阻滞麻醉跟骨骨髓腔麻醉	Ankle canal block anesthesia and calcaneal myelin anesthesia
15	周围神经缩窄术	Peripheral nerve coarctation
16	骨牵引术（股骨髁上牵引，胫骨结节下牵引，跟骨牵引）	Bone distraction
17	取骨术（髂骨，胫骨近端）	Bone Extraction
18	植骨术（自体骨，异体骨）	Bone graft
19	克氏针内固定术	K-wire fixation
20	钢板螺钉内固定术	Plate screw fixation
21	空心钉内固定术	Hollow nails fixation
22	髓内钉内固定术	Intramedullary nail fixation
23	内固定取出术	Removal of internal fixation
24	外固定架拔针拆除术	Removal of external fixator by pulling out needle
25	异物取出术	Removal of foreign body
26	关节腔穿刺术	Arthrocentesis
27	关节腔（病灶）冲洗引流术	Joint cavity irrigation and drainage
28	截趾术（巨趾，多趾）	Apodizers surgery（giant toe，polydactyl）
29	截肢残端修整术	Stump revision Amputation stump trimming
30	皮肤线性挛缩“Z”形松解术	Shape release of linear skin contracture
31	先天性环状束带切除皮肤挛缩成形术	Congenital annular band resection and skin contracture plasty
32	皮肤穿针拉伸创面闭合术	Closure of wound surface through skin puncture and stretching
33	髋 - 膝 - 踝畸形联合手术一期矫形术	One-stage orthopedic surgery for hip-knee-ankle malformation
34	重度下肢骨质疏松动态固定行走重建骨量	Reconstruction of bone mass by walking under dynamic fixation for severe lower extremity osteoporosis

10. 非侵入性四肢矫形与固定术（Non-invasive limb reconstruction and fixation）12 个，见表 12-1-10

表 12-1-10　非侵入性四肢矫形与固定术

序号	术式	英文全称
1	髋人字石膏固定技术	Hip spica cast fixation technique
2	下肢长腿管形石膏固定	Fixation through plaster of long leg of lower limb
3	足踝部小腿石膏固定	Foot ankle leg plaster fixation
4	肘关节石膏固定	Elbow joint plaster fixation

续表

序号	术式	英文全称
5	腕 - 手部石膏固定	Wrist joint plaster fixation
6	环式外固定架牵伸调整术	Drafting adjustment of ring-type external fixator
7	组合式外固定器调整矫形术	Adjustment and deformity correction by combined external fixator
8	外固定架构型调整术	Configuration adjustment of external fixator
9	四肢矫形支具石膏取模术	Plaster molding of orthopedic braces of extremities
10	弹性支具牵伸术	Elastic brace traction
11	牵伸带关节牵伸术	Draft band draft joint
12	Ilizarov 技术矫正足畸形并发踝关节前脱位牵拉矫正	Traction and reduction of ankle anterior dislocation by Ilizarov technique for foot deformity correction

第二节　秦泗河矫形外科常用术式一览

本组数据显示，自 1978—2022 年，足踝部手术方法在矫形外科术式中占据较大比例，多种术式实施次数超过千次，其中跟腱延长、跖腱膜松解术、胫后肌腱延长等软组织松解术实施 14 052 次，跟距关节融合、三关节融合、第一跖骨基底截骨术等截骨矫形术 10 716 例次，腓骨长肌代跟腱、腓骨短肌移位代跟腱、胫骨后肌外置等动力平衡术 4781 例次。股骨和胫腓骨的截骨矫形术也得到广泛实施，分别为 7634 次和 4642 次。应用频次前 50 名的足踝部手术术式统计见表 12-2-1。

表 12-2-1　1978—2022 年应用频次前 50 名的足踝部手术术式统计

序号	术式	实施次数	序号	术式	实施次数
1	跟腱延长	8205	13	第一跖骨基底截骨术	1502
2	股骨髁上截骨	7634	14	股薄肌肌腱远端皮下切断	1254
3	跟距关节融合	6775	15	胫腓骨截骨延长术	1198
4	胫腓骨截骨矫形	4642	16	腓骨短肌移位代跟腱	1050
5	跖腱膜松解术	3819	17	胫骨后肌外置	1076
6	腓骨长肌代跟腱	2655	18	骶棘肌代臀肌	885
7	腹外斜肌移位代臀中肌	2410	19	髂胫束松解	985
8	屈髋松解术	2460	20	髂骨 - 耻骨双截骨延长术	862
9	三关节融合	2439	21	胫骨后肌移位代跟腱	918
10	股内收肌耻骨起点部分切断松解术	1908	22	胫前肌外置	876
11	胫后肌腱延长	2028	23	二关节融合	851
12	广泛性屈膝松解治疗屈膝挛缩畸形	1811	24	腓骨长肌移位代胫骨前肌	782

续表

序号	术式	实施次数	序号	术式	实施次数
25	股骨截骨矫形	777	38	半腱肌移位代替股四头肌	447
26	肌腱移位代伸踝、伸拇、伸趾肌	716	39	腓肠肌腱膜延长术	372
27	闭孔神经切断术	683	40	先天性（发育性）髋关节脱位复位	293
28	胫骨前肌移位代跟腱	592	41	腹外斜肌移位代股直肌	291
29	秦泗河仰拇畸形矫正术（改良 JONES 术）	584	42	半腱肌或半膜肌延长	291
30	跟骨截骨矫形术	580	43	第三腓骨肌腱内移代拇长伸肌或胫骨前肌	290
31	拇趾趾间关节融合术	576	44	股骨截骨延长术	290
32	距舟关节融合	575	45	肌腱移位代第三腓骨肌	246
33	跟腱缩短术	545	46	缝匠肌移位代替股四头肌	228
34	跟骰关节融合	531	47	距骨周围截骨	222
35	髋臼顶造盖术	506	48	骨盆内移截骨术	207
36	臀肌筋膜挛缩松解术	502	49	跟腱固定术（穿腓骨远端）	197
37	踝关节融合	469	50	拇长伸肌腱 1/2 后置	150

第三节　肌腱延长与软组织松解手术常用术式及相关统计

应用频次前 10 名的肌腱延长与软组织松解手术常用术式具体数据见表 12-3-1。

表 12-3-1　应用频次前 10 名的肌腱延长与软组织松解术常用术式及相关统计

序号	术式名称	使用次数	使用频率*	结合骨外固定器占比 /%
1	跟腱延长术	8205	22.15	26.36
2	跖腱膜松解术	3819	10.31	30.58
3	屈髋松解术	2460	6.64	23.03
4	股内收肌松解术	1908	5.15	36.32
5	胫后肌腱延长术	2028	5.48	61.55
6	屈膝松解术	1811	4.89	36.68
7	股薄肌松解术	1254	3.39	23.30
8	髂胫束松解术	985	2.66	40.32
9	臀肌筋膜松解术	502	1.36	18.81
10	腓肠肌腱膜延长术	372	1.00	36.84

* 此处“使用频率”是指平均每百例手术当中使用该术式的次数，下同。

第四节 肌腱、肌肉移位动力平衡手术常用术式及相关统计

应用频次前 10 名的肌腱、肌肉移位动力平衡手术常用术式具体数据见表 12-4-1。

表 12-4-1 应用频次前 10 名的肌腱、肌肉移位动力平衡手术常用术式及相关统计

序号	术式名称	使用次数	使用频率	结合骨外固定器占比 /%
1	腓骨长肌代跟腱术	2655	7.17	18.26
2	腹外斜肌移位代臀中肌术	2410	6.51	6.50
3	腓骨短肌移位代跟腱术	1050	2.83	27.51
4	胫骨后肌外置术	1076	2.91	33.80
5	骶棘肌代臀肌术	885	2.39	0.90
6	胫骨后肌移位代跟腱术	918	2.48	14.20
7	胫前肌外置术	876	2.37	35.67
8	腓骨长肌移位代胫骨前肌术	782	2.11	15.05
9	肌腱移位代伸踝、伸拇、伸趾肌术	716	1.93	47.06
10	胫骨前肌移位代跟腱术	592	1.60	11.25

第五节 关节融合术及相关统计

应用频次前 10 名的关节融合术术式具体数据见表 12-5-1。

表 12-5-1 应用频次前 10 名的关节融合术及相关统计

序号	术式名称	使用次数	使用频率	结合骨外固定器占比 /%
1	跟距关节融合术	6775	18.29	28.78
2	三关节融合术	2439	6.58	38.28
3	二关节融合术	851	2.30	14.29
4	距舟关节融合术	575	1.55	34.20
5	跟骰关节融合术	531	1.43	27.23
6	拇趾趾间关节融合术	576	1.56	41.92
7	踝关节融合术	469	1.27	13.39
8	腕关节融合术	13	0.04	46.15
9	膝关节融合术	3	0.01	66.67
10	肩关节融合术	2	0.01	0

第六节 截骨矫形术及相关统计

应用频次前 10 名的截骨矫形术具体数据见表 12-6-1。

表 12-6-1 应用频次前 10 名的截骨矫形术及相关统计

序号	术式名称	使用次数	使用频率	结合骨外固定器占比 /%
1	股骨髁上截骨术	7634	20.61	26.57
2	胫腓骨截骨矫形术	4642	12.53	43.56
3	第一跖骨基底截骨术	1502	4.06	50.22
4	股骨截骨矫形术	777	2.10	62.50
5	跟骨截骨矫形术	580	1.57	76.81
6	骨盆内移截骨术	207	0.56	29.17
7	距骨周围截骨术	222	0.60	96.05
8	尺桡骨截骨矫形术	47	0.13	55.32
9	肱骨髁上截骨术	31	0.08	38.71
10	腕中关节截骨术	2	0.01	100

第七节 截骨延长术及相关统计

选取 1978—2023 年截骨延长患者病例，因部分患者同时实施两个或多个部位的延长手术，故以下统计数字之和超过了实际手术患者的总例数。具体统计数据见表 12-7-1~ 表 12-7-6。

表 12-7-1 截骨延长部位统计

延长部位	手术例数	所占比例 /%
骨盆	1345	52.18
股骨	252	7.58
胫腓骨	1151	39.94
跟骨	22	0.71
跗骨	5	0.20
跖骨	16	0.39

表 12-7-2　患者的性别统计

性别	骨盆延长	股骨延长	胫腓骨延长	跟骨跗骨跖骨延长
男性	794 例	140 例	694 例	15 例
女性	551 例	102 例	457 例	28 例
性别比例	1.44 : 1	1.37 : 1	1.52 : 1	1 : 1.87

表 12-7-3　患者手术时年龄统计

单位：例

年龄段*	骨盆延长	股骨延长	胫腓骨延长	跟骨跗骨跖骨延长
1~5 岁	1	2	29	0
6~10 岁	9	19	87	3
11~15 岁	111	44	218	14
16~20 岁	385	60	255	7
21~25 岁	455	57	280	6
26~30 岁	235	32	143	6
31~35 岁	109	21	66	3
36~40 岁	24	6	40	2
41~45 岁	12	5	17	0
46~50 岁	2	2	10	1
51~60 岁	2	2	4	1
61~70 岁	0	0	1	0
71~80 岁	0	0	0	0
80 岁以上	0	0	0	0

* 最大年龄为 58 岁；最小年龄为 2 岁（髂骨截骨）；平均年龄为 22.12 岁。

表 12-7-4　历年手术量统计

单位：例

手术年份	骨盆延长	股骨延长	胫腓骨延长	跟骨跗骨跖骨延长
1978—1982 年	0	0	0	0
1983—1987 年	285	4	123	3
1988—1992 年	598	8	97	5
1993—1997 年	235	27	134	1
1998—2002 年	90	14	129	1
2003—2007 年	50	31	173	3
2008—2012 年	56	64	218	11
2013—2017 年	16	45	144	9
2018—2023 年	15	59	133	9

表 12-7-5 延长的侧别统计

单位：例

延长侧别	骨盆延长	股骨延长	胫腓骨延长	跟骨跗骨跖骨延长
左侧	656	130	558	24
右侧	684	121	566	16
双侧	4	1	27	2

表 12-7-6 疾病种类统计

疾病种类	患者例数	疾病种类	患者例数
脊髓灰质炎后遗症	2176	骨肉瘤	2
外伤后遗症	99	家族性神经纤维瘤病	5
先天性腓侧半肢畸形	60	皮下脂肪萎缩症	2
骨髓炎	41	先天性半侧肢体肥大症	2
先天性胫骨假关节	36	先天性髌骨脱位	2
先天性 / 发育性髋关节脱位	23	先天性关节挛缩症	3
先天性下肢短缩	22	先天性束带综合征	2
膝内翻	23	先天性足趾短缩	2
多发性软骨发育不良	18	医源性下肢畸形	4
佝偻病	16	遗传性感觉运动神经元病	1
骨缺损	17	非骨化纤维瘤	1
脊柱裂后遗症	19	强直性脊柱炎	1
骺损伤致发育性下肢畸形	13	吉兰 - 巴雷综合征	1
骨不连	12	骨化性纤维瘤	1
假性软骨发育不全	8	蜡泪样骨病	1
化脓性关节炎后遗症	9	骨结核	1
先天性马蹄内翻足	5	内生性软骨瘤	4
先天性足趾短缩畸形	5	脑外伤	1
Blount 病	6	先天性距骨发育不良	1
膝外翻	5	偏侧肢体发育不良	1
先天性髋内翻	4	夏科关节病	1
类风湿性关节炎	4	先天性股骨假关节	1
骨干续连症	3	先天性胫骨发育不良	1
脊柱侧弯	5	先天性胫骨弯曲	1
截肢残端不良	3	先天性缺趾畸形	2
先天性胫侧半肢畸形	5	熊抓伤	1
脑性瘫痪	2	遗传性痉挛型截瘫	1
矮小症	3	血管瘤	1

续表

疾病种类	患者例数	疾病种类	患者例数
败血症	2	硬纤维瘤病	1
多发性骨骺发育不良	2	股骨头缺血性坏死	2
骨纤维异样增殖症	2	其他先天性下肢畸形	26
先天性翼蹼膝关节	2	其他感染性下肢畸形	11
脊髓肿瘤致神经损伤	2	不详	22

第八节　秦泗河制定的 6 项异常行走功能指数

秦泗河制定 6 项异常行走功能指数，应用于异常步态患者，以便于描述病理步态与功能障碍程度（表 12–8–1，表 12–8–2）。

表 12-8-1　秦泗河制定 6 项异常行走功能指数

行走功能指数	患者例数	所占比例 /%
0	16	0.58
Ⅰ	64	2.32
Ⅱ	120	4.35
Ⅲ	332	12.02
Ⅳ	1178	42.67
Ⅴ	42	1.52
不详	1009	36.54

表 12-8-2　异常步态患者统计

步态	患者例数	所占比例 /%
轻度跛行	1479	53.57
重度跛行	565	20.46
跟行（仰趾）	41	1.48
压股	182	6.59
扶单拐	195	7.06
扶双拐	117	4.24
轮椅代步	21	0.76
基本正常	18	0.65
不详	143	5.18

第十三章

2136 例术后患者随访结果统计

第一节　秦泗河设计应用的术后随访评价表

具体内容见表 13–1–1。

表 13-1-1　下肢畸形矫正术后随访评价表

<table>
<tr><td colspan="6">姓名　　　　性别　　　民族　　　发病年龄　　　岁　　　随访时年龄（岁）</td></tr>
<tr><td colspan="6">地址：　　　　　　　　　　　　　　　　　　电话：</td></tr>
<tr><td colspan="6">致畸病因：
畸残性质：　骨性　软组织挛缩　复合型　下肢短缩</td></tr>
<tr><td colspan="6">术前步态：
爬行蹲移　持双拐　单拐或压股　　重度跛行　中度跛行　轻度跛行　无跛行</td></tr>
<tr><td colspan="6">曾在外院手术：　无　有　手术方法与疗效
本院手术方法与术次：</td></tr>
<tr><td>解
注</td><td colspan="5">其他辅助治疗：　　　　　　　　治疗周期：
是否需再次实施手术治疗：　是　否</td></tr>
<tr><td colspan="6">末次手术时间：　年　　月　　日　　　　术后　　个月　随访</td></tr>
<tr><td rowspan="3">实施肌肉移位术者，术后进行肌力平衡评价</td><td colspan="5">术前肌肉瘫痪或肌力失衡　有　无　肌力失衡部位</td></tr>
<tr><td>肌力平衡</td><td>完全平衡</td><td>基本平衡</td><td>二期手术平衡</td><td>未平衡</td></tr>
<tr><td>评价指数</td><td>3</td><td>2</td><td>1</td><td>0</td></tr>
<tr><td rowspan="3">畸形矫正（包括影像学评价）</td><td colspan="5">术前畸形部位与程度</td></tr>
<tr><td>矫正后评价</td><td>完全矫正</td><td>大部矫正</td><td>部分矫正</td><td>畸形复发</td></tr>
<tr><td>评价指数</td><td>3</td><td>2</td><td>1</td><td>0</td></tr>
<tr><td rowspan="3">运动与行走功能改善评价</td><td colspan="5">功能障碍部位　　　　　　　　术前步态</td></tr>
<tr><td>功能改善</td><td>显著改善</td><td>基本改善</td><td>部分改善</td><td>无改善</td></tr>
<tr><td>评价指数</td><td>3</td><td>2</td><td>1</td><td>0</td></tr>
</table>

续表

<table>
<tr><td rowspan="3">对手术疗效自我感觉与评价</td><td colspan="5">由患者表述，不能正确表述自我感觉的儿童，由家长代述</td></tr>
<tr><td>自我评价</td><td>很满意</td><td>满意</td><td>较满意</td><td>不满意</td></tr>
<tr><td>评价指数</td><td>3</td><td>2</td><td>1</td><td>0</td></tr>
<tr><td rowspan="3">并发症与问题
问题通过再次
治疗可以解决</td><td colspan="5">如关节僵硬，神经损伤，截骨处不愈合，并发新的畸形，切口严重感染等</td></tr>
<tr><td>程度</td><td>无并发症与问题</td><td>轻度并发症与问题</td><td>中度并发症</td><td>重度并发症</td></tr>
<tr><td>评价指数</td><td>3</td><td>2</td><td>1</td><td>0</td></tr>
<tr><td>评价指数</td><td></td><td>评价级别</td><td colspan="3">优 >2.5， 良 >2， 可 >1， 差 <1</td></tr>
<tr><td colspan="6">说明：单项手术随访四项（如畸形矫正，功能改善）总分除以 4。复合手术、骨性手术和肌移位术，随访五项总分数除以 5。
并发症原因</td></tr>
<tr><td colspan="6">末次手术医生
随访时间　　年　　月　　日　　　随访人</td></tr>
</table>

第二节　2136 例术后患者随访统计结果

2136 例术后患者随访统计结果见表 13-2-1~ 表 13-2-8。

表 13-2-1　性别统计

性别	调查例数
男性	1025
女性	1111

表 13-2-2　随访时年龄分布

随访时年龄*	调查例数	随访时年龄*	调查例数
1~14 岁	370	41~50 岁	261
15~20 岁	269	51~60 岁	159
21~30 岁	646	60 岁以上	27
31~40 岁	404		

* 最大年龄为 71 岁；最小年龄为 2 岁 6 个月；平均年龄为 28.77 岁。

表 13-2-3　出现频次前 20 的病因统计

病因	调查例数	病因	调查例数
脊髓灰质炎后遗症	1042	先天性胫骨假关节	26
脊椎裂、脊髓栓系	186	感染后遗畸形	26
脑性瘫痪	153	血管瘤	21
创伤后遗症	147	低磷性佝偻病	20
腓骨肌萎缩症	51	膝内翻	20
先天性马蹄内翻足	42	骨髓炎	18
先天性下肢畸形	37	骨性关节炎	14
先天性腓侧半肢畸形	35	先天性髌骨脱位	14
先天性多关节挛缩症	28	软骨发育不全	12
先天性髋关节脱位	27	硬皮病	11

表 13-2-4　术前步态统计

术前步态	调查例数	术前步态	调查例数
轻度跛行	137	爬行蹲移	42
中度跛行	567	无跛行	7
重度跛行	581	不能行走	4
扶拐杖行走	122	轮椅代步	2
压股步态	244	其他	430

表 13-2-5　术后随访时间调查

术后随访	随访时长
最长	497 个月（41 年）
最短	6 个月
平均	57.28 个月

表 13-2-6　病例数量术后评分统计（例）

评分项	优	良	可	差
肌力平衡	197	1143	796	15
畸形矫正	770	1083	264	16
功能改善	920	910	274	29
患者自我评价	860	936	291	46
规避并发症	1756	243	133	1
总评分	4503	4 315	1758	107

注：优≥ 2.5 分；良≥ 2 分；可≥ 1 分；差＜ 1 分。

表 13-2-7　平均得分和优良率统计

评分项	平均得分	优良率 /%
肌力平衡	1.7（可）	61.89
畸形矫正	2.22（良）	86.75
功能改善	2.28（良）	85.67
患者自我评价	2.22（良）	84.08
规避并发症	2.76（优）	93.59
总平均分	2.24（良）	82.40

表 13-2-8　2136 例疗效评价统计

疗效评价	例数	占比 /%
优	703	32.91
良	1004	47.00
可	404	18.91
差	25	1.17

注：评价级别依据疗效评价表中，肌力平衡评价、畸形矫正、功能改善评价、自我评价、并发症问题，5 项打分的平均值。评价级别：优≥ 2.5 分，良≥ 2 分，可≥ 1 分，差< 1 分。

第三节　267 例术后 10 年以上随访统计结果

267 例术后 10 年以上随访的统计结果见表 13–3–1~ 表 13–3–8。

表 13-3-1　性别统计

性别	调查例数
男性	108
女性	159

表 13-3-2　随访时年龄分布

随访时年龄 *	调查例数	随访时年龄	调查例数
1~14 岁	4	41~50 岁	74
15~20 岁	15	51~60 岁	44
21~30 岁	53	60 岁以上	8
31~40 岁	69		

* 最大年龄为 71 岁；最小年龄为 13 岁；平均年龄为 39.37 岁。

表 13-3-3　病因统计

病因	调查例数	病因	调查例数
脊髓灰质炎后遗症	200	感染后遗畸形	3
创伤后遗症	11	膝内翻	3
先天性腓侧半肢畸形	9	腓骨肌萎缩症	2
先天性马蹄内翻足	7	血管瘤	1
脊椎裂、脊髓栓系	6	膝外翻	1
脑性瘫痪	4	成骨不全	1
先天性髋关节脱位	4	先天性翼蹼膝关节	1
低磷性佝偻病	4	膝关节骨骺发育不良	1
先天性下肢畸形	4	先天性胫侧半肢畸形	1
先天性多关节挛缩症	3	骨髓炎	1

表 13-3-4　术前步态统计

术前步态	调查例数	术前步态	调查例数
轻度跛行	19	扶双拐行走	9
中度跛行	79	压股步态	43
重度跛行	66	爬行蹲移	15
扶单拐行走	4	其他	31

表 13-3-5　术后随访时间调查

术后随访	随访时长
最长	497 个月（41 年）
最短	120 个月（10 年）
平均	244.84 个月（20 年）

表 13-3-6　病例数量术后评分统计　　单位：例

评分项	优	良	可	差
肌力平衡	22	183	62	0
畸形矫正	86	144	35	2
功能改善	137	100	30	0
患者自我评价	120	116	31	0
规避并发症	243	24	0	0
总评分	608	567	158	2

注：优≥ 2.5 分；良≥ 2 分；可≥ 1 分；差< 1 分。

表 13-3-7　平均得分和优良率统计

评分项	平均得分	优良率 /%
肌力平衡	1.85（可）	77.07
畸形矫正	2.18（良）	86.47
功能改善	2.40（良）	89.10
患者自我评价	2.33（良）	88.72
规避并发症	2.91（优）	100.00
总平均分	2.33（良）	88.27

表 13-3-8　267 例术后 10 年以上随访疗效评价统计

疗效评价	例数	占比 /%
优	109	40.82
良	119	44.57
可	39	14.61
差	0	0

注：评价级别依据疗效评价表中，肌力平衡评价、畸形矫正、功能改善评价、自我评价、并发症问题，5 项打分的平均值。评价级别：优≥ 2.5 分，良≥ 2 分，可≥ 1 分，差< 1 分。

第四节　132 例术后 20 年以上随访统计

132 例术后 20 年以上随访的统计结果见表 13–4–1~ 表 13–4–6。

表 13-4-1　性别统计

性别	调查例数
男性	47
女性	85

表 13-4-2　随访时年龄分布

随访时年龄*	调查例数	随访时年龄	调查例数
21~30 岁	13	51~60 岁	35
31~40 岁	32	60 岁以上	7
41~50 岁	45		

* 最大年龄为 71 岁；最小年龄为 24 岁；平均年龄为 45.17 岁。

表 13-4-3　病因统计

病因	调查例数	病因	调查例数
脊髓灰质炎后遗症	117	创伤后遗症	1
低磷性佝偻病	2	腓骨肌萎缩症	1
先天性腓侧半肢畸形	2	脊椎裂、脊髓栓系	1
先天性髋关节脱位	2	脑瘫	1
先天性马蹄内翻足	2	膝内翻	1
成骨不全	1	先天性下肢畸形	1

表 13-4-4　病例数量术后评分统计　　单位：例

评分项	优	良	可	差
肌力平衡	7	100	25	0
畸形矫正	49	66	15	1
功能改善	72	46	14	0
患者自我评价	65	54	11	0
规避并发症	123	7	0	0
总评分	397	400	80	1

注：优≥ 2.5 分；良≥ 2 分；可≥ 1 分；差＜ 1 分。

表 13-4-5　平均得分和优良率统计

评分项	平均得分	优良率 /%
肌力平衡	1.86（可）	81.10
畸形矫正	2.23（良）	87.12
功能改善	2.44（良）	89.39
患者自我评价	2.40（良）	90.91
规避并发症	2.94（优）	100.00
总平均分	2.38（良）	89.70

表 13-4-6　132 例术后 20 年以上随访疗效评价统计

疗效评价	例数	占比 /%
优	62	46.97
良	55	41.67
可	15	11.36
差	0	0

注：评价级别依据疗效评价表中，肌力平衡评价、畸形矫正、功能改善评价、自我评价、并发症问题，5 项打分的平均值。评价级别：优≥ 2.5，良≥ 2，可≥ 1，差＜ 1。

第五节　分病种统计术后随访结果

一、脊髓灰质炎后遗症随访统计

（1）789 例下肢重建术后随访评价情况见表 13–5–1~ 表 13–5–7。

表 13-5-1　性别统计

性别	调查例数
男性	349
女性	440

表 13-5-2　随访时年龄分布

随访时年龄*	调查例数	随访时年龄	调查例数
1~14 岁	51	31~40 岁	174
15~20 岁	38	41~50 岁	139
21~30 岁	303	50 岁以上	83

* 最大年龄为 65 岁；最小年龄为 3 岁；平均年龄为 33.32 岁。

表 13-5-3　术前步态统计

术前步态	调查例数	术前步态	调查例数
轻度跛行	73	扶双拐	60
中度跛行	278	爬行蹲移	14
重度跛行	185	其他	37
扶单拐	142		

表 13-5-4　术后随访时间调查

术后随访	随访时长
最长	480 个月（40 年）
最短	6 个月
平均	67.28 个月

表 13-5-5　病例数量术后评分统计　单位：例

评分项	优	良	可	差
肌力平衡	53	396	21	0
畸形矫正	304	399	77	0
功能改善	327	356	84	0
患者自我评价	317	351	95	0
规避并发症	619	103	20	0
总评分	359	324	105	0

注：优≥ 2.5 分；良≥ 2 分；可≥ 1 分；差＜ 1 分。

表 13-5-6　平均得分和优良率统计

评分项	平均得分	优良率 /%
肌力平衡	2.07（良）	95.53
畸形矫正	2.29（良）	90.13
功能改善	2.32（良）	89.05
患者自我评价	2.29（良）	87.55
规避并发症	2.81（优）	97.30
总平均分	2.36（良）	86.68

表 13-5-7　789 例下肢重建术后随访疗效评价统计

疗效评价	例数	占比 /%
优	237	30.04
良	391	49.56
可	150	19.01
差	11	1.39

注：评价级别依据疗效评价表中：肌力平衡评价、畸形矫正、功能改善评价、自我评价、并发症问题，5 项打分的平均值。评价级别：优≥ 2.5 分，良≥ 2 分，可≥ 1 分，差＜ 1 分。

（2）353 例术后随访 2 年以上下肢重建术后评价调查，具体情况见表 13–5–8~ 表 13–5–14。

表 13-5-8　性别统计

性别	调查例数
男性	153
女性	200

表 13-5-9　随访时年龄分布

随访时年龄*	调查例数	随访时年龄	调查例数
1~14 岁	20	41~50 岁	83
15~20 岁	19	51~60 岁	35
21~30 岁	112	60 岁以上	8
31~40 岁	76		

* 最大年龄为 65 岁；最小年龄为 6 岁；平均年龄为 35.33 岁。

表 13-5-10　术前步态统计

术前步态	调查例数	术前步态	调查例数
轻度跛行	31	扶双拐	19
中度跛行	124	爬行蹲移	9
重度跛行	87	其他	16
扶单拐或压股	67		

表 13-5-11　术后随访时间调查

术后随访	随访时长
最长	480 个月（40 年）
最短	24 个月
平均	133.18 个月

表 13-5-12　病例数量术后评分统计

单位：例

评分项	优	良	可	差
肌力平衡	27	198	12	0
畸形矫正	121	185	43	0
功能改善	153	154	38	0
患者自我评价	146	156	38	0
规避并发症	274	46	6	0
总评分	156	153	44	0

注：优≥ 2.5 分；良≥ 2 分；可≥ 1 分；差＜ 1 分。

表 13-5-13　平均得分和优良率统计

评分项	平均得分	优良率 /%
肌力平衡	2.06（良）	94.94
畸形矫正	2.22（良）	87.68
功能改善	2.33（良）	88.99
患者自我评价	2.32（良）	88.82
规避并发症	2.82（优）	98.16
总平均分	2.35（良）	87.54

表 13-5-14　353 例术后 2 年以上下肢重建术后随访疗效评价统计

疗效评价	例数	占比 /%
优	117	33.14
良	163	46.18
可	70	19.83
差	3	0.85

注：评价级别依据疗效评价表中，肌力平衡评价、畸形矫正、功能改善评价、自我评价、并发症问题，5 项打分的平均值。评价级别：优≥ 2.5 分，良≥ 2 分，可≥ 1 分，差< 1 分。

二、脑性瘫痪随访统计

115 例脑性瘫痪下肢重建术后随访评价，具体统计情况见表 13–5–15~ 表 13–5–21。

表 13-5-15　性别统计

性别	调查例数
男性	74
女性	41

表 13-5-16　随访时年龄分布

随访时年龄 *	调查例数	随访时年龄	调查例数
1~14 岁	34	30 岁以上	10
15~30 岁	71		

* 最大年龄为 44 岁；最小年龄为 5 岁；平均年龄为 19.35 岁。

表 13-5-17　术前步态统计

术前步态	调查例数	术前步态	调查例数
轻度跛行	9	扶双拐	8
中度跛行	35	爬行蹲移	2
重度跛行	46	不能行走	1
扶单拐	4	其他	10

表 13-5-18　术后随访时间调查

术后随访	随访时长
最长	135 个月
最短	6 个月
平均	26.62 个月

表 13-5-19　病例数量术后评分统计

单位：例

评分项	优	良	可	差
肌力平衡	4	64	4	0
畸形矫正	26	67	20	0
功能改善	30	62	21	0
患者自我评价	29	66	17	1
规避并发症	99	10	2	0
总评分	32	62	21	0

注：优≥ 2.5；良≥ 2 分；可≥ 1 分；差< 1 分。

表 13-5-20　平均得分和优良率统计

评分项	平均得分	优良率 /%
肌力平衡	2（良）	94.44
畸形矫正	2.05（良）	82.30
功能改善	2.08（良）	81.42
患者自我评价	2.11（良）	84.07
规避并发症	2.87（优）	98.20
总平均分	2.24（良）	81.74

表 13-5-21　115 例脑性瘫痪下肢重建术后随访疗效评价统计

疗效评价	人数	占比 /%
优	18	15.65
良	67	58.26
可	29	25.22
差	1	0.87

注：评价级别依据疗效评价表中，肌力平衡评价、畸形矫正、功能改善评价、自我评价、并发症问题，5 项打分的平均值。评价级别：优≥ 2.5 分，良≥ 2 分，可≥ 1 分，差< 1 分。

三、脊柱裂后遗症术后随访统计

依据秦泗河矫形外科病例资料库的统计结果显示，脊柱裂后遗症实施下肢矫形及功能重建手术 1012 例，术后随访 3 年以上有 32 例，这些患者来自 12 个省份，其中男性 9 例，女性 23 例。手术时最小年龄为 2 岁，最大年龄为 45 岁，平均年龄为 20.87 岁。随访时最小年龄为 8 岁，最大年龄为 50 岁，平均年龄为 14.98 岁。随访时间最长的达到术后 10 年，平均随访时间为术后 70.7 个月。

评价得分方面：肌力平衡评价平均 2.04 分，畸形矫正评价平均 2.34 分，功能改善评价平均 2.2 分，患者自我评价平均 2.22 分，并发症规避评价平均 2.84 分。总平均分最高 3 分，最低 0.67 分。按照秦泗河评价标准，总平均分≥ 2.5 分为“优”，共 13 例；总平均分≥ 2 分为“良”，共 14 例；总平均分≥ 1 分为“可”，共 4 例；总平均分 <1 分为“差”，共 1 例。32 例总平均分为 2.32 分。

第十四章

秦泗河矫形外科团队发表的文献和影像资料统计

第一节　秦泗河矫形外科团队发表的中文期刊论文

秦泗河矫形外科团队发表中文期刊论文 386 篇，具体目录见表 14–1–1。

表 14-1-1　秦泗河矫形外科团队发表的中文期刊论文统计

序号	题目	作者	来源	发表时间	被引	下载
1	低磷性佝偻病肢体畸形的研究进展	王钞崎，秦泗河，王栋，张永红	中国矫形外科杂志	2023/12/5		26
2	迎来 Ilizarov 技术与肢体重建生态发展的新时代	秦泗河	中华骨与关节外科杂志	2023/9/15		38
3	胫骨结节下截骨结合泰勒空间外固定器治疗成人特发性膝内翻	许红生，王振军，郭悦，张海涛，刘志杰，焦绍锋，秦泗河	中华骨与关节外科杂志	2023/9/15		17
4	Ilizarov 技术牵拉矫正硬皮病致足踝畸形 1 例报道	秦泗河，臧建成，石磊	中华骨与关节外科杂志	2023/9/15		13
5	Ilizarov 技术治疗软骨发育不全下肢畸形的研究进展	殷海阳，秦泗河，石磊，郑学建	中华骨与关节外科杂志	2023/9/15		34
6	踝上弧形截骨联合关节牵伸治疗内翻型踝关节炎	郭保逢，秦泗河，王洁颖，赵巍，吴鸿飞	骨科	2023/7/20		25
7	单套 Taylor 外固定架联合双平面截骨矫正胫骨多平面畸形	焦绍锋，秦泗河，王振军，郭悦，许红生，	中国修复重建外科杂志	2023/6/8		44
8	Ilizarov 技术在欧洲的传播发展	秦泗河，郭保逢，Catagni MA	中国矫形外科杂志	2023/6/5	3	93
9	Ilizarov 技术治疗软骨发育不全下肢畸形早期临床研究	郑学建，秦泗河，石磊，郭保逢，赵俊	中国修复重建外科杂志	2023/2/1	3	89

续表

序号	题目	作者	来源	发表时间	被引	下载
10	读《胫骨横向骨搬移治疗重度糖尿病足》引发的思考	秦泗河	中国矫形外科杂志	2023/1/20		178
11	中国学者对 Ilizarov 技术发展的贡献	朱跃良，郑学建，张庆彬，郭保逢，杜辉	中华创伤杂志	2023/1/15	5	
12	第五届国际肢体重建大会见闻	杜辉，关升升，秦泗河	中国修复重建外科杂志	2022/12/15		21
13	22 062 例足踝畸形患者临床特点分析（秦泗河矫形外科数据库 1978 年 5 月 25 日—2020 年 12 月 31 日）	秦泗河，郭保逢，郑学建，石磊，赵俊	中国修复重建外科杂志	2022/12/5	2	114
14	837 例创伤后遗下肢畸形患者特点分析（秦泗河矫形外科数据库 1978 年 5 月 25 日—2020 年 12 月 31 日）	秦泗河，郭保逢，郑学建，石磊，王一岚	中国修复重建外科杂志	2022/7/1	2	79
15	关节松解联合 Ilizarov 技术治疗创伤后膝关节纤维僵直的疗效分析	臧建成，石磊，郑学建，秦泗河	中华创伤骨科杂志	2022/6/15	1	
16	Ilizarov 技术治疗脊柱裂足踝畸形 2 例	秦泗河，郭保逢，石磊，赵俊	中华外科杂志	2022/6/1		
17	应用延长重建手术治疗下肢短缩畸形 2574 例数据分析	潘奇，张永红，秦泗河，郭保逢，郑学建	实用骨科杂志	2022/1/25	2	208
18	胫骨骨膜侧向牵张术治疗下肢慢性缺血性疾病	曾纳新，曹政，游艺，甘萌，彭新宇	中华骨科杂志	2021/11/16	1	8
19	体外控制全植入性髓内延长钉及其临床治疗理念研究进展	陈甫寰，Peter H.Thaller，秦泗河	中国修复重建外科杂志	2021/10/7	1	109
20	1012 例脊柱裂继发下肢畸形患者特点初步分析（秦泗河矫形外科数据库 1986 年 10 月 12 日—2020 年 12 月 31 日）	秦泗河，郭保逢，王一岚	中国修复重建外科杂志	2021/9/27		108
21	2021 中国外固定与肢体重建高峰论坛暨纪念 Ilizarov 百年诞辰人文与学术研讨会成功举办	臧建成，秦泗河，彭阿钦，张永红	实用骨科杂志	2021/8/25		46
22	14839 例儿童肢体畸形临床数据分析	郭保逢，秦泗河，潘奇，王一岚	骨科	2021/7/20	5	163

续表

序号	题目	作者	来源	发表时间	被引	下载
23	Ilizarov 技术治疗儿童尺骨骨干续连症	张磊，赵斌，秦泗河，耿国庆，赵峰峰	中华骨与关节外科杂志	2021/6/15	3	127
24	Ilizarov 发明、发现与系统创新对中国医学界的启示：谨以此专刊纪念 Ilizarov 教授百年诞辰	秦泗河	中华骨与关节外科杂志	2021/6/15	2	108
25	下肢矫形术后外固定器的拆除时机与方法	石磊，郭保逢，秦泗河，高立东	中华骨与关节外科杂志	2021/6/15	2	75
26	单臂外固定器结合髓内钉延长术治疗股骨短缩的临床研究	杜辉，何啸天，王建业，杨敬，尹星华	中华骨与关节外科杂志	2021/6/15	1	136
27	成年脊髓灰质炎后遗症重度屈膝畸形的手术治疗	焦绍锋，秦泗河，王振军，臧建成，王执宇	中华骨与关节外科杂志	2021/6/15	1	152
28	Ilizarov 技术治疗股骨短缩伴膝关节畸形的临床研究	郑学建，秦泗河，郭保逢，石磊，赵俊	中华骨与关节外科杂志	2021/6/15	1	86
29	距骨穿针在 Ilizarov 技术矫正成人重度僵硬性马蹄内翻足畸形中的应用价值	岳孝太，张真，王伟世，丁国建，陶晓伟	中华骨与关节外科杂志	2021/6/15	3	109
30	计算机辅助环形外固定器在足踝外科中的临床进展	关升升，杜辉，秦泗河	中华骨与关节外科杂志	2021/6/15	1	97
31	基于 Ilizarov 技术的小腿延长术	秦泗河，郭保逢，杜辉	中华骨科杂志	2021/6/1	4	6
32	Ilizarov 技术联合髓内钉固定治疗成人 I 型神经纤维瘤病相关胫骨假关节	秦泗河，郭保逢，石磊，臧建成，赵俊	中华骨科杂志	2021/6/1	2	10
33	下肢延长术并发症的分类与治疗策略	臧建成，秦泗河	中华骨科杂志	2021/6/1	7	4
34	Ilizarov 技术培训的实践与思考——20 期外固定与肢体重建培训班成功举办经验总结	臧建成，郭保逢，张永红，舒衡生，花奇凯	实用骨科杂志	2021/5/25	1	88
35	骨外固定技术临床规范应用与医疗质量控制的初步探索（8113 例临床应用经验总结）	秦泗河，郭保逢，石磊，王栋，张永红	实用骨科杂志	2021/5/25	2	104
36	Ilizarov 技术推动外固定肢体重建发展	秦泗河	骨科	2021/5/20	3	160

续表

序号	题目	作者	来源	发表时间	被引	下载
37	髓内延长钉技术的研究进展	张进，张永红，王钞琦，秦泗河	中国修复重建外科杂志	2021/3/26	4	162
38	手风琴技术促进骨搬移延长骨段骨质矿化的临床观察	邢浩，张永红，王栋，殷海阳，贺国宇	中国骨伤	2021/2/25	7	164
39	胫骨近端截骨 Ilizarov 技术治疗膝骨性关节炎的步态分析	张力，苏鹏，樊渝波，秦泗河，胡翔宇	中国矫形外科杂志	2021/1/5	8	242
40	空心螺钉和钢板内固定修复移位型跟骨关节内骨折：基于 15 篇随机对照试验的 Meta 分析	胡凯，乔晓红，张永红，王栋，秦泗河	中国组织工程研究	2020/10/27	13	178
41	肌腱移位跟距融合联合外固定架治疗重症手足口病致麻痹性外翻足——附 1 例报道	石磊，秦泗河，张力，臧建成，秦绪磊	足踝外科电子杂志	2020/9/20		32
42	Ilizarov 延长技术关节外截骨治疗桡骨远端骨折后短缩畸形	徐明亮，秦泗河，伊力扎提·伊力哈木，陈国梁，彭爱民	中华骨与关节外科杂志	2020/8/15	7	123
43	胫骨横向骨搬移技术结合抗生素骨水泥治疗下肢慢性缺血性疾病伴足踝部慢性感染	王栋，张永红，贺国宇，张兴东，秦泗河	中国修复重建外科杂志	2020/7/18	21	461
44	胫骨横向骨搬移技术治疗 516 例糖尿病足的经验总结	花奇凯，秦泗河，邝晓聪，陈炎，曲龙	中国修复重建外科杂志	2020/6/30	32	778
45	肢体延长的起源、理论突破与技术进展	秦泗河，臧建成	中华骨科杂志	2020/6/1	19	2
46	Ilizarov 技术引入中国大陆 30 年	秦泗河，郭保逢，臧建成	骨科	2020/5/20	12	189
47	Ilizarov 技术在我国创伤骨科中的应用	郭保逢，秦泗河	中华创伤杂志	2020/5/15	10	1
48	成人胫骨缺损新分型与骨搬移治疗策略：附 58 例报告	秦泗河，郭保逢，彭爱民，郑学建，焦绍锋	中华骨与关节外科杂志	2020/5/15	13	120
49	Ilizarov 技术治疗静脉畸形继发肢体挛缩	夏有辰，马建勋，臧建成，张鑫，王欣玮	中华整形外科杂志	2020/4/25	2	1

续表

序号	题目	作者	来源	发表时间	被引	下载
50	“快乐骨科”的起源、发展和临床实践	臧建成，李丹，石磊，张盼，王永娜，秦泗河	医学与哲学	2020/4/20	2	97
51	新型冠状病毒肺炎期间矫形骨科的诊疗防控策略	臧建成，秦泗河，张力，石磊，王永娜	中华骨与关节外科杂志	2020/4/15	2	57
52	Ilizarov 跖骨延长治疗糖尿病足溃疡并跖骨头慢性骨髓炎	郭保逢，赵巍，吴鸿飞，梁喜斌，徐执扬	中国修复重建外科杂志	2020/4/9	9	269
53	基于坐标变换理论分析 Ilizarov 骨外固定架矫形力传导效率	胡湘宇，苏鹏，张力，李剑，秦泗河	中国组织工程研究	2020/3/17	1	133
54	Ilizarov 外固定“手风琴技术”治疗成人股骨骨不连	郭保逢，赵巍，徐执扬，吴鸿飞，陈蕾	中国矫形外科杂志	2020/2/5	12	218
55	骨搬移治疗糖尿病足暨微循环重建跨学科研究与临床合作发展论坛会议纪要	张永红，王栋，花奇凯，张定伟，白龙滨	实用骨科杂志	2019/12/25	5	202
56	骨折固定的四维空间事件	刘振东，秦泗河	中国组织工程研究	2019/11/20	6	132
57	Ilizarov 技术治疗成人僵硬型马蹄内翻足临床诊疗专家共识（2019 版）	秦泗河，张永红，臧建成，王栋，朱磊	中华骨与关节外科杂志	2019/11/15	17	603
58	改良 Ilizarov 髋重建术治疗青年髋关节疾患	吴鸿飞，梁喜斌，赵巍，郭保逢，任龙喜	中国修复重建外科杂志	2019/11/15	3	77
59	左股骨先天性缺如 1 例	王洁颖，秦泗河	中国骨与关节损伤杂志	2019/10/15		45
60	35 075 例手术治疗的肢体畸形残疾患者统计分析（秦泗河矫形外科 1978.5.25—2018.12.31）	秦泗河，郭保逢，臧建成，王一岚，焦绍锋	中国修复重建外科杂志	2019/9/16	21	200
61	中国矫形外科发展 70 年	秦泗河	中华创伤杂志	2019/9/15	6	1
62	应用 Ilizarov 技术治疗糖尿病足跖骨慢性骨髓炎	吴鸿飞，梁喜斌，赵巍，郭保逢，任龙喜	中国矫形外科杂志	2019/9/5	9	173
63	“一带一路”肢体畸形残疾手术矫治与康复辅具国际论坛会议通知	秦泗河	中国矫形外科杂志	2019/9/5		76

续表

序号	题目	作者	来源	发表时间	被引	下载
64	无植骨 Ilizarov 外固定技术治疗股骨萎缩性骨不连	郭保逢，赵巍，徐执扬，吴鸿飞，陈蕾	中国修复重建外科杂志	2019/8/15	10	118
65	Ilizarov 外固定技术治疗多发性骨软骨瘤致前臂畸形	张力，秦泗河，石磊，王全，臧建成	中国矫形外科杂志	2019/7/5	7	163
66	穴位穿针联合 Ilizarov 技术矫形治疗中老年膝骨关节炎	刘锋卫，赵园园，任飞，秦泗河，刘礼初	中国骨伤	2019/5/25	6	96
67	矫形器结合骨外固定器在下肢畸形矫治的创新应用	张力，秦泗河，邵建建，秦绪磊，王振军	中国矫形外科杂志	2019/4/5	3	303
68	手风琴技术治疗胫骨骨折延迟愈合或不愈合	卢炎君，张永红，王栋，石华南，杨奇	中华骨科杂志	2019/1/1	36	4
69	秦泗河矫形外科在全国招收青年进修医师通知	秦泗河	中国矫形外科杂志	2018/12/20		32
70	微创截骨 Ilizarov 技术结合髓内钉行股骨延长的疗效观察	杨华清，章耀华，韩庆海，彭爱民，郑学建	中国修复重建外科杂志	2018/11/19	18	169
71	应用骨外固定技术矫正四肢畸形 8113 例数据分析	秦泗河，郭保逢，焦绍锋，臧建成，张力	中国修复重建外科杂志	2018/9/25	26	181
72	成人脊柱裂后遗感觉缺失性连枷足的治疗策略	臧建成，秦泗河，秦绪磊，石磊，吕泽平	中国修复重建外科杂志	2018/9/25	4	99
73	有限矫形手术结合骨外固定技术治疗中老年脊髓灰质炎后遗症	秦泗河，郭保逢，郑学建，焦绍锋，臧建成	中国修复重建外科杂志	2018/9/19	2	130
74	Ilizarov 器械、技术和哲学蠡测	朱跃良，徐永清，秦泗河	中国修复重建外科杂志	2018/9/13	10	144
75	应力控制下的外固定与肢体功能重建登上自然哲学殿堂	秦泗河	中国修复重建外科杂志	2018/9/13	4	84
76	膝关节骨关节炎的保膝治疗进展	郭保逢，秦泗河，黄野	中国修复重建外科杂志	2018/9/13	55	1001
77	微创截骨联合 Ilizarov 技术治疗膝关节骨性关节炎并内翻畸形的疗效观察	刘锋卫，孙勇，秦泗河，刘礼初，杨海韵	中国骨与关节损伤杂志	2018/8/15	10	130

续表

序号	题目	作者	来源	发表时间	被引	下载
78	桃红四物汤对骨搬移过程中骨质矿化影响的临床观察	闫秀中，王燕，秦泗河，马海波，刘锋	上海中医药杂志	2018/8/10	9	132
79	肘关节僵硬的预防与治疗研究进展	黄坚汉，秦泗河	广西医学	2018/7/15	10	314
80	外固定器用于跟骨外侧柱延长术治疗脑瘫足外翻畸形	吴鸿飞，秦泗河，任龙喜，赵巍，郭保逢	世界最新医学信息文摘	2018/7/6		78
81	Ilizarov 技术矫治儿童踝关节骨折后遗内翻畸形	石磊，秦泗河，郑学建，张力，王全	足踝外科电子杂志	2018/6/20	5	117
82	外固定针道编码和分型系统	臧建成，秦泗河	中国矫形外科杂志	2018/6/20	1	74
83	以柔克刚，以慢胜快：Ilizarov 技术的发展与实践	朱跃良，秦泗河	医学与哲学	2018/5/21	11	151
84	Ilizarov 技术矫正成年脑性瘫痪重度马蹄内翻畸形	吴鸿飞，秦泗河，任龙喜，赵巍，郭保逢	临床医药文献电子杂志	2018/5/14	1	66
85	新时代首届小儿麻痹后遗症矫治培训班在国家康复医院成功举办	秦泗河，臧建成	中国矫形外科杂志	2018/5/5	1	83
86	Ilizarov 技术治疗烧伤后马蹄内翻足畸形	张子阳，臧建成，秦泗河	中国修复重建外科杂志	2018/1/5	21	220
87	长骨骨干增粗的机制及临床意义	刘振东，周大鹏，秦泗河	中国组织工程研究	2017/12/28	3	113
88	第六届世界肢体延长与重建大会举办地花落北京	秦泗河，臧建成，张永红	实用骨科杂志	2017/10/25		31
89	北京成功申办 2023 世界肢体延长与重建大会	秦泗河，臧建成，王一岚	中国矫形外科杂志	2017/10/20	2	44
90	Ilizarov 骨延长术治疗尺桡骨短缩并腕关节畸形	吴鸿飞，郭保逢，赵巍，梁喜斌，秦泗河	中国矫形外科杂志	2017/9/5	15	175
91	国产骨外固定器治疗四肢残缺畸形 7 289 例应用报告	秦泗河，郭保逢，郑学建，焦绍锋，夏和桃	中华外科杂志	2017/9/1	11	1
92	外固定与肢体重建骨干医师高级培训班通知——下肢畸形矫正与功能重建专题	秦泗河	中国矫形外科杂志	2017/6/5		46

续表

序号	题目	作者	来源	发表时间	被引	下载
93	外固定与肢体重建骨干医师高级培训班通知——下肢畸形矫正与功能重建专题	秦泗河	中国矫形外科杂志	2017/5/20		33
94	骨段滑移术治疗骨缺损的临床应用进展	梁喜斌，任龙喜，秦泗河	中华骨与关节外科杂志	2017/4/15	17	141
95	有限手术结合 Ilizarov 技术治疗青少年痉挛性马蹄内翻足的疗效	郭保逢，秦泗河，赵巍，吴鸿飞，梁喜斌	足踝外科电子杂志	2017/3/20	10	121
96	库尔干——俄罗斯国家 Ilizarov 技术中心见闻	臧建成，潘奇，秦泗河	中国矫形外科杂志	2017/2/20		73
97	《外固定与上肢重建》出版	潘奇，秦泗河	中国矫形外科杂志	2017/2/20		36
98	Ilizarov 技术胫骨横向骨搬移术治疗糖尿病足	花奇凯，秦泗河，赵良军，周嘉，邝晓聪	中国矫形外科杂志	2017/2/20	165	2 221
99	Ilizarov 微循环重建技术治疗 Wagner 4 级糖尿病足临床疗效分析	张定伟，秦泗河，臧建成	中国矫形外科杂志	2017/2/20	46	373
100	Ilizarov 技术治疗中老年膝骨关节炎内侧间室疼痛的临床观察	刘锋卫，刘礼初，秦泗河，马如风，王丽丽	中国骨质疏松杂志	2017/2/20	19	158
101	外固定与肢体重建——走向中国化 Ilizarov 技术时代	秦泗河	中国矫形外科杂志	2017/2/20	26	306
102	Ilizarov 技术联合胫腓骨上段微创截骨治疗膝内翻骨关节炎	秦泗河，臧建成，焦绍锋，吕泽平，赵立伟	中国矫形外科杂志	2017/2/20	20	305
103	骨外固定技术治疗脊柱裂后遗足踝畸形	臧建成，秦泗河，焦绍锋，潘奇，秦绪磊	中国矫形外科杂志	2017/2/20	11	170
104	Ilizarov 技术结合组合性手术治疗先天性腓侧半肢畸形	焦绍锋，秦泗河，王振军，潘奇，臧建成	中国矫形外科杂志	2017/2/20	8	190
105	Ilizarov 环形外固定架治疗胫腓骨开放骨折的临床研究	闫秀中，王燕，焦绍锋，王德志，秦泗河	中国矫形外科杂志	2017/2/20	31	316
106	骨搬运治疗胫骨慢性骨髓炎，是否需要加用抗生素骨水泥？	张永红，秦泗河，王栋，刘来有	中国矫形外科杂志	2017/2/20	22	371

续表

序号	题目	作者	来源	发表时间	被引	下载
107	跟行足的诊断及治疗现状	王晓乐，秦泗河，潘奇，焦绍锋，戴志刚	中国矫形外科杂志	2017/2/20		215
108	先天性腓骨缺如的治疗现状	赵志明，秦泗河，舒衡生	中国矫形外科杂志	2017/2/20	1	163
109	末节指骨截骨延长相关解剖研究	贾松，王斌，郝睿峥，刘伟，秦泗河	中国矫形外科杂志	2017/2/20	1	81
110	骨赘清理结合 Ilizarov 关节牵伸术治疗中晚期踝关节炎	郭保逢，秦泗河，任龙喜，赵巍，吴鸿飞	中国矫形外科杂志	2017/2/20	10	135
111	有限软组织松解结合骨外固定技术治疗重度髋关节外展外旋畸形	潘奇，秦泗河，焦绍锋，臧建成	中国矫形外科杂志	2017/2/20	2	85
112	Ilizarov 肢体延长技术治疗桡骨远端损伤骨骺早闭短缩畸形	董长红，秦泗河，彭爱民，郑学建，徐明亮	中国矫形外科杂志	2017/2/20	6	226
113	外固定技术治疗原发性甲状旁腺功能亢进致双膝外翻畸形 1 例	王全，张力，臧建成，焦绍锋，潘奇	中国矫形外科杂志	2017/2/20		86
114	Ilizarov 技术治疗肝豆状核变性所致肢体畸形 1 例	臧建成，秦泗河，李岱鹤，王全，秦绪磊	中国矫形外科杂志	2017/2/20		73
115	改良腓骨长肌移位术重建胫前肌肌力	王晓乐，潘奇，秦泗河，焦绍锋，戴志刚	中国骨与关节损伤杂志	2017/2/15	2	103
116	Ilizarov 技术治疗下肢血管瘤致屈膝畸形	郭保逢，秦泗河，任龙喜，赵巍，吴鸿飞	中国矫形外科杂志	2016/9/5	4	102
117	先天性无痛无汗症一例报告	臧建成，秦泗河，杨淑野	中华骨科杂志	2016/7/16	3	2
118	下肢髓内延长技术应用进展	厉孟，甄平，秦泗河	中国修复重建外科杂志	2016/5/4		189
119	20 世纪骨科学进展——六个里程碑分析	秦泗河，刘振东	骨科	2016/3/20	11	260
120	骨痂的形成与分类	刘振东，秦泗河	中国矫形外科杂志	2016/2/20	23	494
121	2015 年国际肢体延长与重建协会会议骨缺损骨不愈合进展	张永红，潘奇，焦绍锋，秦泗河	实用骨科杂志	2015/12/25		83

续表

序号	题目	作者	来源	发表时间	被引	下载
122	Ilizarov 踝关节弹性斜拉牵伸器在矫治重度马蹄足畸形中的应用	郑学建，秦泗河，郭保逢，任龙喜，赵巍	中华创伤骨科杂志	2015/12/15	12	
123	Ilizarov 支架治疗四肢复杂骨折的临床研究	闫秀中，王金国，秦泗河，王燕，吴成强	中外医疗	2015/12/11		93
124	环式外固定器结合髓内钉行骨段滑移术治疗胫骨非感染性骨缺损	王斌，贾松，卢爱东，秦泗河，刘伟	中国修复重建外科杂志	2015/11/3	19	198
125	Ilizarov 微循环重建技术治疗糖尿病足溃疡	张定伟，臧建成，王振军，秦泗河	医学与哲学（B）	2015/8/23	15	362
126	导言：应力控制下的足踝畸形矫正与功能重建	秦泗河	医学与哲学（B）	2015/8/23	1	86
127	足踝外科突破性进展——外固定与足踝重建	焦绍锋，秦泗河，臧建成	医学与哲学（B）	2015/8/23	2	200
128	从下肢全长片谈足踝畸形诊疗中的整体思维	臧建成，秦泗河，焦绍锋，张永红，王振军	医学与哲学（B）	2015/8/23	1	127
129	Ilizarov 技术治疗下肢血管瘤致足踝畸形	焦绍锋，秦泗河，王振军，郭保逢，邵波	中华骨与关节外科杂志	2015/8/15	9	161
130	串珠式多段骨滑移治疗胫骨感染性骨缺损	赵巍，秦泗河，任龙喜，吴鸿飞，郑学建	中国矫形外科杂志	2015/7/5	14	139
131	骨折断端磨损性骨吸收的证据分析	刘振东，秦泗河	中国矫形外科杂志	2015/6/20	14	162
132	悼念宁志杰尊师，做人民需要的良医	秦泗河	中国矫形外科杂志	2015/3/20		38
133	我父亲 Ilizarov 教授的工作与生活	Svetlana Ilizarov，李雪松，秦泗河	中国矫形外科杂志	2015/3/5	2	137
134	Ilizarov 技术结合有限手术治疗伴有皮肤溃疡的马蹄内翻足	焦绍锋，秦泗河，郭保逢，王振军，吴鸿飞	中国骨伤	2015/2/25	20	185
135	导言：外固定与肢体重建——符合生态医学的新学科	秦泗河	医学与哲学（B）	2014/10/23	3	93
136	骨延长的骨愈合原理	刘振东，秦泗河	医学与哲学（B）	2014/10/23	8	247
137	骨外固定——微创肢体重建的利器	臧建成，秦泗河	医学与哲学（B）	2014/10/23	1	96

续表

序号	题目	作者	来源	发表时间	被引	下载
138	第八届外固定与肢体重建国际论坛纪要	秦泗河，葛建忠	中国骨与关节外科	2014/8/15		29
139	组合式外固定器治疗合并患肢短缩的足踝部畸形	王成伟，帕尔哈提，王雪，李璐兵，郭鹏超	中国骨与关节外科	2014/8/15	5	139
140	美国匹兹堡大学医学中心	秦泗河	中国矫形外科杂志	2014/7/5		79
141	Ilizarov 技术矫治马蹄足畸形中胫距关节前脱位的治疗及预防	臧建成，秦泗河，焦绍锋，王振军，潘奇	中华骨科杂志	2014/7/1	11	
142	锁定钢板的应力遮挡效应	刘振东，秦泗河	中国矫形外科杂志	2014/5/20	15	254
143	Charcot-Marie-Tooth 病足踝畸形与外科治疗进展	梁喜斌，秦泗河	中国矫形外科杂志	2014/5/5	3	210
144	肢体延长结果对再生医学的启迪	张力，王伟，秦泗河	中国矫形外科杂志	2014/3/5	9	273
145	微创骨科的发展方向	秦泗河	中国矫形外科杂志	2014/1/5	23	363
146	Ilizarov 技术联合跟腱经皮多点松解术治疗僵硬型马蹄足畸形的临床研究	赵巍，任龙喜，梁喜斌，秦泗河，吴鸿飞	中国矫形外科杂志	2013/12/5	10	292
147	Ilizarov 技术同期治疗胫骨缺损合并马蹄足畸形	郑学建，秦泗河，彭爱民，赵巍，吴鸿飞	中华创伤骨科杂志	2013/10/15	13	
148	Ilizarov 技术结合游离皮瓣移植治疗创伤后重度马蹄足畸形伴跟骨缺损一例	秦泗河，焦绍锋，潘奇	中华创伤骨科杂志	2013/10/15	7	1
149	应力控制下的肢体延长与重建	秦泗河	中华创伤骨科杂志	2013/10/15	4	
150	Ilizarov 技术治疗先天性跖骨短缩畸形	葛建忠，秦泗河	中华创伤骨科杂志	2013/10/15	2	
151	从 1 例三关节融合术后 33 年随访结果的启示	秦泗河	中国矫形外科杂志	2013/10/5	2	93
152	基于宏观思维理念对足踝外科发展方向的思考	秦泗河	中华外科杂志	2013/10/1	4	
153	Ilizarov 技术结合矫形支具治疗复杂膝关节畸形的临床研究	王振军，秦泗河，焦绍锋，赵立伟，潘奇	中国矫形外科杂志	2013/9/5	21	384
154	创建下肢重建外科的微创医学理念	秦泗河	微创医学	2013/8/25	5	68

续表

序号	题目	作者	来源	发表时间	被引	下载
155	后 Ilizarov 时代的微循环重建术	郭保逢，秦泗河	中国矫形外科杂志	2013/8/5	29	416
156	计算机网络视频在矫形外科术后随访中的应用	臧建成，郜蕾，李森田，潘奇，向金霞	中国矫形外科杂志	2013/7/20	5	103
157	胫骨结节下闭合截骨与 Ilizarov 技术治疗膝关节骨性关节炎合并膝内翻临床疗效分析	王洁颖，秦泗河，任龙喜	中国骨与关节损伤杂志	2013/7/15	22	216
158	陈旧性桡骨头脱位的手术治疗进展	肖善文，肖红莲，严纪辉，秦泗河	中国骨伤	2013/6/25		240
159	现代骨外固定理念与原则	夏和桃，秦泗河，李刚	中国矫形外科杂志	2013/5/20	17	198
160	从 Wolff 定律和 Ilizarov 张力-应力法则到骨科自然重建理念	臧建成，秦泗河	中国骨伤	2013/4/25	104	889
161	突破骨不连与骨缺损治愈的瓶颈	秦泗河	中国骨伤	2013/4/25	41	414
162	第二届国际骨外固定与骨重建大会创伤骨科内容纪要	张锴，秦泗河，张永红	中华创伤骨科杂志	2013/2/15	1	
163	第二届世界外固定与骨重建大会扫描	秦泗河，葛建忠，常峰	中国骨与关节外科	2012/12/15		25
164	现代骨外固定技术——传统的继承、发展与突破	秦泗河	山东医药	2012/9/28	9	107
165	首届北京国际外固定与骨关节修复重建大会会议纪要	臧建成，秦泗河	中医正骨	2012/9/20		28
166	骨外固定技术的发展与创新	秦泗河	中医正骨	2012/9/20	37	371
167	Ilizarov 外固定器结合中药治疗肱骨干骨折骨不连	房经武，高海兴，王金国，丁晓琳，秦泗河	中医正骨	2012/9/20	3	93
168	“牵拉成骨”与“牵拉组织再生”技术的来源与汉语表述	秦泗河，葛建忠，郭保逢	中华外科杂志	2012/5/1	1	1
169	四肢长骨骨不连的外科治疗	梁喜斌，任龙喜，秦泗河	中国矫形外科杂志	2012/4/20	16	224
170	Ilizarov 技术在中国大陆 20 年（1991—2011 年）	秦泗河，葛建忠，郭保逢，王洁颖	中国矫形外科杂志	2012/4/5	30	650
171	Ilizarov 技术在日本引进与应用对中国骨科学界的启示	曲龙，秦泗河	中国矫形外科杂志	2012/4/5	1	171

续表

序号	题目	作者	来源	发表时间	被引	下载
172	组合性手术治疗脊柱裂后遗踝足畸形	焦绍锋，秦泗河，任龙喜，葛建忠，吴鸿飞	中国骨伤	2012/3/25	10	106
173	为什么矫形外科医生一定要有较好的文字功底与写作能力	秦泗河	中国矫形外科杂志	2012/3/5	1	60
174	两岸学术交流的开拓者——深切怀念沈永训教授	秦泗河	中国矫形外科杂志	2012/3/5		21
175	加深对骨外固定概念的认识，提高骨外固定技术水平	秦泗河	中华骨科杂志	2012/3/1	9	1
176	Ilizarov 技术治疗四肢畸形并发症分析	焦绍锋，秦泗河，王振军，任龙喜，郭保逢	中华骨科杂志	2012/3/1	44	
177	远端半针 Ilizarov 外固定器结合微创截骨术治疗膝内翻畸形	秦泗河，郑学建，夏和桃，韩义连，任龙喜	中华骨科杂志	2012/3/1	20	1
178	Ilizarov 外固定器矫正膝关节畸形	孙磊，秦泗河，宁志杰，田敏，吴波	中华骨科杂志	2012/3/1	14	2
179	Ilizarov 技术基础及临床应用研究进展	庄乾宇，翁习生，秦泗河	中华骨科杂志	2012/3/1	37	1
180	牵拉成骨技术治疗慢性骨髓炎	郭保逢，秦泗河，任龙喜	中华骨科杂志	2012/3/1	37	
181	Ilizarov 技术矫治类风湿关节炎致双下肢重度畸形一例报告	王洁颖，秦泗河，郑学建，郭保逢	中华骨科杂志	2012/3/1		
182	关于增补“国际外固定与骨重建联盟”中国组委会新委员的通知	秦泗河	中华小儿外科杂志	2012/2/15		
183	脊椎裂致足踝畸形的分类与外科治疗策略	秦泗河，焦绍峰，葛建中	中国矫形外科杂志	2012/2/5	6	150
184	首届外固定与骨关节修复重建大会通知	秦泗河	中国矫形外科杂志	2012/1/20		15
185	有限矫形手术与 Ilizarov 技术治疗青少年先天性马蹄内翻足	秦泗河，郭保逢，任龙喜，郑学建，焦绍锋	中国修复重建外科杂志	2011/12/15	31	458
186	国际外固定与骨重建联盟由来简介	秦泗河，葛建忠	中国矫形外科杂志	2011/11/5		43

续表

序号	题目	作者	来源	发表时间	被引	下载
187	可调组合式下肢外固定支架的改良及临床应用	郑学建，秦泗河，彭爱民，吴鸿飞，焦绍锋	中华创伤骨科杂志	2011/10/15		
188	改良 Ilizarov 技术矫治血友病儿童双膝关节重度屈曲畸形	李其一，翁习生，秦泗河，王升儒，邱贵兴	中国骨与关节外科	2011/10/15	8	98
189	1090 例脑性瘫痪外科手术治疗统计分析	秦泗河，葛建忠，陈建文	中国骨与关节外科	2011/10/15	11	166
190	有限内固定结合骨外固定器治疗股骨下段畸形	焦绍锋，秦泗河，王振军，吴鸿飞，郑学建	中国骨伤	2011/8/25	4	62
191	下肢畸形与残缺外科治疗新技术新观念概论	秦泗河	中国矫形外科杂志	2011/4/5	22	211
192	牵拉成骨技术修复创伤性跟骨缺损一例报告	秦泗河，葛建忠，焦绍锋	中华骨科杂志	2011/3/1	7	2
193	先天性手足多指（趾）畸形的外科治疗（附 19 例病例）	葛建忠，秦泗河	中国伤残医学	2011/2/28	7	290
194	Ilizarov 技术临床应用的相关问题	陈建文，秦泗河	中国骨与关节外科	2011/2/15	31	418
195	从手术技巧到外科艺术	秦泗河	中国骨与关节外科	2011/2/15	3	189
196	国际外固定与骨重建大会扫描	秦泗河，葛建忠	中国矫形外科杂志	2011/1/20		52
197	骨痂牵伸成骨术对邻近关节的影响	郭保逢，秦泗河	中国矫形外科杂志	2010/12/20	1	108
198	Ilizarov 理论与技术的起源、发展与传播史	秦泗河，李刚	中国骨与关节外科	2010/10/15	68	575
199	肌营养不良症行右下肢矫形手术 1 例报道	石磊，任龙喜，秦泗河	中国骨与关节外科	2010/10/15		37
200	为创建我国的下肢矫形与重建外科而努力	秦泗河	中国骨与关节外科	2010/10/15	2	40
201	组织牵伸与有限截骨矫治成年人下肢外伤后严重马蹄内翻足畸形	陈建文，秦泗河，焦绍锋，郑学建，吴鸿飞	中国骨与关节外科	2010/10/15	10	187
202	青少年痉挛性脑瘫下肢畸形矫形外科治疗进展	郭保逢，秦泗河	中国骨与关节外科	2010/10/15	8	309
203	Ilizarov 技术左股骨截肢残端延长与右踝外翻畸形矫正一例报告	秦泗河，陈建文，郑学建，焦绍锋	中华骨科杂志	2010/8/1		

续表

序号	题目	作者	来源	发表时间	被引	下载
204	脊椎裂后遗足踝畸形的临床分析	秦泗河，葛建忠，郭保逢	中华外科杂志	2010/6/15	6	
205	计算机辅助下 Taylor 环型空间外固定矫形与延长器	秦泗河，任龙喜	中国矫形外科杂志	2010/5/20	16	169
206	Ilizarov 技术矫治儿童马蹄内翻足畸形	陈建文，秦泗河，焦绍锋，吴鸿飞，郑学建	中华小儿外科杂志	2010/5/15	7	
207	骨外固定技术矫正创伤性手虎口挛缩与桡骨远端畸形 1 例	秦泗河，郑学建，夏和桃	中国矫形外科杂志	2010/5/5	3	71
208	Ilizarov 技术治疗创伤性指蹼瘢痕挛缩一例	秦泗河，夏和桃，郭保逢	中华外科杂志	2010/4/15	1	
209	改良 Ilizarov 技术救治濒临截肢的下肢残缺畸形	秦泗河，陈建文，郑学建，葛建忠，焦绍锋	中华骨科杂志	2010/4/1	27	
210	如何做一名创造性人文型骨科医生	秦泗河	中国矫形外科杂志	2010/3/20		105
211	欣读《数字骨科学》	秦泗河	中华创伤骨科杂志	2010/3/15		
212	我的导师是病人	秦泗河	医学与哲学（临床决策论坛版）	2010/2/23	3	103
213	关节牵伸术在下肢骨关节炎中的治疗作用	秦泗河，蔡刚，葛建忠	中华外科杂志	2010/1/15	11	
214	Ilizarov 技术矫治马蹄足畸形的临床应用进展	陈建文，秦泗河	中国矫形外科杂志	2010/1/5	34	623
215	读《骨搬移治疗骨缺损与骨不连》有感	秦泗河	中国矫形外科杂志	2009/12/20	14	229
216	从生物骨骼的起源与演变看肢体损伤与重建的发展史	秦泗河	中国矫形外科杂志	2009/12/20	10	271
217	脊椎动物进化成人类“自然选择”动力的探索	秦泗河	医学与哲学（人文社会医学版）	2009/12/8	6	812
218	骨外固定技术的发展史与骨科自然重建理念的形成	秦泗河，曲龙	中国矫形外科杂志	2009/8/20	53	561
219	Ilizarov 技术与爱因斯坦的相对论 - 时空观	秦泗河	中国矫形外科杂志	2009/7/5	2	121
220	伊利扎洛夫技术中 Bone Transport 的中文命名商榷	曲龙，秦泗河	中华骨科杂志	2009/3/1	2	1
221	对我国小儿骨与关节畸形外科矫形的人文思考	秦泗河	中国矫形外科杂志	2008/11/5	5	81

续表

序号	题目	作者	来源	发表时间	被引	下载
222	关节牵伸器及 Ilizarov 技术矫治小腿肌挛缩致膝踝关节畸形	陈建文，秦泗河，焦绍锋，郑学建，王振军	中国组织工程研究与临床康复	2008/9/23	20	254
223	世界骨外固定学术大会扫描	秦泗河，夏和桃	中国矫形外科杂志	2008/8/5	12	85
224	导言：创伤性截肢术简介	秦泗河	医学与哲学（临床决策论坛版）	2008/6/23		88
225	儿童创伤截肢	吴鸿飞，秦泗河，王永娜	医学与哲学（临床决策论坛版）	2008/6/23		133
226	改良 Ilizarov 技术结合有限手术矫正马蹄内翻足畸形	刘春枝，秦泗河，母心灵，郭小伟，王贞艳	中国矫形外科杂志	2008/3/5	17	475
227	Ilizarov 技术矫正合并皮肤瘢痕挛缩的僵硬型足踝畸形	秦泗河，夏和桃，蔡刚，彭爱民，郑学建	中华创伤骨科杂志	2007/12/15	41	6
228	关于矫正下肢畸形成角旋转中心的概念解析	秦泗河	中华外科杂志	2007/12/15	17	34
229	我国肢体残疾病人矫形治疗的现状分析	秦泗河	医学与哲学（临床决策论坛版）	2007/5/23	1	213
230	自然重建理念治疗股骨头坏死、髋关节脱位	秦泗河	医学与哲学（临床决策论坛版）	2007/5/23	6	134
231	足踝畸形矫正现代概念	秦泗河	中国矫形外科杂志	2007/5/5	13	261
232	为推广和提高 Ilizarov 技术在骨科的应用而努力	秦泗河	中国矫形外科杂志	2007/4/20	4	84
233	Ilizarov 技术矫正足踝畸形的器械研究与临床应用	秦泗河，郑学建，蔡刚，韩大为	中国矫形外科杂志	2007/4/20	51	444
234	Ilizarov 牵拉组织再生技术矫正膝关节重度复合畸形	秦泗河，蔡刚，翁习生，周育松	中国矫形外科杂志	2007/4/20	14	224
235	Ilizarov 技术矫正手与前臂畸形的临床应用研究	秦泗河，郑学建，夏和桃，蔡刚，焦绍锋	中国矫形外科杂志	2007/4/20	6	191
236	肘关节牵伸成形术治疗外伤后屈肘挛缩畸形（附 3 例报告）	秦泗河，蔡刚，郑学建	中国矫形外科杂志	2007/4/20	14	173
237	Ilizarov 技术矫治重度膝关节屈曲挛缩畸形的临床研究	秦泗河，陈建文，夏和桃，郑学建，焦绍锋	中国矫形外科杂志	2007/4/20	22	309
238	膝关节牵伸器矫治膝部屈曲挛缩畸形的评价	陈建文，秦泗河，焦绍锋，郑学建	中国矫形外科杂志	2007/4/20	8	120

续表

序号	题目	作者	来源	发表时间	被引	下载
239	横向推拉术矫正髋关节僵直合并骨盆倾斜畸形 1 例	秦泗河	中国矫形外科杂志	2007/4/20	3	55
240	Ilizarov 技术与骨科自然重建理念	秦泗河	中国矫形外科杂志	2007/4/20	62	337
241	Ilizarov 技术矫正畸形的原则	蔡刚，秦泗河	中国矫形外科杂志	2007/4/20	33	348
242	Ilizarov 技术在上肢矫形中的应用	蔡刚，秦泗河	中国矫形外科杂志	2007/4/20	4	151
243	胫骨骨干延长端腓肠肌导致的牵伸阻力的研究	蔡刚，杨郎，Michael Saleh，Les Coulton，秦泗河	中国矫形外科杂志	2007/4/20	3	66
244	跖骨延长术矫正足趾短缩畸形 3 例报告	秦泗河，郑学建，蔡刚，周育松	中国矫形外科杂志	2007/4/20	6	115
245	胫骨骨干端延长后对膝关节内压力的影响	蔡刚，杨郎，Les Coulton，Michael Saleh，秦泗河	中国矫形外科杂志	2007/4/20	6	101
246	对外科医生手术技能成长规律的探索	秦泗河	中国矫形外科杂志	2007/4/20	3	165
247	自然重建理念治疗股骨头坏死	秦泗河	中国矫形外科杂志	2007/4/20		89
248	Ilizarov 技术在俄罗斯研究与临床应用的最新进展	王开，郭锐，秦泗河	中国矫形外科杂志	2007/4/20	7	179
249	参加美国“肢体畸形国际培训班”的见闻与感想	秦泗河	中国矫形外科杂志	2007/4/20		65
250	对生物进化与人类骨科疾病的探索	秦泗河	中国矫形外科杂志	2007/4/20	14	611
251	俄罗斯国家 Ilizarov 创伤修复与矫形科学重建中心简介	秦泗河	中国矫形外科杂志	2007/4/20	2	91
252	我国足踝外科的现状与发展的思考	秦泗河	中国矫形外科杂志	2007/3/5	4	307
253	伊里扎洛夫理论与技术在骨科学术界不同反响的思考（续）	秦泗河	中国矫形外科杂志	2007/1/20	4	146
254	椎弓根螺钉 - 棒系统矫治麻痹性脊柱侧凸	陈建文，秦泗河，焦绍锋，王振军	中国修复重建外科杂志	2007/1/15	1	97
255	胫骨骨干端延长对胫骨生长板纵向生长的影响	蔡刚，秦泗河	中国矫形外科杂志	2007/1/5	2	126
256	伊里扎洛夫理论与技术在骨科学界不同反响的思考	秦泗河	中国矫形外科杂志	2007/1/5	1	161

续表

序号	题目	作者	来源	发表时间	被引	下载
257	Ilizarov 技术概述	秦泗河	中华骨科杂志	2006/9/1	312	1358
258	首届北京国际肢体延长与重建论坛纪要	秦泗河，夏和桃，张晓林	中华骨科杂志	2006/8/1	8	103
259	Ilizarov 的发明、发现与技术传播过程对临床医生的启示	秦泗河	医学与哲学（临床决策论坛版）	2006/4/23	12	208
260	微创牵拉技术治疗小腿缺血性肌挛缩后遗重度踝足畸形	秦泗河，孙磊，郑学建	中华外科杂志	2006/4/15	36	251
261	从微创到无创——读“医用冲击波”有感	秦泗河	中国矫形外科杂志	2006/3/5		87
262	国际细胞治疗学会第十次年会纪要——细胞治疗研究进展	万超，李刚，秦泗河	中国矫形外科杂志	2006/2/20	15	676
263	关于骨科手术切口的关闭与包扎问题	秦泗河	中国矫形外科杂志	2006/1/20	6	164
264	读者来信	秦泗河	中华外科杂志	2006/1/1		41
265	参加《中华骨科杂志》中青年优秀论文评选后的感言	秦泗河	中国矫形外科杂志	2005/12/5		38
266	先天性胫骨缺如伴重度膝关节屈曲畸形的牵伸治疗 1 例（附文献综述）	秦泗河，李承鑫，吴鸿飞，周育松	中国矫形外科杂志	2005/11/5	11	179
267	应用 Ilizarov 技术治疗先天性翼蹼膝关节一例报告	秦泗河，郑学建，王振军，陈建文	中华骨科杂志	2005/10/25	6	104
268	矮身材和侏儒症的双下肢内外结合延长术（二）（附 638 例报告）	夏和桃，彭爱民，韩义连，秦泗河，石文元	中国矫形外科杂志	2005/10/5	7	153
269	怀念邬华彬教授	秦泗河	中国矫形外科杂志	2005/10/5		35
270	矮身材和侏儒症的双下肢内外结合延长术（附 638 例报告）	夏和桃，彭爱民，韩义连，秦泗河，石文元	中国矫形外科杂志	2005/9/5	15	294
271	手术治疗脊髓灰质炎后遗症膝反屈畸形	周育松，秦泗河，王振军，张五建	临床骨科杂志	2005/8/30	1	117
272	临床医生要理解与实践医学的目的	秦泗河	医学与哲学	2005/8/23	2	148
273	术前不牵引用组合性手术治疗年长儿先天性髋关节脱位	秦泗河，焦绍锋，肖善文	中国矫形外科杂志	2005/8/5	12	124
274	微创 - 微创外科 - 微创技术的探索（二）	秦泗河	中国矫形外科杂志	2005/6/20	1	159

续表

序号	题目	作者	来源	发表时间	被引	下载
275	微创 - 微创外科 - 微创技术的探索	秦泗河	中国矫形外科杂志	2005/6/5	16	512
276	论医生的学术与医术	秦泗河，冯正中	医学与哲学	2005/5/23	5	221
277	带锁髓内钉与骨延长器联合应用在小腿延长中的作用	夏和桃，彭爱民，罗先正，秦泗河，韩义连	中华外科杂志	2005/4/15	56	321
278	牵拉成骨技术的基础研究进展与带给骨科的启示	李刚，秦泗河	中华外科杂志	2005/4/15	138	598
279	髂骨延长术的评价	韩大为，秦泗河	中国矫形外科杂志	2005/2/5	1	87
280	Ilizarov 张力 - 应力法则与微创骨科	秦泗河	中国医刊	2005/1/1	19	274
281	小儿麻痹症后期综合征	秦泗河，褚大由	中国矫形外科杂志	2004/11/20	3	321
282	医生的人文品格	秦泗河，郭力	当代医学	2004/11/5	2	184
283	股骨颈骨折研究	周育松，王振军，秦泗河	实用骨科杂志	2004/10/28	16	106
284	胫骨与跟腱同步弹性延长器的设计与临床应用	秦泗河，夏和桃，彭爱民，陈建文，郑学建	中华外科杂志	2004/10/7	47	265
285	脊髓灰质炎后遗症下肢不等长外科治疗策略（附 1 582 例报告）	秦泗河，陈建文，周育松	中国矫形外科杂志	2004/10/5	5	248
286	12 840 例小儿麻痹后遗症外科治疗统计分析	秦泗河，陈建文，郑学建，王振军，焦绍锋	中国矫形外科杂志	2004/9/5	5	338
287	膝关节屈曲挛缩外科治疗进展	陈建文，秦泗河	中国矫形外科杂志	2004/9/5	9	187
288	膝关节牵伸技术治疗先天性多发性关节挛缩症屈膝畸形	秦泗河，陈建文，郑学建，焦绍锋	中华外科杂志	2004/8/22	20	285
289	英国骨科见闻	秦泗河	中国矫形外科杂志	2004/8/5		65
290	Ilizarov 张力 - 应力法则结合三关节有限截骨矫正成年人重度马蹄内翻足	秦泗河，陈建文，郑学建，夏和桃，彭爱民	中华骨科杂志	2004/6/25	76	535
291	股外侧皮神经卡压综合征长期误诊及误治 1 例	秦泗河，焦绍锋	中国骨伤	2004/6/25		73
292	新型 Ilizarov 膝关节牵伸器的研制和临床应用	秦泗河，夏和桃，郑学建，陈建文，张雪华	中国矫形外科杂志	2004/6/5	24	208
293	论手术时间与外科医生的手术风格	秦泗河	医学与哲学	2004/5/8	12	208

续表

序号	题目	作者	来源	发表时间	被引	下载
294	麻痹性脊柱侧凸的手术治疗策略	陈建文，秦泗河，焦绍锋，张伍建	中国矫形外科杂志	2004/5/5	3	68
295	先天性短股骨伴髋内翻畸形一例报告	秦泗河，陈建文，夏和桃，彭爱民	中华骨科杂志	2003/12/25	2	103
296	激素性股骨头缺血坏死研究进展	陈建文，秦泗河	实用骨科杂志	2003/8/28	19	159
297	颈动脉外膜剥离治疗脑性瘫痪	陈建文，秦泗河	中国矫形外科杂志	2003/8/15	5	101
298	重度臀肌挛缩症继发骨与关节畸形	秦泗河，彭爱民，陈建文，吴鸿飞，张雪华	中国矫形外科杂志	2003/8/15	19	98
299	Ilizarov 张力 - 应力法则矫正类风湿性关节炎重度屈膝畸形 1 例	秦泗河，王振军，郑学建，陈建文	中国矫形外科杂志	2003/5/30	15	86
300	先天性髋关节脱位手术后并发症及预防	肖善文，秦泗河	中国矫形外科杂志	2003/3/30	28	185
301	左下肢半侧肥大施行双足等大术一例报告	秦泗河	中华骨科杂志	2003/3/25		59
302	脊髓灰质炎后遗成年人爬行 - 蹲移的外科治疗	秦泗河，肖善文，张雪华，陈建文	中国矫形外科杂志	2003/2/28	1	66
303	2000 例“蛙形腿”的探讨与思考	秦泗河	中国矫形外科杂志	2002/12/30	15	77
304	一部人工髋关节置换术的工具书 评《人工髋关节外科学》	秦泗河	中华创伤骨科杂志	2002/9/29		45
305	踝上截骨术矫正足内翻及踝部复合畸形	秦泗河，孙磊	中华骨科杂志	2002/4/25	8	189
306	Ilizarov 技术在矫形外科的应用进展	秦泗河，孙磊	中国矫形外科杂志	2002/3/25	94	516
307	改良 Ilizarov 技术矫治儿童膝关节重度屈曲畸形	秦泗河，夏和桃	中华骨科杂志	2002/2/25	24	142
308	跟腱延长加肌移位代跟腱治疗小腿三头肌瘫痪性下垂足	秦泗河，肖善文	中国矫形外科杂志	2001/12/25	2	61
309	小儿麻痹后遗成年人骨盆倾斜的分型和术式选择	秦泗河，孙磊，卢聪，王振军	中华骨科杂志	2001/5/15	5	140
310	成年人小腿外旋畸形的外科治疗	秦泗河，孙磊，李丰才，郑学建	中国矫形外科杂志	2001/2/25	7	111
311	屈指浅肌移位治疗脊髓灰质炎后遗症大鱼际肌瘫痪 12 例	张宏跃，秦泗河	实用儿科临床杂志	2000/9/30		24

续表

序号	题目	作者	来源	发表时间	被引	下载
312	先天性腓骨缺如并发下肢不等长的治疗（附 2 例报告）	秦泗河，夏和桃	中国矫形外科杂志	2000/9/30	9	137
313	膝内外翻畸形的 X 线分析及临床应用	陈艳霞，秦泗河，杨本涛	中国矫形外科杂志	2000/7/30	4	313
314	马蹄足畸形的分型和手术方案制定	秦泗河，吴鸿飞，李文玲，王振军	中国矫形外科杂志	2000/4/30	15	377
315	麻痹性马蹄后屈足的外科治疗 5 例报告	秦泗河，滕静	中国矫形外科杂志	2000/4/30		36
316	重度膝外翻的外科治疗	秦泗河，王明新，王振军	中国矫形外科杂志	2000/4/30	8	326
317	先天性跗骨联合伴足趾缺如 1 例	秦泗河，刘文昌	中国矫形外科杂志	2000/2/29		47
318	评《髋关节外科学》	秦泗河	中国矫形外科杂志	2000/2/29		26
319	成年人膝内翻的分型与手术方式选择	秦泗河，王明新，吴鸿飞，陈艳霞	中国矫形外科杂志	1999/10/25	6	495
320	成年人麻痹性屈膝畸形的外科治疗	秦泗河，夏和桃，张韬	中华骨科杂志	1998/10/15	1	37
321	双侧先天性膝关节半脱位 1 例	秦泗河，田洪孝	中华小儿外科杂志	1998/10/5		41
322	重型臀肌挛缩症二例报告	秦泗河	中华骨科杂志	1998/9/15	16	64
323	缝匠肌自行滑脱重建伸膝功能 1 例报告	秦泗河	中国矫形外科杂志	1998/6/17		23
324	Jansen 型干骺端软骨发育不良一例报告	秦泗河，刘文昌	中华骨科杂志	1998/4/15		99
325	矫正仰踇畸形的新手术方法	秦泗河，毛宾尧	中华骨科杂志	1998/3/15	1	40
326	成年人马蹄内翻足的分型与外科治疗	秦泗河，郑学建	中国矫形外科杂志	1997/12/17	11	192
327	第三腓骨肌的解剖及其临床应用	秦泗河，孙廷先，宁栓虎	中华骨科杂志	1997/3/15	4	101
328	组合性手术治疗成年人麻痹性髋关节脱位	秦泗河，郑学健，李宜生，王振军	中华骨科杂志	1996/10/15	4	33
329	比利时鲁文大学医学院见闻	秦泗河	中国康复医学杂志	1996/7/26		33
330	颈总动脉周围交感神经网剥脱切除术治疗脑性瘫痪	秦泗河	中国康复医学杂志	1996/5/26	38	92
331	第三腓骨肌的解剖及其临床应用（附 13 例报告）	秦泗河，孙廷先，宁栓虎	中国矫形外科杂志	1996/5/15	1	57
332	美国匹兹堡大学医学中心见闻	秦泗河	中国矫形外科杂志	1996/2/15		70

续表

序号	题目	作者	来源	发表时间	被引	下载
333	小儿腓骨长肌转移术的改良	韩大为，秦泗河	中国修复重建外科杂志	1996/2/15		24
334	重症小儿麻痹后遗症的概念及功能重建原则	秦泗河	中国康复	1995/11/15	2	41
335	美国小儿麻痹后综合征研究现状	秦泗河	中国矫形外科杂志	1995/8/15	1	72
336	美国小儿麻痹后发综合征研究现状介绍	秦泗河	伤残医学杂志	1995/3/20		57
337	矫形手术治疗下肢脑性瘫痪（附 685 例报告）	秦泗河，郑学建，王振军	中国矫形外科杂志	1994/11/15	9	88
338	俄罗斯骨科见闻	秦泗河	中华骨科杂志	1994/10/15	21	112
339	股二头肌移位代半腱肌矫正儿童小腿外旋畸形	秦泗河	中国矫形外科杂志	1994/8/15		25
340	杵形截骨及石膏外固定治疗膝内翻手术方法的改进	秦泗河，廉世山，刘柯新	中国矫形外科杂志	1994/8/15		43
341	高龄下肢儿麻后遗症的矫形外科治疗	秦泗河，成秉科，刘可新	中国矫形外科杂志	1994/5/15		36
342	伊里扎洛夫技术在矫形外科的应用	秦泗河	中国矫形外科杂志	1994/2/15	2	114
343	脊柱肌力平衡术矫正儿童麻痹性腰椎侧凸（附 4 例报告）	秦泗河	中国康复	1994/2/15	1	42
344	重症小儿麻痹后遗症组合性手术的应用（附 385 例报告）	秦泗河，韩永江，刘柯新，廉世山，韩大为	小儿麻痹研究	1993/12/31	3	39
345	腘绳肌麻痹肌移位治疗方法探讨（附 4 例报告）	秦泗河，刘柯新	小儿麻痹研究	1993/7/2		19
346	单臂非金属外固定架在矫正膝关节畸形中的应用（附 20 例报告）	秦泗河，刘柯新，韩永江	小儿麻痹研究	1993/7/2		19
347	重型小儿麻痹后遗症的概念及功能重建原则	秦泗河，刘可新	小儿麻痹研究	1993/4/2		26
348	改良骨盆截骨延长术	韩志楼，秦泗河	小儿麻痹研究	1993/4/2	1	17
349	股骨髁上后侧截骨术治疗膝关节屈曲畸形（附 37 例报告）	刘可新，秦泗河	小儿麻痹研究	1992/12/30		30
350	小儿麻痹后遗症入院患者心理、社会状况调查分析	王树芬，吴君，刘柯新，易礼海，秦泗河	小儿麻痹研究	1992/12/30		30
351	氯胺酮麻醉术后病人的护理	王文君，吴君，秦泗河	小儿麻痹研究	1992/12/30		13

续表

序号	题目	作者	来源	发表时间	被引	下载
352	橘皮竹茹汤在儿麻术后恶心呕吐的应用	李树春，韩大为，秦泗河	小儿麻痹研究	1992/12/30	1	93
353	访俄罗斯骨科见闻	秦泗河	小儿麻痹研究	1992/12/30		24
354	跟腱皮下切断滑行延长	赵宪光，秦泗河	小儿麻痹研究	1992/4/1		30
355	小儿麻痹后遗症最佳手术方案的制定原则（二）	秦泗河，宁志杰	小儿麻痹研究	1991/5/15	4	48
356	小儿麻痹后遗症矫形康复医疗的一些新认识和建议	秦泗河	中国康复	1991/4/2		17
357	骨骺刺激术治疗儿童麻痹性膝反屈畸形 21 例	秦泗河，刘志国，秦广宏	黑龙江医学	1991/4/1		24
358	连枷腿外科治疗的国内进展	秦泗河	小儿麻痹研究	1991/2/15		32
359	小儿麻痹后遗症最佳手术方案制定原则（一）	秦泗河，宁志杰	小儿麻痹研究	1991/2/15	7	57
360	运筹学在小儿麻痹后遗症矫形康复医疗中的应用	秦泗河	小儿麻痹研究	1990/7/2	1	77
361	浅谈矫形外科手术技巧	秦泗河	小儿麻痹研究	1990/7/2		38
362	背阔肌移位术在小儿麻痹后遗症功能重建中的应用	秦泗河	中国康复医学杂志	1990/5/1	1	26
363	儿麻后遗症病人外伤性股骨髁上骨折 2 例治疗经验	梁玳瑛，秦泗河	创伤杂志	1990/5/1		11
364	小儿麻痹后遗症的简易康复医疗	秦泗河	中国康复	1990/4/2		22
365	小儿麻痹后遗症手术后的康复医疗程序	秦泗河	中国康复医学杂志	1990/3/2	3	81
366	骨骺刺激术治疗脊髓灰质炎性膝反属畸形	秦泗河，刘志国，秦广宏	中国康复医学杂志	1990/3/2	1	30
367	对儿麻后遗症矫治疗效评价标准的几点建议	秦泗河	中国康复	1989/12/31	3	22
368	胫后肌腱前移代足背伸肌术的改进	秦泗河	中华小儿外科杂志	1989/8/5		
369	碳素纤维代肌腱韧带的实验研究及临床应用	秦泗河，梁代瑛	黑龙江医学	1989/5/1		6
370	矫形康复治疗小儿麻痹后遗症 3227 例经验	秦泗河	中国康复	1989/4/2		43
371	血友病性膝关节病误诊一例	秦泗河	实用外科杂志	1989/3/2		15
372	小儿麻痹后遗症连枷腿的分型与治疗（附 453 例报告）	秦泗河，张云荣，赵宪光	中国康复医学杂志	1988/12/26	1	39

续表

序号	题目	作者	来源	发表时间	被引	下载
373	小儿麻痹后遗症连枷髋的治疗	秦泗河，张云荣，高超，赵宪光	山东医药	1988/10/27	1	24
374	小儿麻痹后遗症外科治疗的辩证观	秦泗河	医学与哲学	1987/5/1		36
375	肌移位术治疗脊髓灰质炎后遗臀肌瘫痪	秦泗河，孙召云，王心见，李开贤	中华外科杂志	1987/2/22	2	
376	前臂屈肌群起点上移代屈肘肌八例报告	秦泗河，孙兆云，焉兆荣，李新军	中华外科杂志	1985/6/22	2	
377	下肢延长术的国内进展	秦泗河	中华小儿外科杂志	1985/2/5	4	
378	屈指浅肌移位治疗大鱼际肌瘫痪	秦泗河	中华外科杂志	1985/1/22	1	
379	股二头肌和半腱肌代股四头肌术的几点改进	秦泗河	山东医药	1984/7/29		28
380	儿童进行性骨化性肌炎 1 例	秦泗河，李开贤	中华小儿外科杂志	1984/4/5		
381	骨盆截骨延长 26 例报告	秦泗河，孙召云，李立新，王新建	山东医药	1984/3/1	1	17
382	矫形手术治疗大脑性瘫痪 54 例	秦泗河，孙召云，李新军，焉兆荣	山东医药	1983/7/30		25
383	股骨髁上截骨术治疗脊髓灰质炎后遗膝关节屈曲畸形 92 例	秦泗河，孙召云，焉兆荣，李新军	山东医药	1983/5/1		32
384	股四头肌替代术 84 例分析	秦泗河，孙兆云，焉兆荣，李新军	山东医药	1983/1/31		24
385	脊髓灰质炎后遗症连枷腿的外科治疗（附 167 例报告）	秦泗河，孙兆云，李立新	中华骨科杂志	1987/5		
386	跟腱皮下切开滑行延长术治疗跟腱挛缩（25 例报告）	秦泗河	泰山卫生	1982/4		

第二节　秦泗河矫形外科团队发表的英文论文

（1）QIN SIHE，LI CHENG-XIN. Joint distraction arthropiasty in the treatment of congenital tibial deficiency with severe knee joint fexion deformity：case report and review of the Iiterature，Orthopedic Journal of China，2006，1：43-47.

（2）LIU KB，GUAN J，ZANG JC，HUA QK，QIN SH. The epidemiological characteristics of neurogenic limb deformity disorder in China：a national-based study from Qin Sihe orthopedic center. BMC Public Health，

2023，23（1）：567.

（3）JIANCHENG ZANG，SUDNITSYN AS，MO Z，et al. Improved Ilizarov method for management of deformity and ulceration on foot and ankle of spina bifida. Journal Of Orthopaedic Translation，2021，28：140–147.

（4）DONG WANG，JUN–JUN SHI，LE ZHANG，et al. The Ilizarov technique in treating denervated ankle–foot deformities. Journal of Neurorestoratology，2021，9（4）：255–268.

（5）BAOFENG GUO，SIHE QIN，XUEJIAN ZHENG，et al. Ilizarov technique for severe knee flexion contracture in juvenile rheumatoid arthritis. Journal Of Orthopaedic Translation，2020，25：33–38.

（6）ZHU YL，GUO BF，ZANG JC，et al. Ilizarov technology in China：a historic review of thirty–one years. Int Orthop，2021.

（7）QIN S，ZANG J，GUO B. Ilizarov technology and chinese philosophy（To commemorate the 100th anniversary of the birth of Professor Ilizarov）. Genij Ortopedii，2021，27（3）：291–295.

（8）ZANG J，QIN S. The analysis report of surgical treatment of limb deformity and disability：35,075 cases. Genij Ortopedii，2021，27（3）：331–336.

（9）JIANCHENG ZANG，SIHE QIN，VIGNESHWARAN P，et al. The treatment of neurotrophic foot and ankle deformity of spinal bifida：248 cases in single center. Journal of Neurorestoratology，2019，7（3）：153–16.

（10）PRASIT RAJBHANDARI，CHAYANIN ANGTHONG，JIANCHENG ZANG，et al. The Combined Lambrinudi and Ankle Arthrodesis with Ring External Fixation in the Long–term Severe Neuromuscular Equinocavovarus Deformity with Ankle and Hindfoot Osteoarthritis：The Cases Presentation and Modified Guideline of Treatment. The Open Orthopaedics Journal，2019，13，183–188.

（11）GANG LI，SIHE QIN. Ilizarov Techniques in China for 30 years：From Research to Clinical Translation. Journal of Orthopaedic Translation，2020，25：1–2.

（12）S QIN J，ZANG B GUO. 2021 Ilizarov technology and China philosophy（to commemorate the 100th anniversary of the birth of professor Ilizarov）. Ceni J orthopedii，2021.

（13）J ZANG，S QIN. The analysis report of surgecal treatment of limb deformity and disability：35075 case. CeniJ orthopedii，2021 Vol . 27，no. 3，2021.

第三节　秦泗河应邀为相关专家出版的书作序与寄语

（1）魏启赞、龚晓玲著《魏启赞龚晓玲医学文选》，中国中医药出版社，2003。

（2）刘振东编著《骨折愈合原理》，人民军医出版社，2012。

（3）曲龙编著《骨搬移治疗骨缺损与骨不连：Ilizarov 技术的临床应用》，人民卫生出版社，2009。

（4）彭阿钦、吴希瑞主编《胫骨开放性骨折及并发症治疗病例精选》，人民卫生出版社，2019。

（5）朱跃良、郑学建著《Ilizarov 外固定 – 器械、方法与理念》，北京大学医学出版社，2022。

（6）陈建文主编《数字六轴—空间骨外固定支架》，中国社会出版社，2016。

（7）花奇凯主编《胫骨横向骨搬移治疗重度糖尿病足》，北京大学医学出版社，2022。

（8）Dror Paley 著，陈坚译《矫形外科原则》，北京大学医学出版社，2023。

（9）韩国 ASAMI 成立 20 周年学术研讨会论文集，2012。

（10）Ilizarov 著，朱跃良、陈蔚蔚、杜辉、潘奇译《Ilizarov 骨外固定术 – 组织再生和生长的理论与临床》，北京大学医学出版社，2024.

第四节　秦泗河发表的人文科普、医学教育类文章

一、秦泗河在光明日报、光明网、健康报等发表 64 篇文章

（1）访美漫议

（2）现代疾病与古代疾病有什么不同

（3）漫谈长寿与衰老

（4）脊髓灰质炎老病新问题

（5）比利时鲁文大学医学院见闻

（6）漫谈学习、能力与创新

（7）为过度追求学历与学术地位的状况堪忧

（8）中国医药学在澳洲

（9）一方净土

（10）发现恐龙的启示——医生与博学

（11）骨科史上第四个里程碑——伊里扎洛夫治疗器

（12）治疗骨折与畸形的新葩——骨外固定

（13）还下肢不等长者健美步态

（14）股骨头缺血性坏死如何选择最佳治疗方案

（15）手术技能——功夫在手术台外

（16）学问 · 灵巧 · 医道——外科医生应具备的素质

（17）健康需要绿色

（18）从欧洲人的步态谈起

（19）感悟阿里山

（20）夜观企鹅

（21）人类历史上最早的手术台

（22）术后病人追踪随访你做到了吗

(23) 我的医学文化情结与自然哲学观
(24) 外科手术纵横谈
(25) 抗 SARS 有感
(26) 用哲学的眼光反思现代医学
(27) 医生的人文品格
(28) 骨科医生的手术速度与手术风格
(29) 顾玉东院士的诗性情怀
(30) 王澍寰院士的艺术境界
(31) 医生职业的真谛——燃烧自己，照亮别人
(32) 风物长宜放眼量——医患诚信危机医生如何做起
(33) 哈萨克牧民家的欢夜与畅想
(34) 合理治疗与技术创新
(35) 行医感悟与人文思考
(36) 大脑——你的幸福中枢
(37) 我的导师是病人
(38) 对一日三餐的思考?
(39) 从马季先生猝死——谈腰臀比例
(40) 良知、自省是医生职业的底线
(41) 死亡也是一面镜子
(42) 看人体怎样进化
(43) 进化缺陷使我们生病
(44) 生命的本质与人种的起源
(45) 尼罗河游船上的“肚皮舞”
(46) 登上喀喇昆仑山红旗拉甫口岸
(47) 警惕臀肌注射造成的残疾——蛙形腿
(48) 治疗先天性髋关节脱位越早越好
(49) 战胜肢体残疾，我们与你同行
(50) 人体为何如此精巧
(51) 人类因手而崇高——也谈千手观音
(52) 从达尔文放弃学医谈麻醉学的诞生
(53) 韦加宁教授病中催我写专著
(54) 论医生的学术与医术
(55) 合格临床医生的素质如何养成
(56) 临床医生有心、有情就有科研
(57) 亦医亦文写春秋
(58) “为学术而学术”堪忧

（59）实践与目的岂能南辕北辙

（60）临床医生要理解和实践医学的目的

（61）人类体毛是如何脱落的

（62）东方文化与西方（欧美）文化的差别与比较

（63）如何做一名知识型的外科医生

（64）宏观视野下肢体重建医疗模式的探索与思考

二、公众号平台推送文章

“秦泗河矫形外科研究院”微信公众号平台推送秦泗河相关文章 70 篇，具体目录见表 14-4-1。

表 14-4-1　微信公众号平台推送的秦泗河相关文章统计（2017 年 9 月—2024 年 1 月）

序号	题目	推送时间
1	北京成功申办 2023 世界肢体延长与重建大会	2017/9/30
2	对人类体毛脱落的探索	2017/11/28
3	矫形骨科新年贺词	2018/2/16
4	金字塔下的肢体重建论坛（张永红、秦泗河）	2018/7/23
5	中国肢体畸形残障医学展览馆开馆序言	2018/9/22
6	中国肢体畸形残障医学展览馆开馆寄语	2018/9/22
7	秦泗河教授《读书与健康》演讲讲义	2018/10/17
8	脊柱裂后遗症下肢畸形科普	2019/1/9
9	肢体不等长科普	2019/1/18
10	猪年赋诗赠友人	2019/2/4
11	小儿麻痹后遗症科普	2019/2/4
12	重读序言悼冯老（冯传汉）	2019/6/29
13	解读肢体畸形矫正与功能重建	2019/7/6
14	缅怀吴守义教授	2019/7/14
15	秦泗河医生 2020 新年寄语	2020/1/6
16	盛日看世界	2020/1/6
17	七言诗—赠青年医生	2020/1/6
18	伊利扎洛夫教授生平	2020/1/17
19	七言诗——忧“换头术”	2020/1/17
20	六十八岁生日抒怀	2020/1/22
21	读袁钟教授文章有感	2020/2/8
22	新冠肺炎折射出科研学术与临床评价弊端	2020/2/18
23	天下同归而殊途——疫情防控与医学规律的哲学思考	2020/2/18

续表

序号	题目	推送时间
24	人文哲学思想指导临床——矫形外科中的哲学	2020/3/25
25	沉痛悼念卢世璧院士	2020/4/2
26	双节同日感怀赠友	2020/10/1
27	与医学哲学相伴 36 年	2021/2/3
28	时间颂——牛年贺春	2021/2/12
29	告知广大病友——秦泗河教授仍然主持手术	2021/3/7
30	伊利扎洛夫技术为何能治疗骨科百病?	2021/8/26
31	七言诗赠嬴秦文化研究会	2021/9/11
32	秦泗河教授关于软骨发育不全相关问题的解答	2021/10/6
33	《Ilizarov 技术骨科应用进展》前言	2021/10/6
34	《肢体延长与重建》前言	2021/10/6
35	纪念伟人毛泽东	2021/12/26
36	十五年的回眸——《医生、医术与人文》	2022/1/28
37	《医生、医术与人文》前言与自序	2022/1/28
38	矫形外科虎年贺辞	2022/1/31
39	肢体重建 40 年——《下肢畸形外科》英文版前言	2022/1/31
40	直立行走起源与人类肢体疾病解析（秦泗河、刘月驹）	2022/2/8
41	深切缅怀何鲁丽老领导	2022/3/28
42	《Ilizarov 外固定器械、方法和理念》序言	2022/4/3
43	秦泗河教授谈膝内翻、膝外翻畸形微创手术矫正	2022/5/22
44	七言诗 贺国家康复医院开院十周年	2022/5/22
45	秦泗河教授呼吁：关注肢体残疾群体的功能重建	2022/6/15
46	小儿麻痹后遗症莫悲哀，肢体畸形残疾能治疗	2022/6/26
47	达尔文给我们带来了什么？——秦泗河教授谈生物进化论	2022/7/14
48	秦泗河教授谈脑性瘫痪外科治疗常识	2022/7/24
49	秦教授谈中华文明延续不断的原因	2022/7/24
50	秦泗河与 Ilizarov 技术中国转化世界接轨史	2022/8/1
51	少年儿童应掌握的四项运动技能	2022/8/1
52	中国临床医生的成才道路	2022/8/16
53	秦泗河：伊利扎洛夫是现代骨科学的“圣人”	2022/9/9
54	怀念与感恩——记吴之康教授	2022/9/9
55	秦泗河教授谈足踝畸形诊疗常识	2022/9/20
56	秦泗河教授宏观谈中国小儿麻痹后遗症	2022/11/17
57	中华骨与关节外科杂志邀秦泗河解答“肢体重建”相关问题	2022/11/19

续表

序号	题目	推送时间
58	秦泗河教授宏观谈：儿童肢体畸形矫正相关问题	2022/12/7
59	秦泗河团队研究的“中国特色下肢重建技术体系”选为北京市科协医药健康领域最具转化潜力科技成果	2022/12/15
60	秦泗河教授谈肢体重建的世界学术发展史	2023/1/1
61	鸿兔——新春咏志	2023/1/23
62	韦加宁 永远的灵魂丰碑—纪念人民好医生韦加宁逝世 20 周年	2023/4/15
63	五一国际劳动节——秦泗河教授寄语青年朋友	2023/5/1
64	感恩小儿骨科导师潘少川教授（千里峻骨 推送）	
65	肢体形态与功能重建丛书总序	2023/9/24
66	中国学者应在第六届世界肢体重建大会呈现什么	2023/10/6
67	历史回眸：中国外固定与肢体重建发展大事记	2023/10/9
68	迎来肢体畸形矫正与功能重建——生态发展新时代	2023/12/27
69	踏歌而来的 2024——秦泗河教授元旦献词	2024/1/1
70	秦泗河教授谈——为何中国遗留众多肢体畸形残疾	2024/1/4

第五节　秦泗河主持摄制出版或发布的影像资料

一、秦泗河主持摄制出版的音像出版物著作

（1）《秦泗河儿麻后遗症矫形术》，由科学出版社于 1991 年出版。

（2）《秦泗河下肢矫形与功能重建创新手术技巧》，由北京大学医学出版社于 2012 年出版。

（3）《秦泗河肢体形态与功能重建及外固定（Ilizarov 技术）手术视频》，由北京大学医学出版社于 2018 年出版。

（4）《肢体形态与功能重建丛书》（共 6 分册），包括《中国肢体畸形病因病种分类》《下肢形态与功能重建》《上肢形态与功能重建》《小儿肢体形态与功能重建》《难治性肢体畸形重建病例精粹》《矫形器与肢体重建》，由北京大学出版社于 2023 年出版，并配有 1800 分钟视频资源。

二、秦泗河主持摄制发布的纪录片

（1）《大国医生的情怀与担当》，由国家康复辅具研究中心附属康复医院矫形外科于 2018 年出品。

（2）《第六届世界肢体重建大会申办视频》，由世界肢体延长与重建学会中国部于 2017 年出品。

（3）《如何做个优秀的临床医生》，由中国传媒大学于 2020 年出品。

（4）《中国外固定与肢体重建诞生与成长》，由中国医师协会骨科医师分会外固定与肢体重建专业委员会于 2020 年出品。

第十五章

秦泗河主编与参编著作 37 部

截至 2024 年，秦泗河任主编学术著作 18 部（有 3 部由秦泗河个人主编），参编学术著作 16 部，主编医学人文与诗词著作 3 部；还组织科室人员编辑汇总 10 本论文集、书信资料集、肢残患者艰难求医经历集、锦旗集等。读者通过阅读思考秦泗河等编著出版的书籍、发表的文章，可以大概了解一个矫形外科专家眼中的世界，其思维贯通古今，学术拥抱全球，探索生命本源，求真务实中前行，临床跨越了多个学科，手术成为艺术，为解除肢残患者的痛苦奋斗不已，并被推荐为第六届世界肢体重建联合会主席。

第一节　秦泗河主编的学术与人文著作

一、秦泗河担任主编的学术著作

秦泗河目前共主编学术著作 18 部，其中《实用骨外固定学》第 2 版和英文著作 *Atlas of Limb Deformity Etiological Classification*（《肢体畸形图谱：病因分类》）将于 2024 年下半年出版（表 15-1-1）。

表 15-1-1　秦泗河主编的学术著作

序号	作者	书名	出版社	出版时间
1	秦泗河	《下肢畸形外科》	人民卫生出版社	1998 年

续表

序号	作者	书名	出版社	出版时间
2	秦泗河	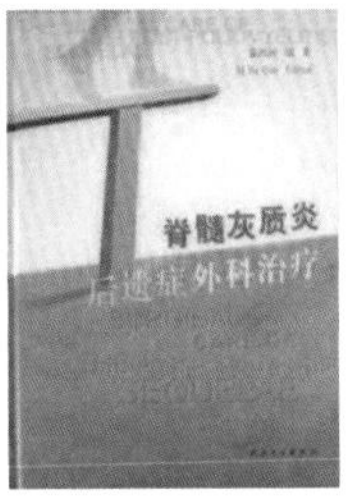 《脊髓灰质炎后遗症外科治疗》	人民卫生出版社	2006 年
3	秦泗河	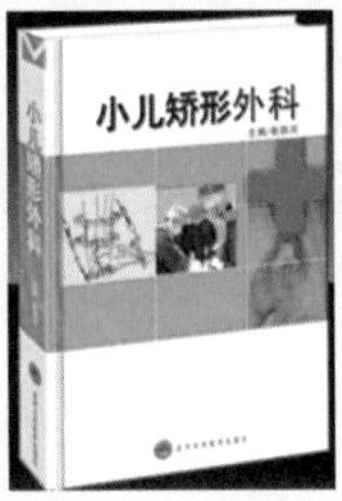 《小儿矫形外科》	北京大学医学出版社	2007 年
4	秦泗河、陈哨军、于炎冰	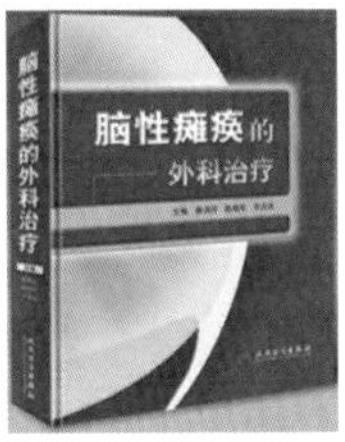 《脑性瘫痪的外科治疗》	人民卫生出版社	2008 年
5	秦泗河、李刚	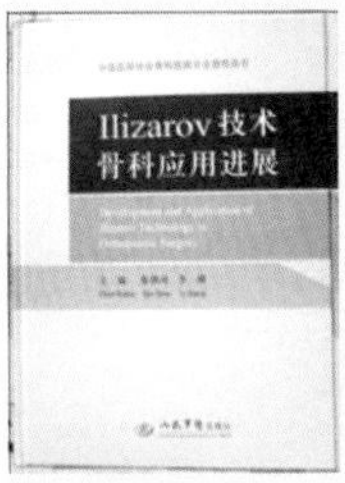 《Ilizarov 技术骨科应用进展》	人民军医出版社	2014 年
6	张锴、柴益民、秦泗河	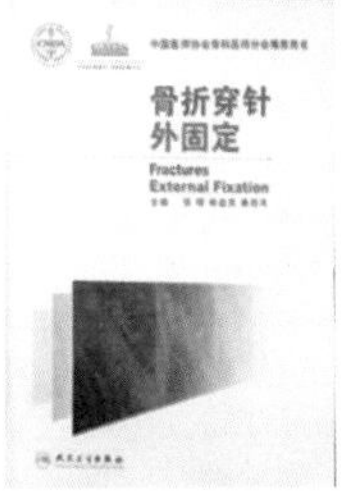 《骨折穿针外固定》	人民卫生出版社	2015 年

续表

序号	作者	书名	出版社	出版时间
7	秦泗河、桂鉴超、梁晓军	《外固定与足踝重建》	人民卫生出版社	2015 年
8	秦泗河、范存义、张群	《外固定与上肢重建》	人民卫生出版社	2016 年
9	秦泗河、焦绍锋、舒衡生	《肢体延长与重建》	人民军医出版社	2017 年
10	秦泗河、臧建成、焦绍锋、潘奇	《下肢畸形外科》 *Lower Limb Deformities: Deformity Correction and Function Reconstruction*	施普林格出版集团	2020 年
11	秦泗河（总主编）	《肢体形态与功能重建丛书》 （共 6 分册，包含视频 1800 分钟）	北京大学医学出版社	2023 年

续表

序号	作者	书名	出版社	出版时间
12	秦泗河、田文、庄乾宇、石磊	《肢体形态与功能重建丛书》分册之《中国肢体畸形病因病种分类》	北京大学医学出版社	2022 年
13	秦泗河、焦绍锋、潘奇、郑学建	《下肢形态与功能重建》	北京大学医学出版社	2023 年
14	秦泗河、陈山林、徐永清、王增涛	《肢体形态与功能重建丛书》分册之《上肢形态与功能重建》	北京大学医学出版社	2023 年
15	秦泗河、郭保逢、仉建国、李旭	《肢体形态与功能重建丛书》分册之《小儿肢体形态与功能重建》	北京大学医学出版社	2023 年
16	秦泗河、臧建成、张永红、花奇凯	《肢体形态与功能重建丛书》分册之《难治性肢体畸形重建病例精粹》	北京大学医学出版社	2023 年

续表

序号	作者	书名	出版社	出版时间
17	赵立伟、秦泗河、张晓玉	《肢体形态与功能重建丛书》分册之《矫形器与肢体重建》	北京大学医学出版社	2023 年
18	秦泗河、田文、庄乾宇、郭保逢	*Atlas of Limb Deformity Etiological Classification* 《肢体畸形图谱：病因分类》	施普林格出版集团	2024 年
19	夏和桃、秦泗河、张云峰	《实用骨外固定学》第 2 版	人民卫生出版社	2024 年

二、秦泗河担任主编的医学人文著作

秦泗河目前担任主编的医学人文著作共 3 部（表 15-1-2）。

表 15-1-2　秦泗河主编的医学人文著作

序号	作者	书名	出版社	出版时间
1	秦泗河	《秦泗河诗词集》	中国文联出版社	2004 年

续表

序号	作者	书名	出版社	出版时间
2	秦泗河	《医生、医术与人文》	清华大学出版社	2007 年
3	冯正中、秦泗河	《医生的境界》	中南大学出版社	2008 年

第二节　秦泗河应邀参与编写的著作

秦泗河目前应邀担任副主编或编委的著作共 16 部（表 15-2-1）。

表 15-2-1　秦泗河参与编写的著作

序号	作者	书名	出版社	出版时间
1	邱贵兴、戴克戎	《骨科手术学》第 4 版	人民卫生出版社	2016 年

续表

序号	作者	书名	出版社	出版时间
2	顾玉东	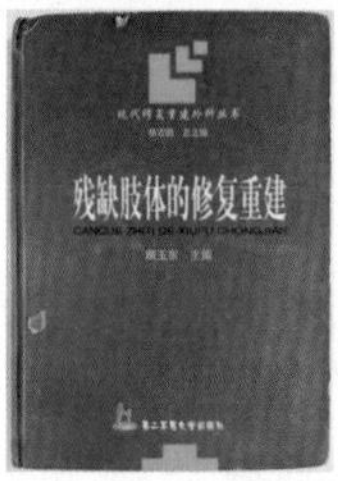 《残缺肢体的修复重建》	第二军医大学出版社	2005 年
3	毛宾尧	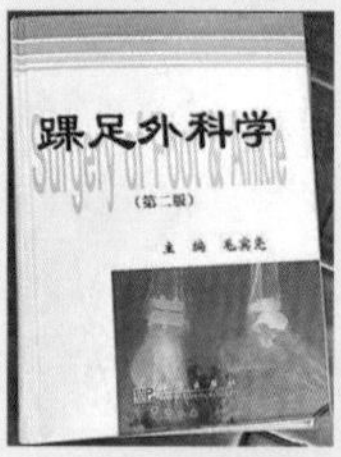 《踝足外科学》第 2 版	科学出版社	2007
4	王正义	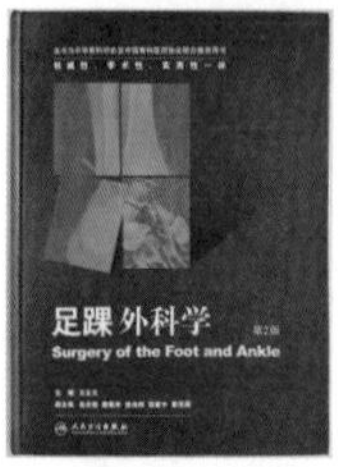 《足踝外科学》	人民卫生出版社	2014 年
5	田慧中	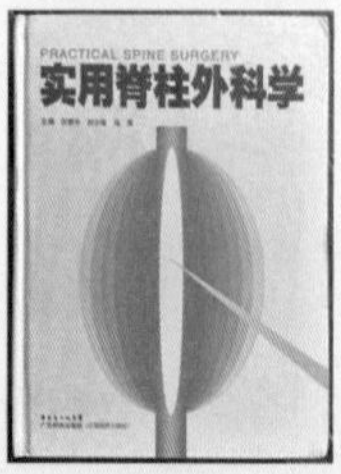 《实用脊柱外科学》	广东科技出版社	2008 年
6	胡永成	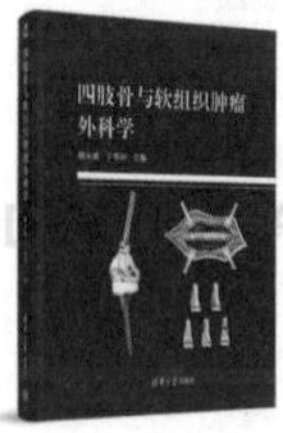 《四肢骨与软组织肿瘤外科学》	清华大学出版社	2021 年

续表

序号	作者	书名	出版社	出版时间
7	卓大宏	《中国康复医学》第 2 版	华夏出版社	2003 年
8	卓大宏	《康复治疗处方手册》	华夏出版社	2007 年
9	夏和桃	《实用骨外固定学》	人民卫生出版社	2013 年
10	李起鸿、许建中	《骨外固定学》	人民卫生出版社	2009 年
11	曾炳芳、康庆林	《四肢骨不连外科学》	人民军医出版社	2010 年

续表

序号	作者	书名	出版社	出版时间
12	张大庆	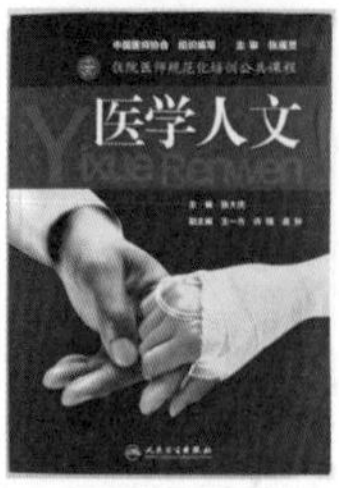 住院医师规范化培训公共课程教材 《医学人文》	人民卫生出版社	2016 年
12	杨志寅	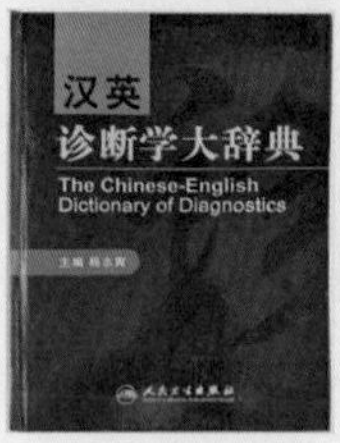 《汉英诊断学大辞典》	人民卫生出版社	2010 年
13	王一方	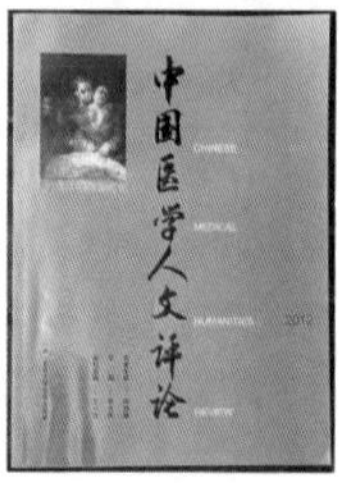 《中国医学人文评论》	北京大学医学出版社	2012
14	邱贵兴	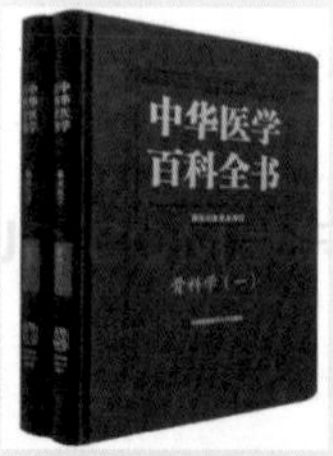 《中华医学百科全书・骨科学》	中国协和医科大学出版社	2021
15	杨震等	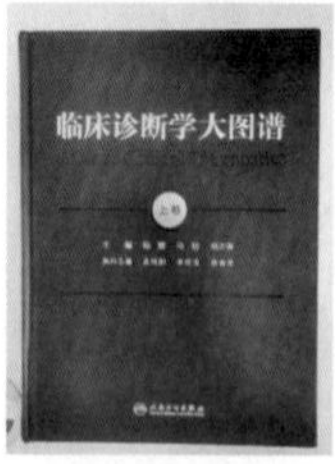 《临床诊断学大辞典》	人民卫生出版社	2023

续表

序号	作者	书名	出版社	出版时间
16	刘玉村	普通高等教育本科国家级规划教材 《外科学》第 5 版	北京大学医学出版社	2024 年

第三节　论文集与相关资料汇集

秦泗河组织编写的论文集及其他相关资料见表 15-3-1。

表 15-3-1　秦泗河组织编写的论文集及其他相关资料

序号	作者	论文集与相关资料	时间
1	秦泗河	《秦泗河医学文献集》第一卷	2002 年
2	秦泗河	《秦泗河医学文献集》第二卷	2010 年

续表

序号	作者	论文集与相关资料	时间
3	秦泗河	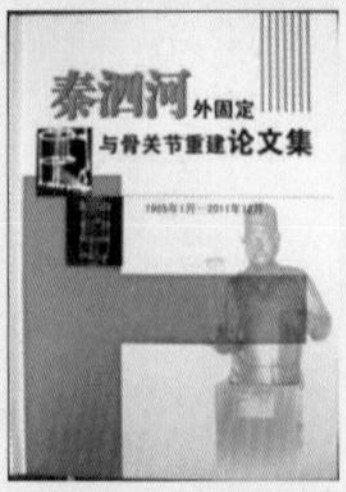 《秦泗河骨外固定与骨关节重建论文集》	2011 年
4	秦泗河	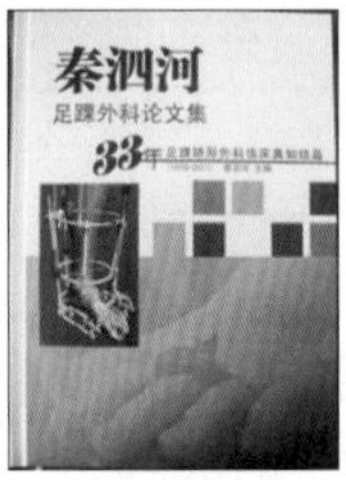 《秦泗河足踝外科论文集》	2011 年
5	秦泗河	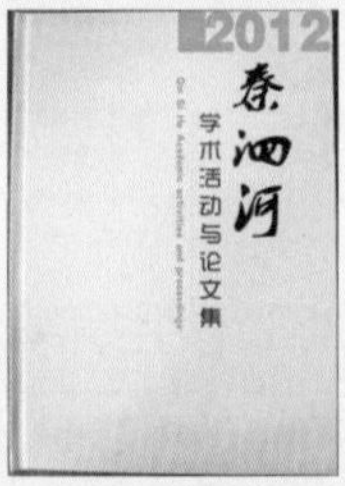 《2012—秦泗河学术活动与论文集》	2012 年
6	秦泗河、王一岚	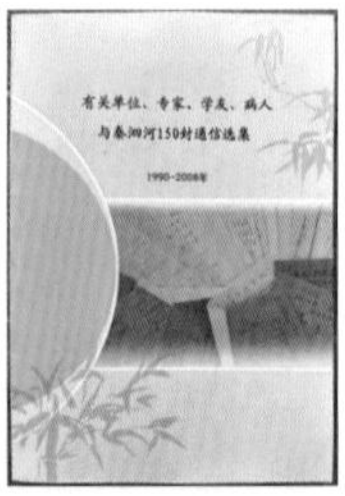 《有关单位、专家、学友、病人与秦泗河 150 封通信选集》	2008 年
7	秦泗河、郭力	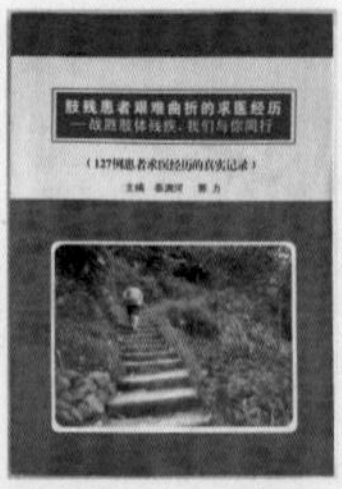 《肢残患者艰难曲折的求医经历——战胜肢体残疾，我们与你同行》	2010 年

续表

序号	作者	论文集与相关资料	时间
8	刘玉芳、刘昱欣、王一岚、杨蒙	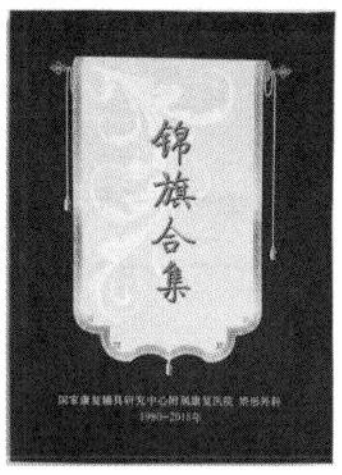 《锦旗合集》	2019 年
9	秦泗河	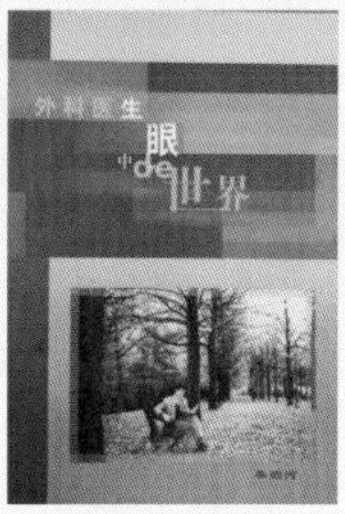 《外科医生眼中 de 世界》	2002 年
10	秦泗河	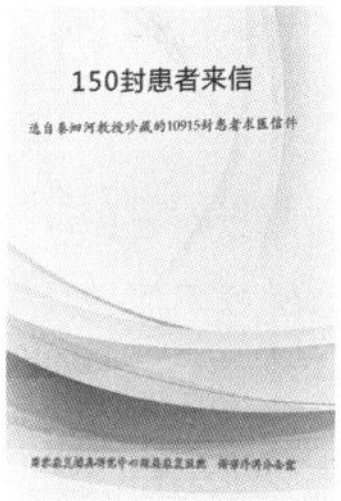 《150 封患者来信》选自秦泗河珍藏的 10 915 封患者求医信件	2018 年

第十六章

秦泗河矫形外科的医学教育与肢体重建医生培训

第一节　外固定与肢体重建培训班学员统计分析

1988 年，秦泗河因手术治疗脊髓灰质炎后遗症的成就，被国家人事部（现为人力资源和社会保障部）授予“突出贡献中青年专家”（当时国家授予科技人员的最高学术荣誉）。1990 年秦泗河在北京举办脊髓灰质炎后遗症高级培训班，时任人事部副部长蒋冠庄，卫生部医政司司长张自宽，全国残疾人三项康复办公室主任吴金章等出席培训班开幕式（图 16-1-1）。经中央电视台、光明日报等媒体对秦泗河矫形外科成就报道后，许多复杂肢体畸形残缺患者找秦泗河就医，这些都是骨科学界难以解决的疑难杂症，西方经典矫形外科手术方法都难以甚至无法治疗，致使秦泗河面对这些重度肢残患者时踌躇莫展，希望能突破这个矫形外科瓶颈。

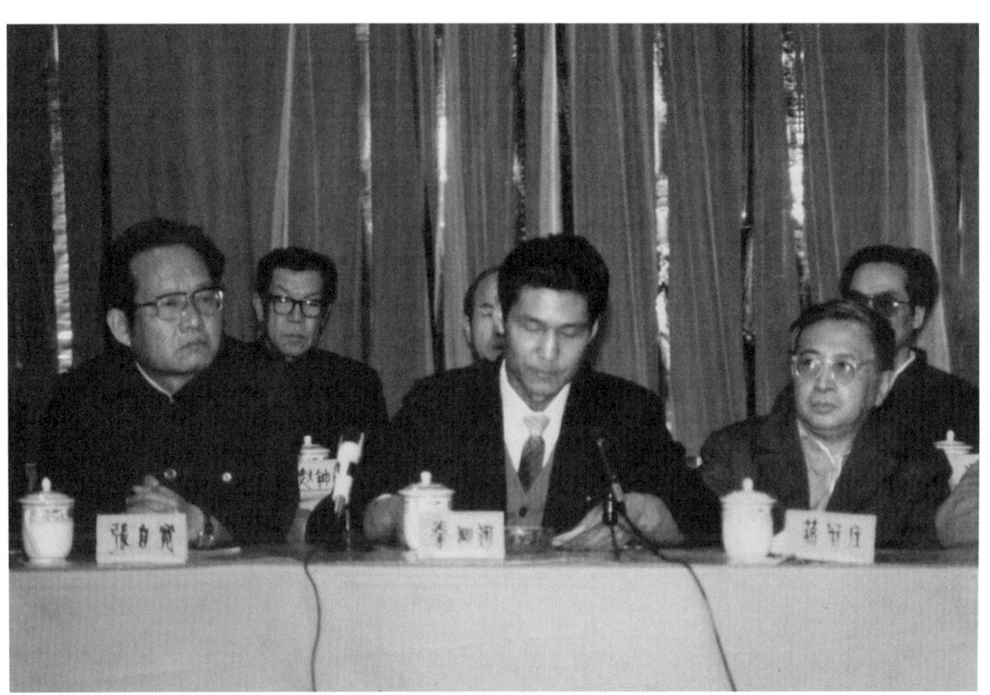

▲图 16-1-1　秦泗河在北京举办脊髓灰质炎后遗症高级培训班，时任人事部副部长蒋冠庄（右），卫生部医政司司长张自宽（左），全国残疾人三项康复办公室主任吴金章，中日友好医院院长耿德章出席

1988 年，秦泗河从新闻报道得知，苏联有位伊里扎洛夫（Ilizarov）医生创造了独特的牵拉组织再生重建技术，用简单的微创手术就可以治愈各种复杂创伤、肢体残缺畸形。因此，秦泗河于 1989 年 8 月首先邀请苏联远东 Ilizarov 技术中心主任克里斯尼科夫来哈尔滨讲课并实施 1 例 Ilizarov 技术手术示教。1992 年他先后两次去俄罗斯学习并引进这项技术体系与器械，并与有工科背景的夏和桃、对 Ilizarov 技术进行基础研究的李刚（英国籍）、在日本学成回国的曲龙等合作，对 Ilizarov 技术 在中国的应用、推广本土转化做了系列创新性工作。

2003 年，秦泗河发起成立国际 Ilizarov 技术研究与应用协会中国部，期间得到王澍寰、潘少川、吕厚山、罗先正、王亦璁、李起鸿等教授的支持。2008 年，在北京举办第一期“Ilizarov 技术培训班”，参加学员 80 余人中，其中还有来自香港、台湾地区的骨科医生。

2013 年，秦泗河在中国医师协会骨科医师分会下成立“外固定与肢体重建委员会”，自 2014 年开始，定期举办“外固定（Ilizarov 技术）与肢体重建培训班”，截至 2023 年 12 月，秦泗河矫形外科共举办 27 期外固定（Ilizarov 技术）与肢体重建培训班，参加培训的学员 545 人，其间还有一些在北京工作的青年医师被允许不定期来观摩秦泗河的手术（表 16-1-1~ 表 16-1-4）。

一、外固定（Ilizarov）与肢体重建培训班

表 16-1-1　外固定（Ilizarov）与肢体重建培训班整体情况统计分析

期次	人数	年份	当年总数	主题
1 期	17	2014 年	55	四肢畸形矫正
2 期	27			足踝重建
3 期	11			骨不连、骨缺损
4 期	5	2015 年	41	手 - 上肢重建
5 期	10			儿童肢体延长与重建
6 期	19			足踝重建
7 期	7			膝 - 小腿畸形矫正
8 期	19	2016 年	73	保膝关节重建
9 期	12			创伤后畸形
10 期	34			足踝重建
11 期	8			关节畸形矫正
12 期	11	2017 年	11	下肢畸形矫正
13 期	26	2018 年	89	Ilizarov 技术基础
14 期	16			儿麻畸形矫正
15 期	19			肢体残缺修复
16 期	28			创伤后遗症

续表

期次	人数	年份	当年总数	主题
17 期	27	2019 年	134	足踝专题
18 期	45			Ilizarov 技术基础
19 期	14			四肢复杂畸形
20 期	48			Ilizarov 技术基础
21 期	23	2020 年	23	Ilizarov 技术基础
22 期	18	2021 年	53	足踝畸形矫正与重建
23 期	35			Ilizarov 技术基础
24 期	8	2023 年	66	膝关节畸形矫正
25 期	26			足踝畸形矫正与重建
26 期	15			下肢延长与重建
27 期	17			创伤骨折与残缺重建

二、各期培训班主题统计

表 16-1-2　各主题的培训情况统计

具体主题	分类	使用次数	参加人数
2014 年第 1 期，四肢畸形矫正	四肢畸形矫正	1 次	17
2014 年第 2 期，足踝重建 2015 年第 6 期，足踝重建 2016 年第 10 期，足踝重建 2019 年第 17 期，足踝专题 2021 年第 22 期，足踝畸形矫正与重建 2023 年第 25 期，足踝畸形矫正与重建	足踝畸形矫正	6 次	151
2015 年第 4 期，手 - 上肢重建	上肢畸形矫正	1 次	5
2015 年第 5 期，儿童肢体延长与重建 2023 年第 26 期，下肢延长与重建	肢体延长与重建	2 次	25
2015 年第 7 期，膝 - 小腿畸形矫正 2016 年第 8 期，保膝关节重建 2016 年第 11 期，关节畸形矫正 2023 年第 24 期，膝关节畸形矫正	关节畸形矫正	4 次	42
2016 年第 9 期，创伤后畸形 2018 年第 16 期，创伤后遗症 2023 年第 27 期，创伤骨折与残缺重建	创伤畸形矫正	3 次	57
2017 年第 12 期，下肢畸形矫正	下肢畸形矫正	1 次	11

续表

具体主题	分类	使用次数	参加人数
2018 年第 14 期，小儿麻痹畸形矫正	小儿麻痹畸形矫正	1 次	16
2018 年第 13 期，Ilizarov 技术基础 2019 年第 18 期，ilizarov 技术基础 2019 年第 20 期，Ilizarov 技术基础 2020 年第 21 期，Ilizarov 技术基础 2021 年第 23 期，Ilizarov 技术基础	Ilizarov 技术基础与进展	5 次	177
2014 年第 3 期，骨不连、骨缺损 2018 年第 15 期，肢体残缺修复 2019 年第 19 期，四肢复杂畸形	骨缺损、残缺、复杂畸形矫正	3 次	44

注：参加 Ilizarov 技术基础培训与足踝重建培训的医生最多。

三、学员职称统计

表 16-1-3　545 名学员的职称情况统计

学员职称	人数	占比
主任医师	77	14.13%
副主任医师	216	39.63%
主治医师	241	44.22%
住院医师	11	2.02%

四、545 名学员共来自 31 个省（自治区、直辖市）

表 16-1-4　545 名学员所属区域统计

省份	人数	省份	人数
广东省	91	福建省	11
山东省	50	海南省	10
河南省	37	黑龙江省	10
河北省	37	浙江省	9
江苏省	36	江西省	9
湖南省	26	重庆市	8
四川省	23	吉林省	8
安徽省	21	贵州省	8
辽宁省	19	内蒙古自治区	7
甘肃省	17	山西省	7
云南省	17	青海省	5

续表

省份	人数	省份	人数
北京市	17	新疆维吾尔自治区	3
陕西省	15	西藏自治区	3
湖北省	13	天津市	3
上海市	12	宁夏回族自治区	2
广西壮族自治区	11		

注：以上统计的 545 人是从 2014 年起计算，若从 2008 年第一期 Ilizarov 技术培训班分析，参加过培训班的医生有些现已成为知名外固定与肢体重建专家，为这个新兴交叉学科的发展做出突出了贡献，如天津舒衡生，上海康庆林、刘铭，南宁花奇凯，唐山王斌，北京杜辉，绵阳张定伟，大连梁海东，深圳潘晓华等。

第二节　在秦泗河矫形外科进修的医护人员统计分析

截至 2023 年底，前来秦泗河矫形外科进修的医务人员共 206 人，其中国内 197 人，国外 9 人（印度 7 人，俄罗斯 2 人），相关情况见表 16–2–1~ 表 16–2–7。

一、国内进修人员统计

1. 性别分布

表 16-2-1　197 名进修人员的性别分布

性别	人数
男	168
女	29

2. 职称

表 16-2-2　197 名进修人员的职称分布

职称	人数	占比 /%
研究生	2	1.02
初级	43	21.83
中级	96	48.73
副高	43	21.83
正高	13	6.60

注：197 名进修人员中，医生 168 名，护士 29 人。

3. 进修人员年龄项目

表 16-2-3 197 名进修人员的年龄统计

项目	年龄
最小年龄	22 岁
最大年龄	63 岁
平均年龄	36.45 岁

注：来秦泗河矫形外科进修学习者年龄大于 55 岁的主任医师 4 人，这些专家认识到"外固定与肢体重建"是个新兴的交叉整合学科，能改变既往骨科思维模式，学习到用简单方法解决骨科疑难问题的智慧与技术，为患者服务，做新的知识与临床能力的储备。

4. 国内进修医师地区分布

表 16-2-4 197 名进修人员来自 28 个省（自治区、直辖市）

地区	人数	地区	人数
山东省	40	福建省	4
河南省	18	贵州省	4
湖南省	15	海南省	4
河北省	13	山西省	4
广东省	12	新疆维吾尔自治区	4
四川省	12	安徽省	3
甘肃省	11	内蒙古自治区	3
江苏省	6	陕西省	3
云南省	6	广西壮族自治区	2
重庆市	6	黑龙江省	2
北京市	5	天津市	2
湖北省	5	吉林省	1
辽宁省	5	江西省	1
上海市	5	宁夏回族自治区	1

5. 医院属性及级别

表 16-2-5　197 名进修人员所在医院属性及级别统计

医院等级	人数	占比 /%
一级	1	0.51
二级	3	1.52
二级专科	9	4.57
二级乙等	5	2.54
二级甲等	19	9.64
三级专科	2	1.02
三级乙等	5	2.54
三级甲等	153	77.66

注：其中公立医院 170 人，民营医院 27 人。

6. 每年进修人数

表 16-2-6　2012—2023 年培训期间每年进修人数统计

年份	人数	年份	人数
2012 年	8	2018 年	13
2013 年	13	2019 年	18
2014 年	21	2020 年	10
2015 年	28	2021 年	13
2016 年	27	2022 年	10
2017 年	16	2023 年	17

注：曾经在秦泗河矫形外科进修学习过的医师，许多成为有影响的 Ilizarov 技术肢体矫形与重建专家，如江苏盐城赵玉华，四川绵阳张定伟，湖南长沙（湘雅医院）梁捷予，新疆乌鲁木齐帕尔哈提・瓦哈甫，浙江朱跃良，西安乔峰，贵州贵阳刘福尧，河北刘月驹，甘肃兰州岳晓太、王世伟，河南谢书强、王宏鑫等。

二、国外进修人员统计

表 16-2-7　印度、俄罗斯 9 名进修人员统计

进修日期	姓名	性别	年龄	职称	地区	单位
2015 年 12 月 15 日	ANUPKU	男	28	中级	印度	Ramaiah Memorial Hospital

续表

进修日期	姓名	性别	年龄	职称	地区	单位
2016年5月2日	Sanjiv.Kuma	男	35	副高	印度	印度勒克瑙时代医学院
2016年5月9日	Sheshagiv.V	男	39	副高	印度	印度迈索尔医学院
2017年4月1日	Santhish	男	42	副高	印度	印度贝尔高姆医院
2018年1月8日	Artem Reznik	男	34	中级	俄罗斯	俄罗斯库尔干国家 Ilizarov 科学中心 支具科
2018年1月8日	Sudnisty Anatoly	男	33	中级	俄罗斯	俄罗斯库尔干国家 Ilizarov 科学中心 感染科
2018年9月3日	Ritesh Pandy	男	36	副高	印度	CMC Ludhian punjut India
2018年10月8日	Aswani Ummt	男	44	高级	印度	CMC Ludhian punjut India
2019年5月7日	Vignesh Waran.P	男	31	初级	印度	SRI hospitials CHENNAI

注：在印度 7 位进修医师中，有 3 位成为印度 ASAMI 委员及讲师团，经常发邮件感谢在北京学习得到的知识与技术；俄罗斯库尔干国家 Ilizarov 中心 Sudnisty Anatoly 医师 2018 年来进修，2022 年升任库尔干感染科主任。

第三节　秦泗河矫形外科中的人文情怀

秦泗河曾在多种报刊、哲学人文杂志及微信公众号，发表了上百篇医学人文及科普类文章，阐述了临床医学的真谛是“仁爱”，医生医术、学术的提高与思想探索的动力，源自不停地寻找用简单有效方法解除患者痛苦，呼唤中国医学研究应以问题为导向，解决“看病难、看病贵”的局面，创立中国特色的生态医学模式。秦泗河提出骨科自然重建理念，肢体形态与功能重建 28 字方针——“医患同位、时空一体、有无相生、难易相成、因势利导、再生修复、自然重建”，“一路、两线、三平衡”下肢重建原则，一定程度实现了医患、时空、道德、技术、器械、场景一体的整合医学观。此外，秦泗河还先后编著出版了《医生、医术与人文》《秦泗河诗词集》《医生的境界》3 部医学人文著作。

秦泗河发表的系列人文哲学类文章与编写的医学人文著作，受到医学哲学与人文学者的关注和青睐，其先后被聘任为《医学与哲学》《中国医学人文》杂志编委、中国医师协会医学人文专业委员会委员、北京医学会医学伦理委员会委员等。由此，秦泗河认识与结交了国内许多知名医学哲学、人文学者，如杜治政、张大庆、王一方、高金升、孟晓捷等，并有机会出席各种医学哲学、医学伦理与人文精神研讨会、座谈会、辩论会；时任中国残疾人联合会主席张海迪特别安排去看望秦泗河及住院手术治疗的肢残患者。医生一旦“觉醒”，点燃大爱之心，必然激起纵横学习，胸怀全球，贯通古今的战略思考与行动。秦泗河被世界肢体重建联合会（ASAMI-BR&ILLRS）推荐为第六届主席，组织召开北京 2024 第六届世界肢体重建大会，成就了秦泗河矫形外科独树一帜的格局，形成具有历史与学术意义的矫形外科大数据（图 16-3-1~ 图 16-3-22）。

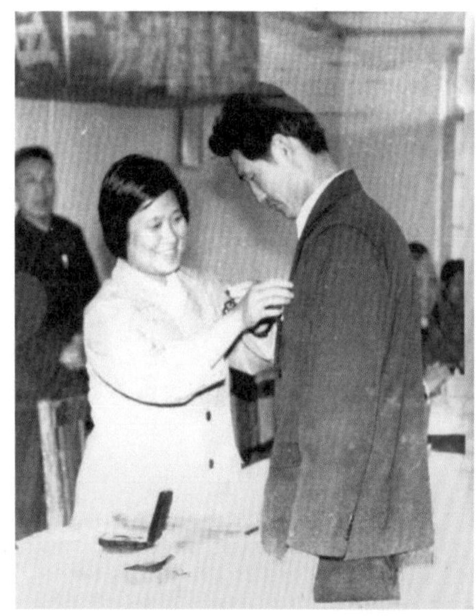

▲图 16-3-1　1985 年 34 岁的秦泗河获得全国“首届五一劳动奖章”

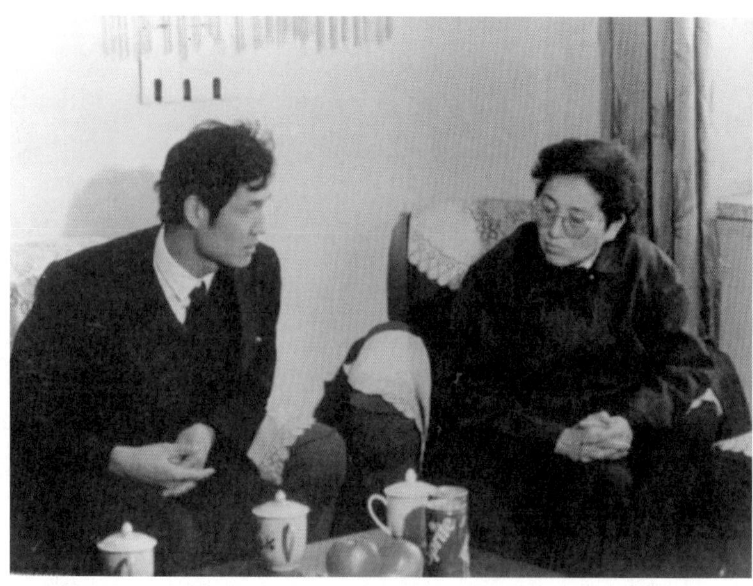

▲图 16-3-2　1990 年儿科专家时任北京市副市长何鲁丽看望秦泗河

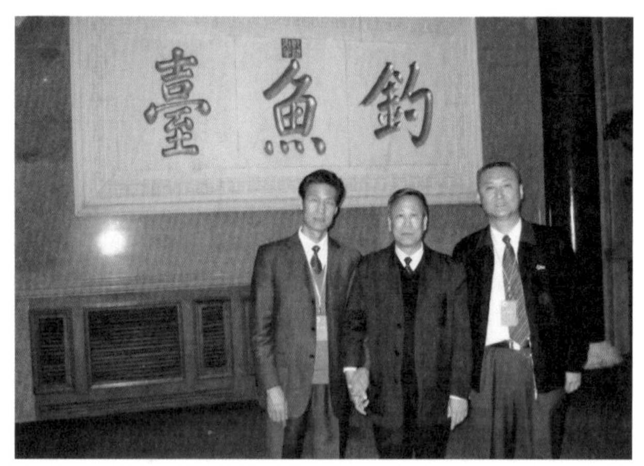
釣魚臺

▲图 16-3-3　2003 年，秦泗河于钓鱼台国宾馆在“中国名医论坛”进行演讲（中间为大会组织者、著名人文医学专家高金声，右为钓鱼台国宾馆领导）

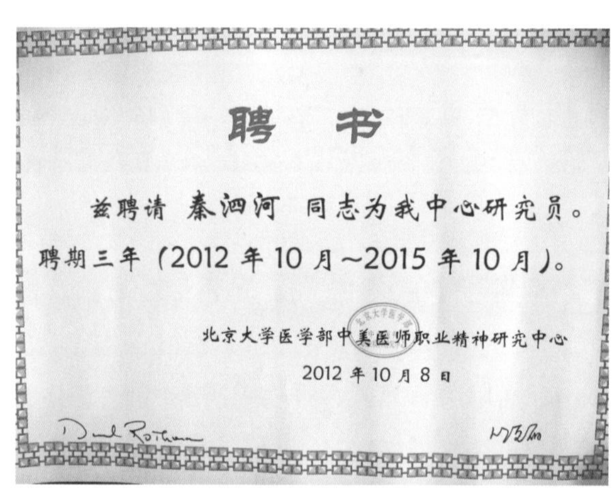

聘　书

兹聘请 秦泗河 同志为我中心研究员。

聘期三年（2012 年 10 月～2015 年 10 月）。

北京大学医学部中美医师职业精神研究中心

2012 年 10 月 8 日

▲图 16-3-4　2012 年秦泗河被聘为北京大学医学部中美医师职业精神研究中心研究员

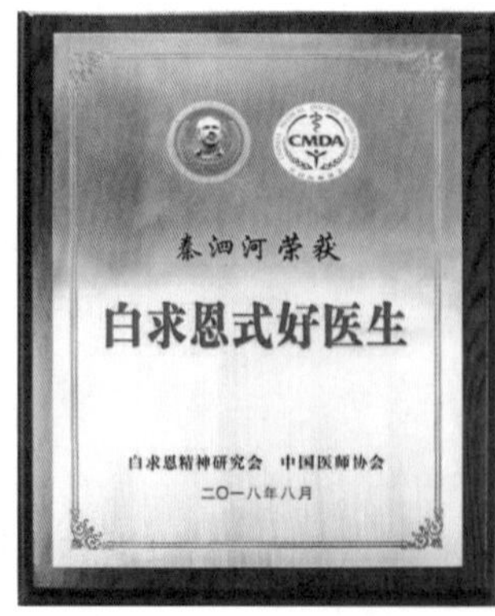
CMDA
秦泗河荣获
白求恩式好医生
白求恩精神研究会　中国医师协会
二〇一八年八月

▶图 16-3-5　2018 年获得的“白求恩式好医生”称号是秦泗河最珍惜的荣誉

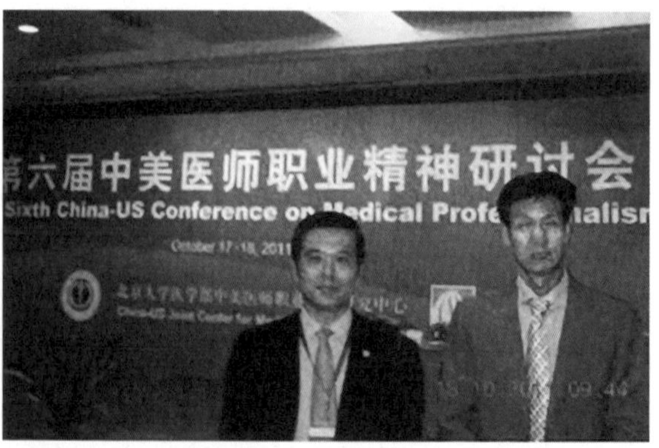
六届中美医师职业精神研讨会

▲图 16-3-6　2011 年秦泗河与出席研讨会的时任北京市卫生局副局长、潍坊医学院校友雷海潮合影

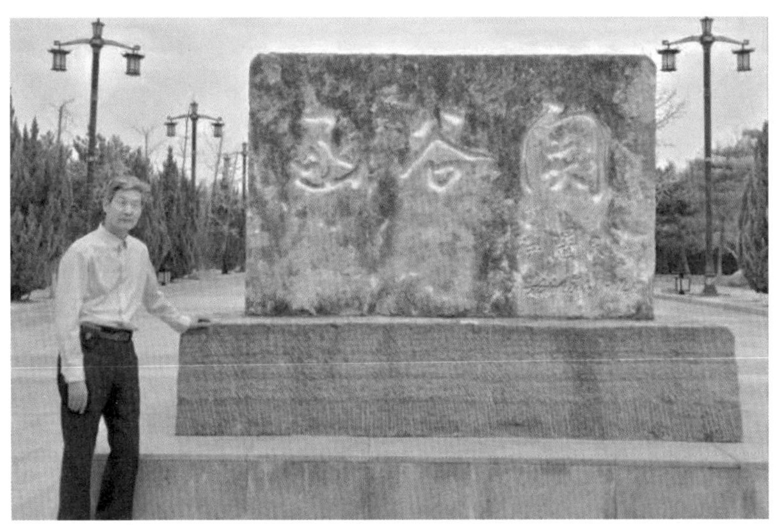

◀图 16-3-7　秦泗河医学思维与临床实践深受道德经的影响，特拜谒道德经发源地——函谷关

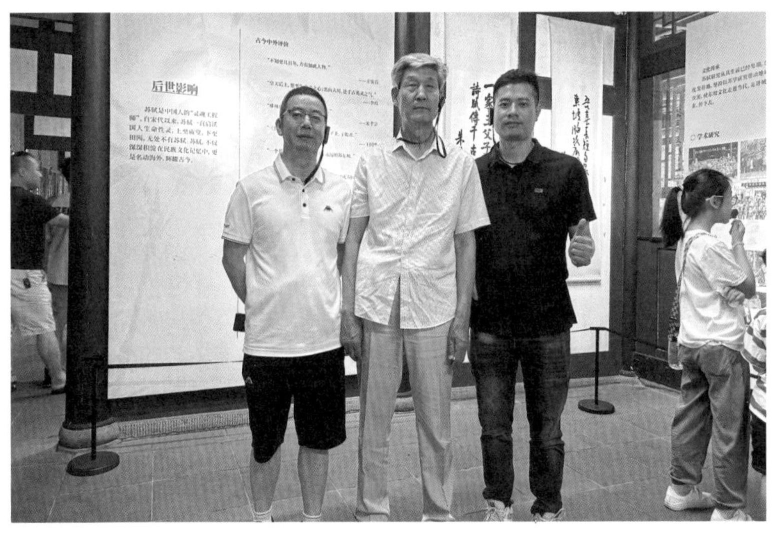

◀图 16-3-8　由四川眉山市医生陈小海（左）、重庆医生许鑫陪同秦泗河拜谒“三苏祠”，亲近苏东坡

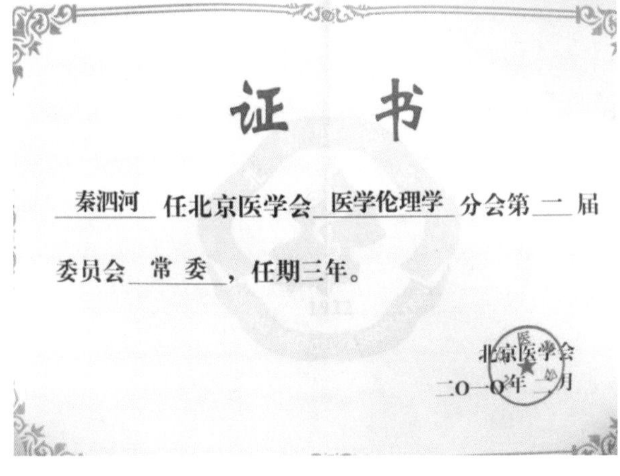

证　书

秦泗河 任北京医学会 医学伦理学 分会第 一 届委员会 常委 ，任期三年。

北京医学会
二〇一〇年 二 月

▲图 16-3-9　2010 年秦泗河被聘为北京医学伦理学分会第一届委员会常委

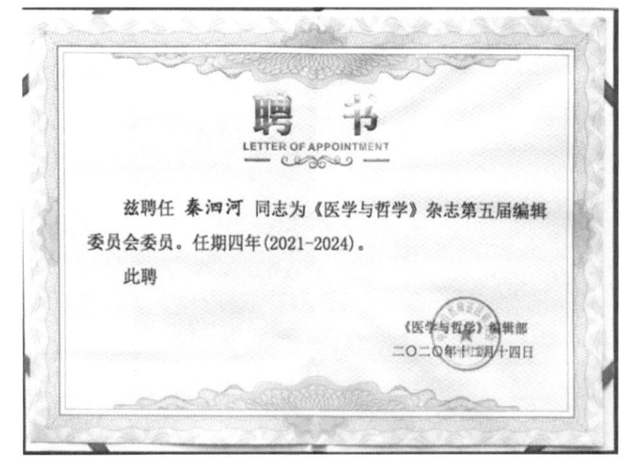

聘　书
LETTER OF APPOINTMENT

兹聘任 秦泗河 同志为《医学与哲学》杂志第五届编辑委员会委员。任期四年(2021-2024)。

此聘

《医学与哲学》编辑部
二〇二〇年十二月十四日

▲图 16-3-10　秦泗河连续 20 年担任《医学与哲学》杂志编委

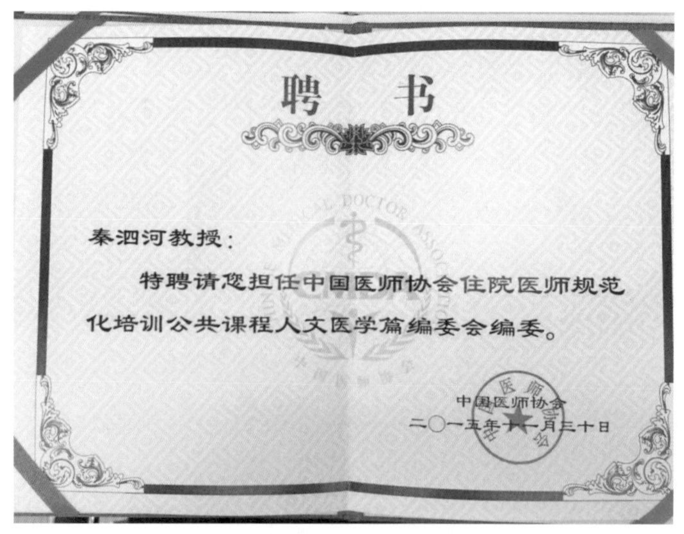

聘　书

秦泗河教授：

特聘请您担任中国医师协会住院医师规范化培训公共课程人文医学篇编委会编委。

中国医师协会

二〇一五年十一月三十日

▲图 16-3-11　秦泗河被聘为中国医师协会住院医师规范化培训公共课程人文医学篇编委会编委

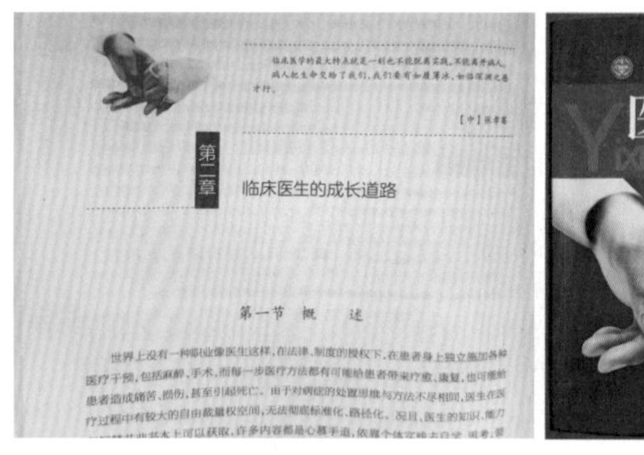

临床医学的最大特点就是一刻也不能脱离实践，不能离开病人。病人把生命交给了我们，我们要有如履薄冰，如临深渊之感才行。

[中]张孝骞

第二章　临床医生的成长道路

第一节　概　述

世界上没有一种职业像医生这样，在法律、制度的授权下，在患者身上独立施加各种医疗干预，包括麻醉、手术，而每一步医疗方法都有可能给患者带来疗愈、康复，也可能给患者造成痛苦、损伤，甚至引起死亡。由于对病症的处置思维与方法不尽相同，医生在医疗过程中有较大的自由裁量权空间，无法彻底标准化、路径化。况且，医生的知识、能力

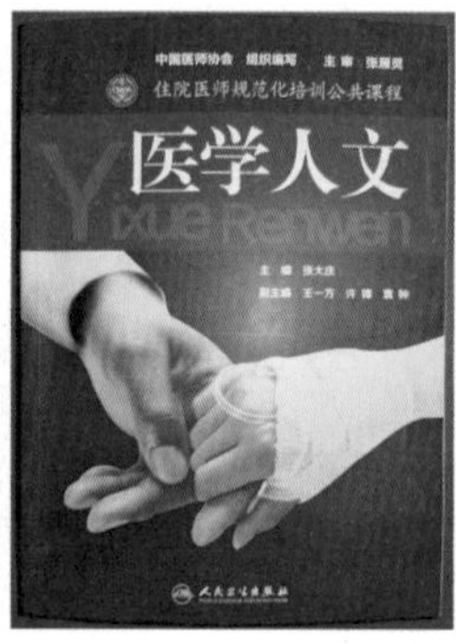

▲图 16-3-12　秦泗河为住院医师规范化培训公共课程教材《医学人文》编写内容“临床医生的成长道路”

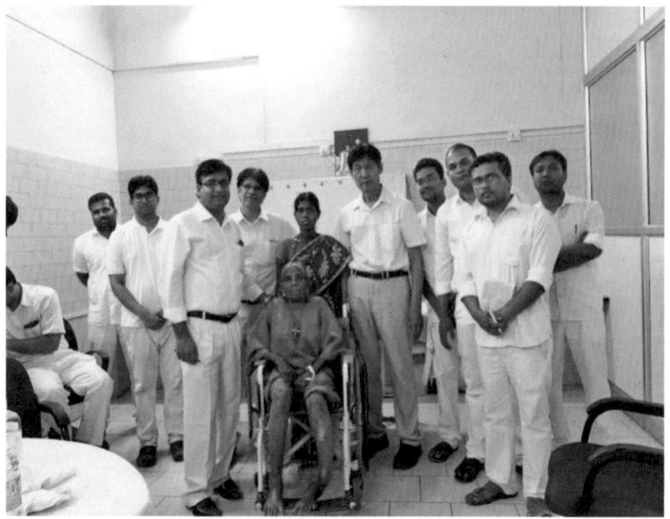

▲图 16-3-13　秦泗河应邀赴印度进行手术示教，与配台手术的印度医生及患者术前合影

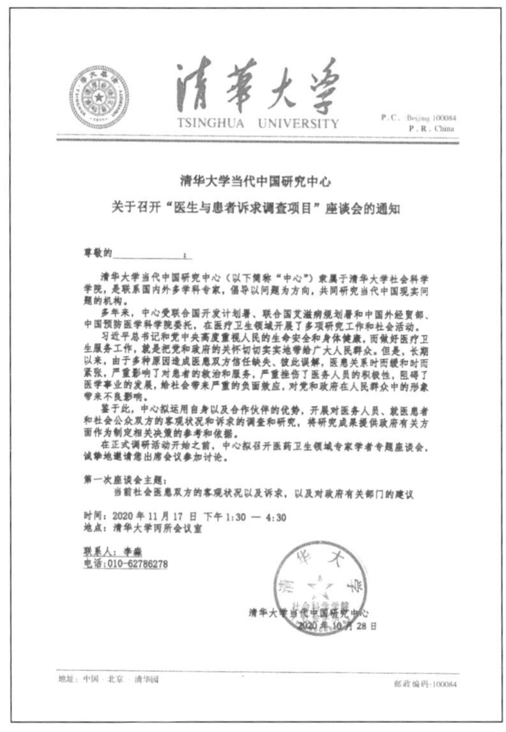

清華大學
TSINGHUA UNIVERSITY
P.C. Beijing 100084
P.R. China

清华大学当代中国研究中心
关于召开“医生与患者诉求调查项目”座谈会的通知

尊敬的＿＿＿＿＿：

清华大学当代中国研究中心（以下简称“中心”）隶属于清华大学社会科学学院，是联系国内外多学科专家，倡导以问题为方向，共同研究当代中国现实问题的机构。

多年来，中心受联合国开发计划署、联合国艾滋病规划署和中国外经贸部、中国预防医学科学院委托，在医疗卫生领域开展了多项研究工作和社会活动。

习近平总书记和党中央高度重视人民的生命安全和身体健康，而做好医疗卫生服务工作，就是把党和政府的关怀切切实实地带给广大人民群众。但是，长期以来，由于多种原因造成医患双方信任缺失、彼此误解，医患关系时而缓和时而紧张，严重影响了对患者的救治和服务，严重挫伤了医务人员的积极性，阻碍了医学事业的发展，给社会带来严重的负面效应，对党和政府在人民群众中的形象带来不良影响。

鉴于此，中心拟运用自身以及合作伙伴的优势，开展对医务人员、就医患者和社会公众双方的客观状况和诉求的调查和研究，将研究成果提供政府有关方面作为制定相关决策的参考和依据。

在正式调研活动开始之前，中心拟召开医药卫生领域专家学者专题座谈会，诚挚地邀请您出席会议参加讨论。

第一次座谈会主题：

当前社会医患双方的客观状况以及诉求，以及对政府有关部门的建议

时间：2020 年 11 月 17 日 下午 1:30 — 4:30
地点：清华大学丙所会议室

联系人：李燊
电话:010-62786278

清华大学当代中国研究中心
2020 年 10 月 28 日

地址：中国 · 北京 · 清华园　　邮政编码:100084

▲图 16-3-14　2020 年清华大学当代中国研究中心邀请秦泗河出席座谈会

▲图 16-3-15　秦泗河不定期投入大自然怀抱——在新疆天山

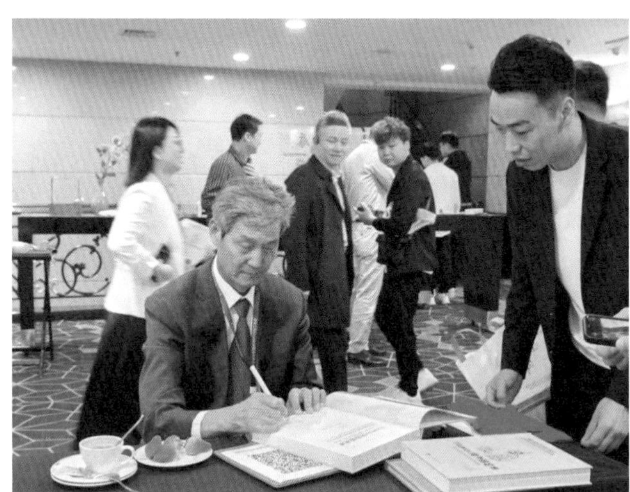

◀图 16-3-16　秦泗河应邀为出版的新书签名

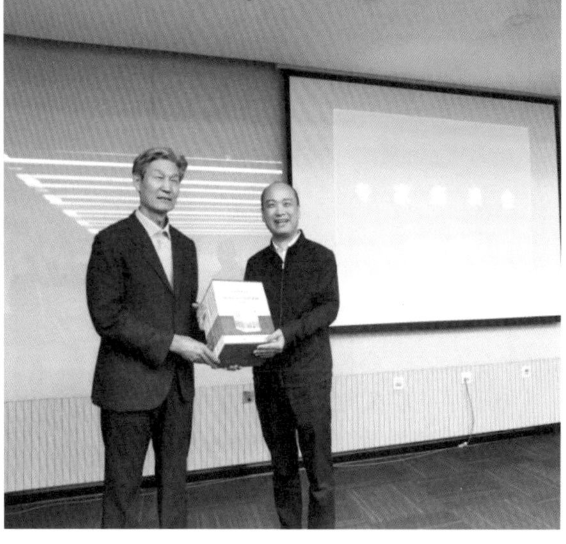

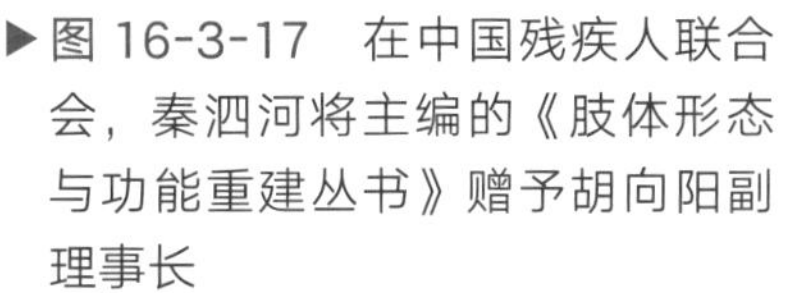

▶图 16-3-17　在中国残疾人联合会，秦泗河将主编的《肢体形态与功能重建丛书》赠予胡向阳副理事长

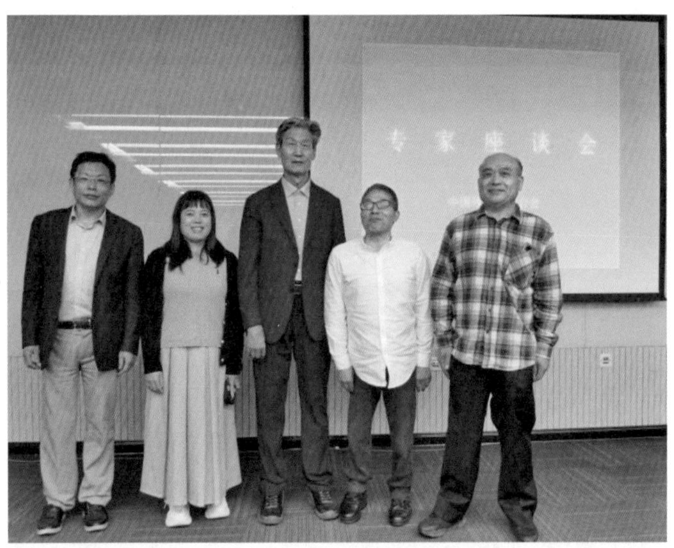

◀图 16-3-18　秦泗河与他手术治疗后的病友在中国残疾人联合会组织的肢残康复座谈会上合影（左起：韩芳、姚晓红、厉才茂、张爱民）

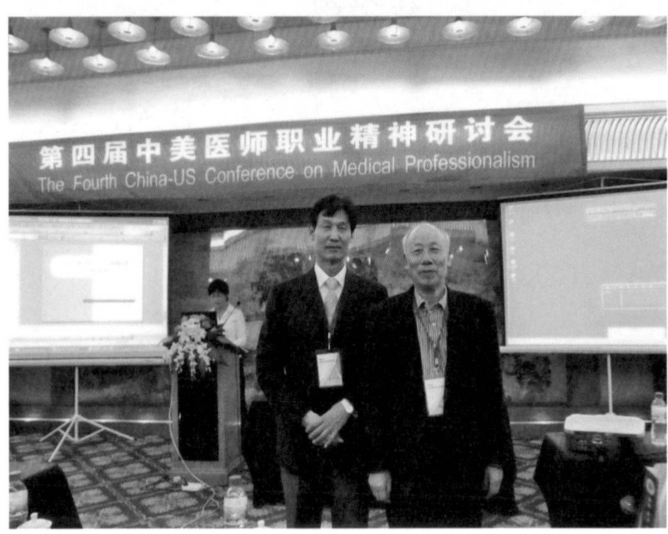

◀图 16-3-19　秦泗河多次出席"中美医师职业精神研讨会"，其间与《医学与哲学》杂志主编杜治政教授合影

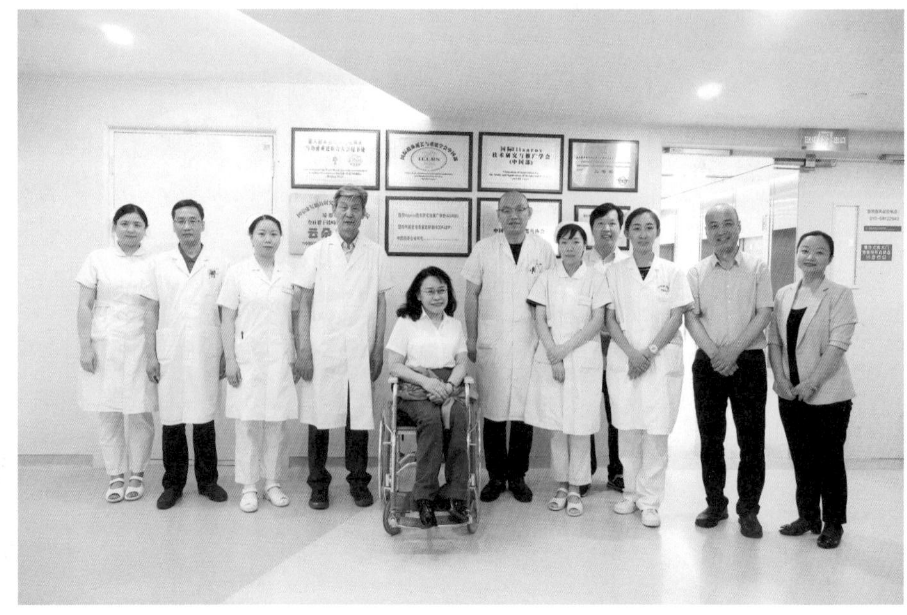

▶图 16-3-20　时任中国残疾人联合会主席张海迪看望秦泗河及住院的肢残患者，与秦泗河团队合影留念

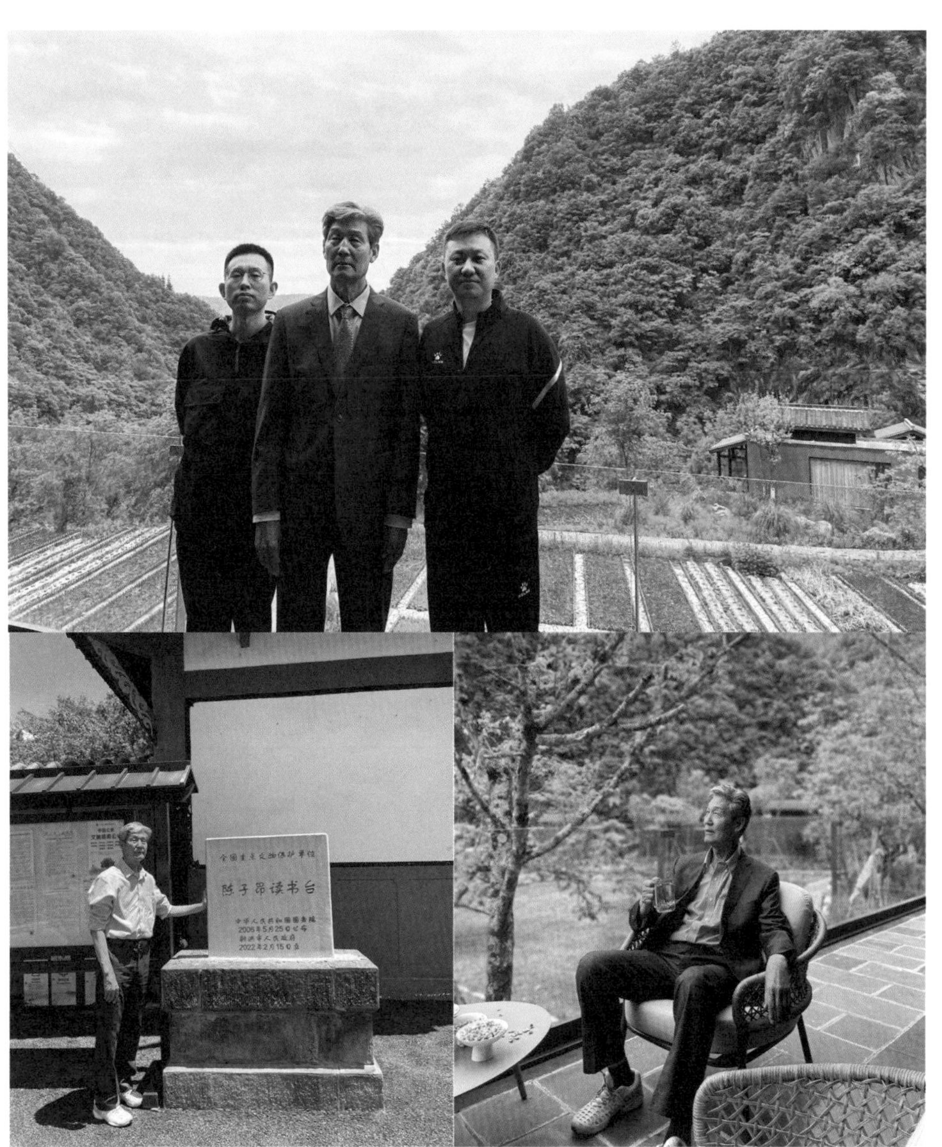

◀图 16-3-21 秦泗河游览巴山蜀水，进入自然圣贤境，更觉医学真善美（上图左侧为诗词爱好者王凌医生；右侧为秦泗河优秀弟子张定伟）

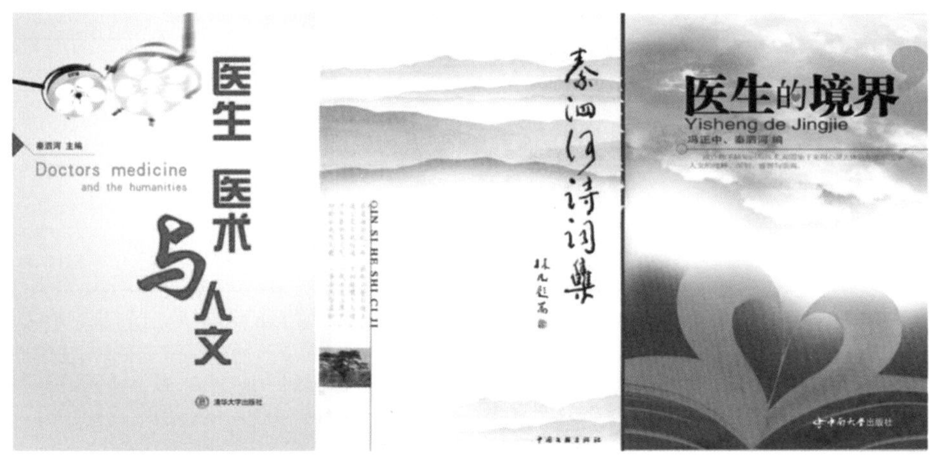

◀图 16-3-22 秦泗河主编的 3 部医学人文著作，时任全国人大常委会副委员长、北京大学常务副校长韩启德院士为《医生医术与人文》作序

第四节　秦泗河医学文化与矫形外科技术传播

从1987年开始，秦泗河单独或组织医疗队赴陕西延安、青海格尔木、新疆博州、甘肃永昌、西藏、黑龙江大兴安岭等偏远地区，为小儿麻痹后遗症等肢体残疾人义务检查与手术治疗。秦泗河独到的矫形外科研究与精湛的肢体畸形残缺肢体重建医术，获得国内外同行广泛认可，全国近百家医院骨科邀秦泗河去会诊手术，以下仅列出曾经邀请秦泗河去会诊手术的33家国内著名三甲大医院（表16–4–1）。

一、秦泗河曾去会诊手术的三级甲等医院

表 16-4-1　秦泗河曾去会诊手术的三级甲等医院

序号	地区	医院
1	北京市	中国医学科学院北京协和医院
2		中国医学科学院肿瘤医院
3		北京大学人民医院
4		北京大学第三医院
5		中国人民解放军总医院（301 医院）
6		中国人民解放军总医院第四医学中心（304 医院）
7		中日友好医院
8		首都医科大学附属朝阳医院
9		首都医科大学北京同仁医院
10		首都医科大学北京儿童医院
11	天津市	天津医院（天津骨科医院）
12	河北石家庄	河北医科大学第三医院
13	山东济南	山东省立医院
14		齐鲁大学齐鲁医院
15	山西太原	山西医科大学附属第二医院
16	陕西西安	西安交通大学附属第二医院
17	河南郑州、洛阳	河南省骨科医院（洛阳正骨医院）

续表

序号	地区	医院
18	甘肃兰州	甘肃省中医院
19	新疆乌鲁木齐	宁夏医科大学附属总医院（银川）
20		新疆医科大学附属第一医院与附属第六医院
21	四川成都	四川大学华西医院
22	四川绵阳	绵阳市中心医院
23	湖南长沙	中南大学湘雅医院
24	江西南昌	江西省人民医院
25	广西南宁	广西医科大学第一附属医院
26	云南昆明	云南省第一人民医院
27	内蒙古呼和浩特	内蒙古自治区人民医院
28	吉林长春	吉林大学附属第一医院
29	辽宁大连	大连医科大学附属第二医院
30	贵州贵阳	贵州省骨科医院
31	海南海口	海南省人民医院
32	青海西宁	青海省人民医院
33	西藏拉萨	西藏军区总医院

二、秦泗河应邀赴境外国家的会诊手术

（1）俄罗斯：俄罗斯犹太自治州医院（比罗比詹市）手术示教 5 例。

（2）孟加拉国：巴瑞肢体重建外科医院（达卡）。

（3）印度：秦泗河在臧建成、钟伟的陪同下，于 2019 年应邀去印度迈索尔、班加罗尔、普达菩提等地区的 6 家医院为 11 例下肢畸形残疾患者手术、示教。

相关会诊影像资料见图 16-4-1~ 图 16-4-6。

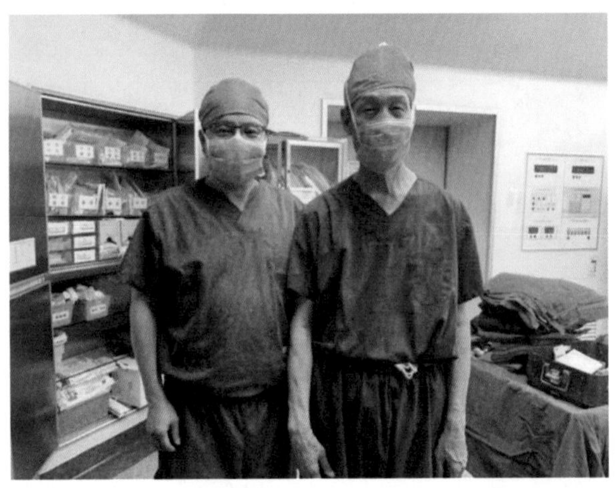

▲图 16-4-1　2021 年 8 月 18 日秦泗河在北京大学人民医院关节外科会诊（左为关节外科主任林剑浩教授）

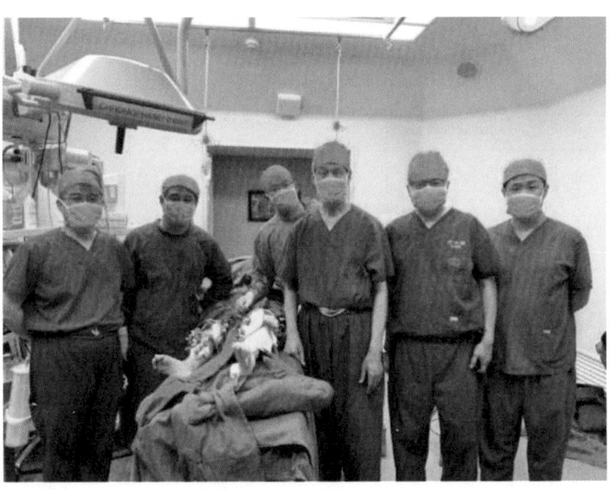

▲图 16-4-2　秦泗河在北京大学人民医院为来自西藏的大骨节病下肢畸形患者进行手术矫正

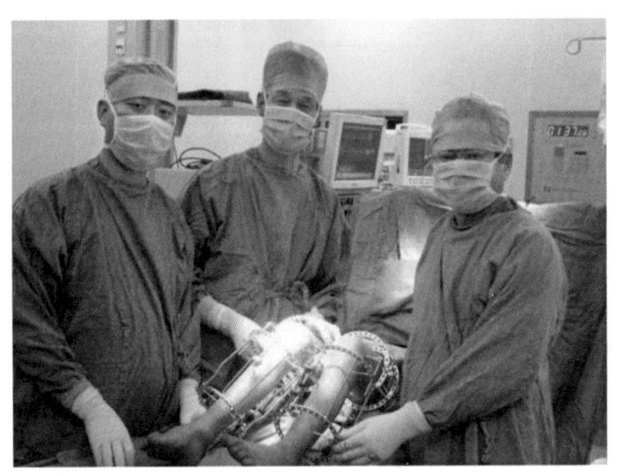

▲图 16-4-3　秦泗河应邀在北京协和医院主持血友病屈膝畸形矫正（右为关节外科翁习生主任）

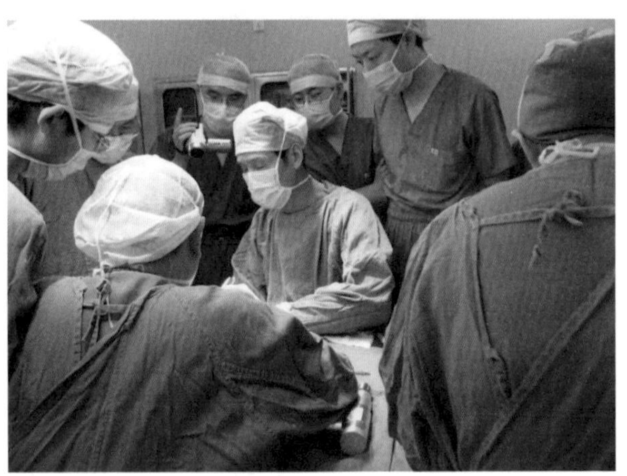

▲图 16-4-4　秦泗河在北京协和医院手术过程，足踝外科高鹏主任负责录像

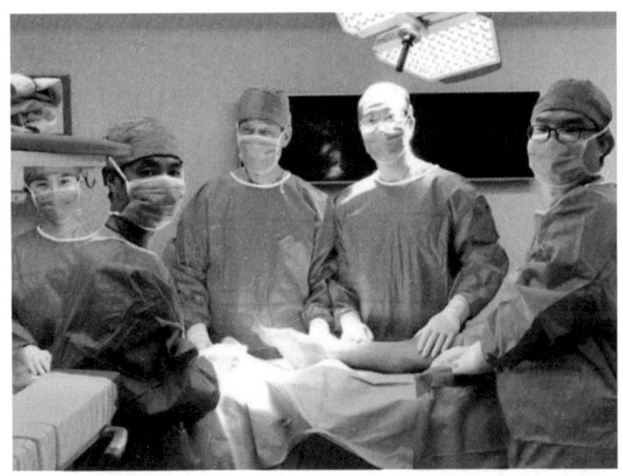

▲图 16-4-5　2021 年 6 月秦泗河应邀在中国人民解放军总医院（301 医院）主持足踝畸形矫正手术，创伤骨科张巍主任配台

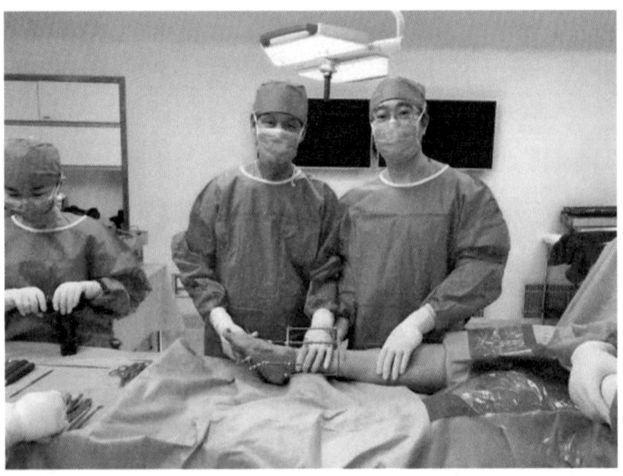

▲图 16-4-6　手术结束后张巍主任与秦泗河单独合影

《骨科转化医学杂志》授予秦泗河“最佳审稿人”荣誉证书（图 16–4–7），并附感谢信。

尊敬的秦泗河教授：

我们很高兴地通知您，我们的《骨科转化医学杂志》(Journal of Orthopaedic Translation, JOT) 2019/2020 SCI 影响因子 (IF) 达到 3.986，创历史新高！

2019/2020 IF 较 2018/2019 IF 的 3.063 大幅增长 30%，进入前 10%，在“骨科与运动医学”学科领域的 82 种 SCI 收录期刊中排名第 8 位。如果没有我们的编辑委员会、作者和审稿人，这一切都是不可能的，他们投入了他们的时间和资源来帮助维持期刊，我们对此表示诚挚的感谢。我们也很高兴地告诉您，实时 IF 更新到这一刻是 4.7，与去年相比再次显著增加！

《骨科转化医学杂志》感谢您对 JOT 的贡献！此证书是为了感谢那些为 JOT 审阅文章而付出宝贵时间和努力的个人。

根据我们 2020 年的年度记录，您在完成 JOT 审核最多的 JOT 审核人员中排名前 10%。我们知道，审稿人的辛勤工作几乎得不到赞扬、承认或奖励，没有这些，同行评议和科学出版就不可能成为基石。请查收附件中您的电子证书，以表我们的感激之情。

感谢您对 JOT 的高质量评价和有价值的贡献，我们希望在未来的几年里继续与您合作 !!! 最诚挚的问候！

瑞吉斯 . 奥基夫教授

《骨科转化医学杂志》主编

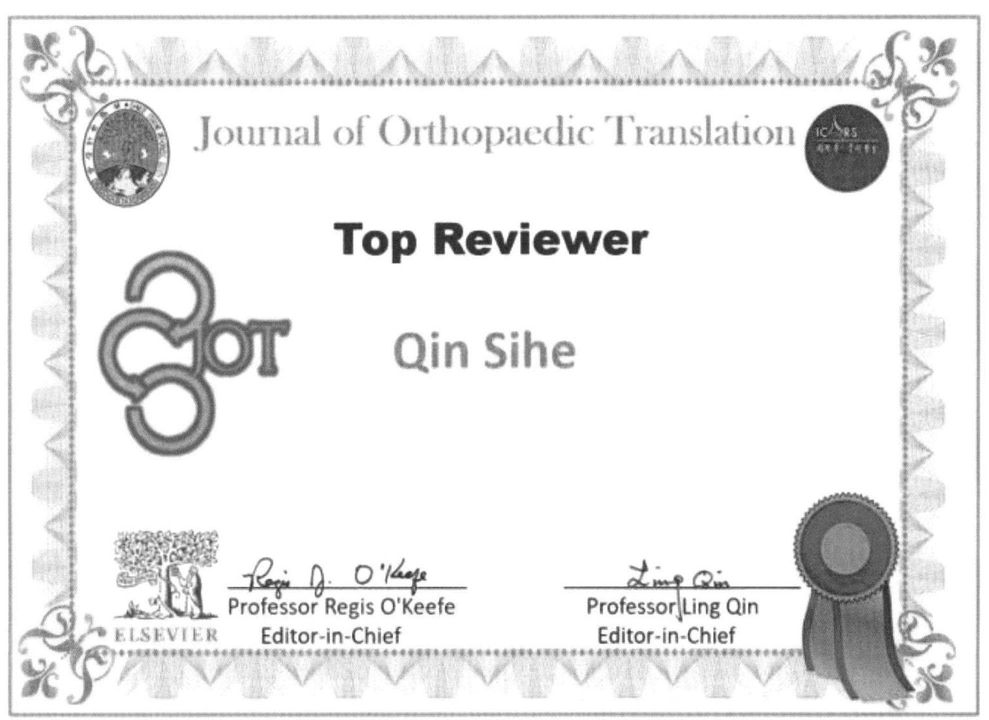

▲图 16-4-7 《骨科转化医学杂志》授予秦泗河“最佳审稿人”荣誉证书

第十七章

秦泗河矫形外科的学术活动与发展

第一节　秦泗河曾任职或创立的学术组织

一、中华医学会

1. 骨科学会分会——骨外固定学组委员
2. 骨科学会分会——微创骨科学组委员
3. 骨科学会分会——足踝外科学组委员

二、中国医师协会

1. 骨科医师分会常委
2. 人文医学专业委员会委员
3. 外固定与肢体重建学组创始主任委员
4. 骨折穿针外固定学组创始人及任名誉主任委员
5. 肢体延长与重建学组创始主任委员
6. 骨搬移糖尿病学组创始主任委员

三、中国残疾人康复协会

1. 中国残疾人康复协会常务理事
2. 小儿麻痹研究会副主任委员
3. 肢体残疾康复专业委员会副主任委员
4. Ilizarov 技术推广与研究学组创始主任委员
5. 脊柱裂学组创始主任委员
6. 老年残疾预防与康复专业委会顾问

四、中国康复辅具器具协会

1. 肢体功能重建与外固定委员会创始主任委员
2. 肢体残障功能重建分会创始主任委员

五、北京医学会

1. 骨科学分会常务委员
2. 手外科学分会名誉主任委员
3. 关节学组委员
4. 足踝外科学组委员
5. 医学伦理委员会委员

六、中国中西医结合学会

骨伤科分会–外固定与肢体重建委员会名誉主任委员

七、国际学术组织

1. 国际矫形与创伤外科学会（SICOT）中国部足踝外科学会常务委员
2. 国际 Ilizarov 技术研究与应用协会中国部主席
3. 国际肢体延长与重建学会（ILLRS）中国部主席
4. 第六届世界肢体重建联合会（ASAMI-BR&ILLRS）主席
5. 第六届世界肢体重建大会（北京 2024）组织与学术委员会主席

第二节　秦泗河曾兼任的学术杂志编委

一、曾任副主编的杂志

1.《小儿麻痹研究》
2.《中国矫形外科杂志》

二、任常务编委或编委的杂志

1.《中华骨科杂志》
2.《中华骨与关节外科杂志》
3.《中国修复重建外科杂志》
4.《足踝外科电子杂志》
5.《医学与哲学》
6.《中国人文医学杂志》
7.《骨科》

三、秦泗河任审稿专家的杂志

《中华外科杂志》

第三节　秦泗河的国际学术交流与人文考察

临床外科知识体系博大深邃、纷繁复杂，肢体矫形与重建外科是一门新兴的交叉整合学科，矫形骨科医师们面对复杂创伤、数百种病因、畸形残疾类型，患者年龄、性别、经济状况、文化背景不同，对医学的认知能力与治疗诉求不一，肢体畸形类别与功能障碍程度繁杂多样，如何能做出个体化正确评价、科学决策，选择适宜手术方法与术后管理流程，都在考验其系统思维、综合能力、战略决策。一个临床学科若想做大做强，其领军人物主动融入国际学术组织，展开有价值的国际学术交流与文化差异考察，从而知己知彼是该学科超越性发展的关键。

秦泗河参加过上百次学术会议，与许多外国专家同台手术，曾去过约 40 个国家考察，足迹遍及亚洲、欧洲、大洋洲、南美洲、北美洲、非洲，其中出访过 5 次以上的国家有俄罗斯、埃及、印度、美国，深感游览些名山大川、文明古迹对一个人世界观、人生态度的塑造何其重要。秦泗河曾在“好望角”观惊涛骇浪，东非大草原看动物大迁徙，死海漂浮，亚马孙河游泳，珠穆朗玛峰北坡大本营住宿，喀喇昆仑山红旗拉夫口看雪，泰姬陵前凝视，金字塔下静思。拥抱世界、广览名胜，主动与学者、名流交往，思想自然博大，敬畏自然、敬畏生命，救死扶伤、珍惜时间，驾驭临床的能力和格局自然超强。

与不同国家同行对话交流，产生的效果无法用文字表达，某些国际会议将挂起来自不同国家代表的国旗，身在会场一定程度代表国家的形象、使命与责任。以下仅选择部分照片展示秦泗河及其弟子去不同国家考察交流的足迹（图 17–3–1~ 图 17–3–16）。

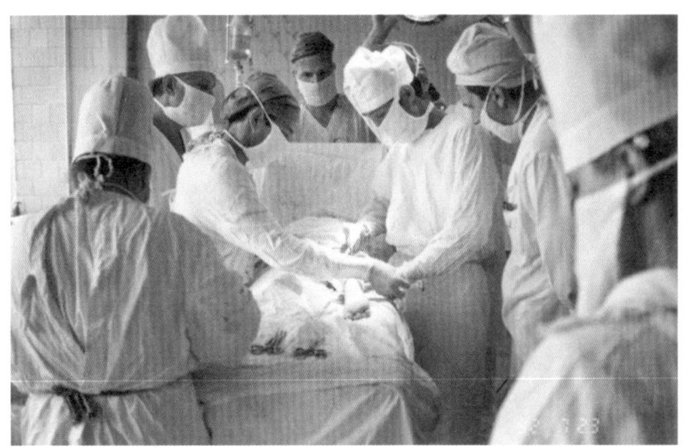

▲图 17-3-1　1992 年 7 月，秦泗河应邀在俄罗斯犹太自治州医院手术示教，一个上午为 5 位下肢畸形患者手术，引起俄罗斯同行极大震撼

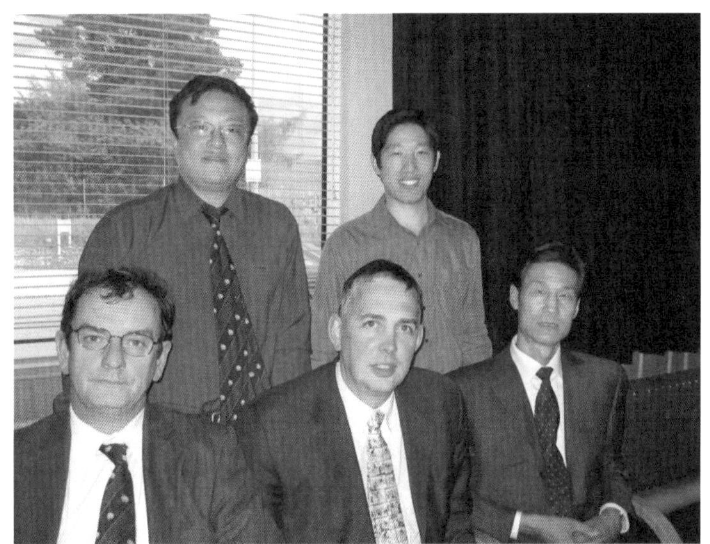

▲图 17-3-2　2004 年，秦泗河在李刚教授安排下，在英国贝尔法斯特学术交流（后排右侧为现任香港中文大学副教授万超）

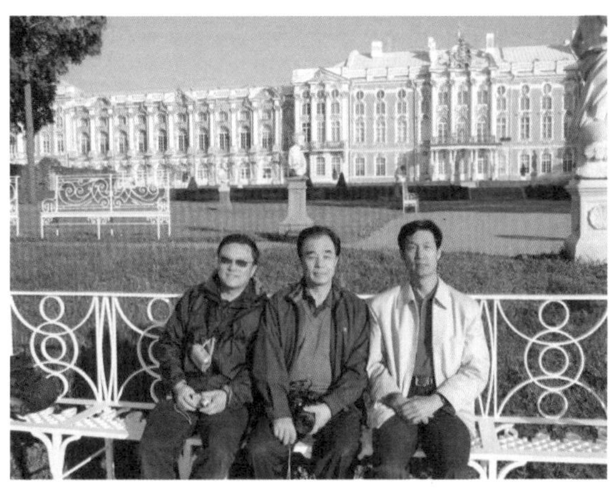

▲图 17-3-3　2006 年 6 月，李刚、夏和桃、秦泗河在俄罗斯圣彼得堡合影，3 人结合奋斗 10 余年，奠基了中国外固定与肢体重建发展的基础

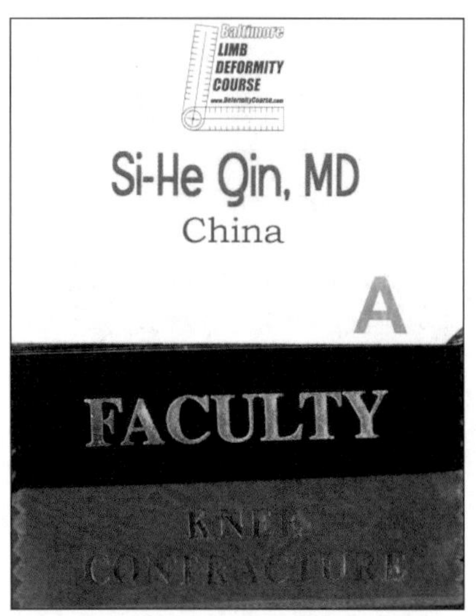

▲图 17-3-4　2006 年秦泗河应邀参加美国巴尔的摩（Baltimore）矫形外科高级培训班并作授课性演讲（图为讲师聘书）

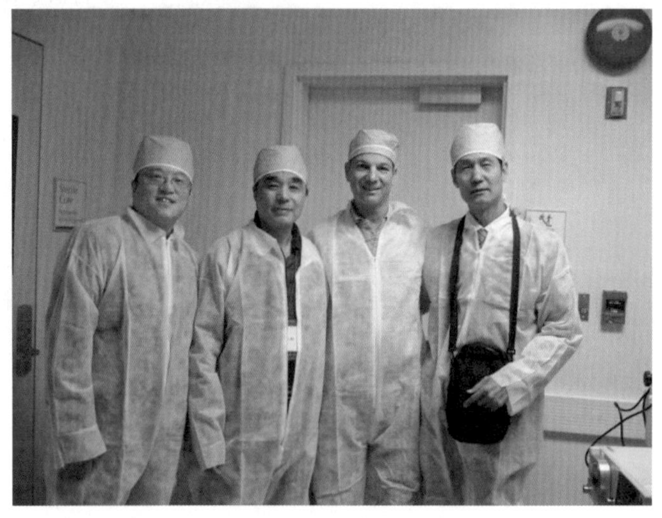

▲图 17-3-5　主持上述培训班的美国 Dror Paley 教授邀请夏和桃、李刚、秦泗河参观 Baltimore 肢体重建国际医疗中心及手术室

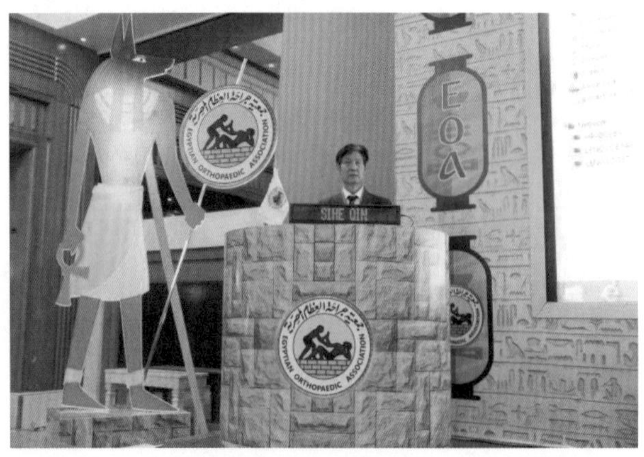

▲图 17-3-6　2017 年秦泗河在开罗召开的埃及骨科学会（EOA）年会上演讲

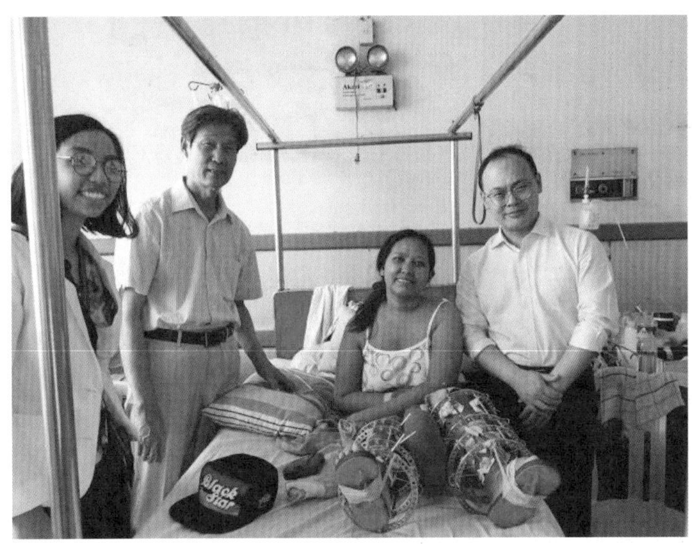

▲图 17-3-7　秦泗河与弟子臧建成参观菲律宾马尼拉医院

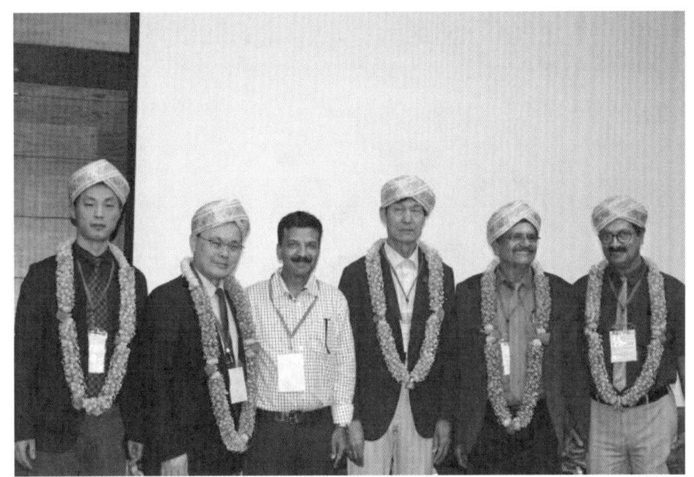

▲图 17-3-8　印度同行给到访的秦泗河、臧建成、钟伟举行加冕礼仪

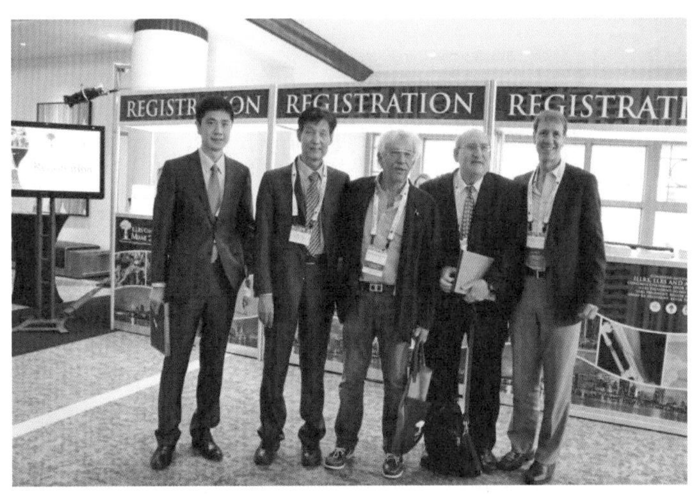

▲图 17-3-9　2015 年秦泗河参加美国迈阿密召开的第一届世界肢体重建联合大会（从左至右依次为潘奇，秦泗河，意大利 Catagni 教授，美国 John E.Herzenburg 教授，澳大利亚 Kevin Tetsworth 教授）

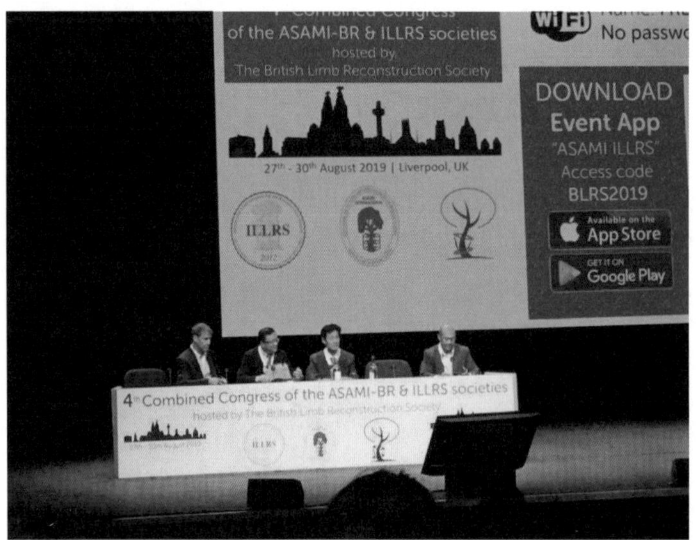
of the ASAMI-BR & ILLRS societies
hosted by
The British Limb Reconstruction Society
27th - 30th August 2019 | Liverpool, UK
ILLRS
DOWNLOAD
Event App
"ASAMI ILLRS"
Access code
BLRS2019
App Store
Google Play
4th Combined Congress of the ASAMI-BR & ILLRS societies

▲图 17-3-10　2019 年在英国利物浦召开第四届世界外固定与肢体矫形功能重建大会，开幕式由秦泗河、李刚主持（右 1 为第四届大会主席英国著名肢体重建专家 Durai.Nayagam 教授）

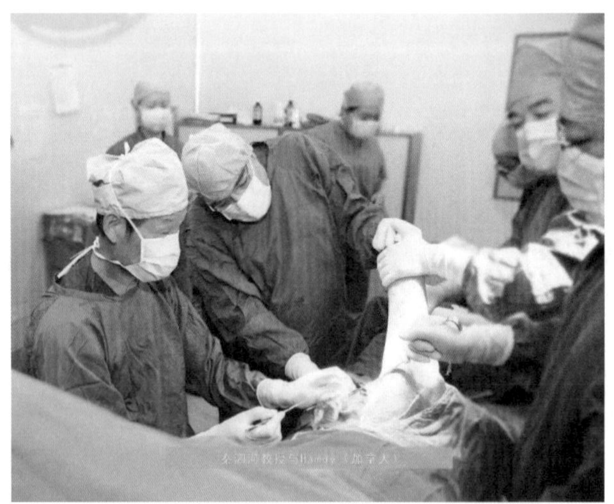

▲图 17-3-11　加拿大 Raggie.Hamdy 教授与秦泗河配台手术

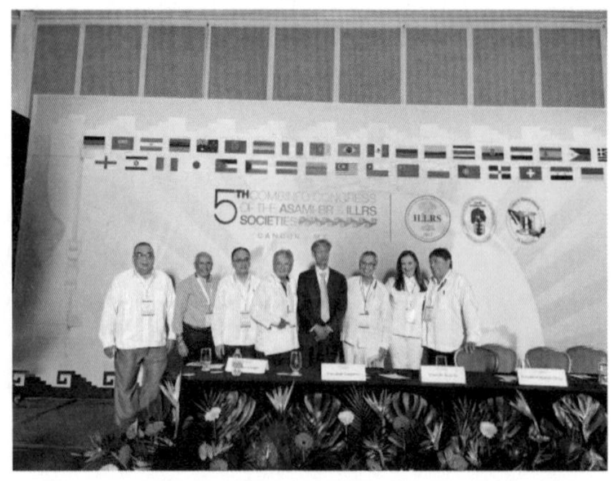
ILLRS

▲图 17-3-12　2020 年秦泗河出席墨西哥坎昆召开的第五届世界肢体重建大会开幕式

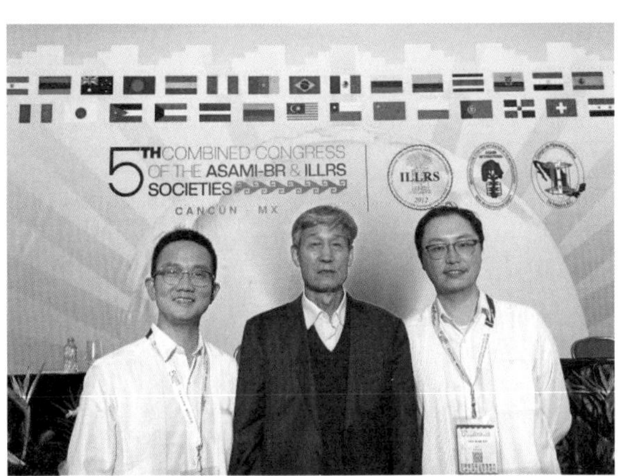

▲图 17-3-13　第五届世界肢体重建大会中国参会代表杜辉、秦泗河、关升升合影

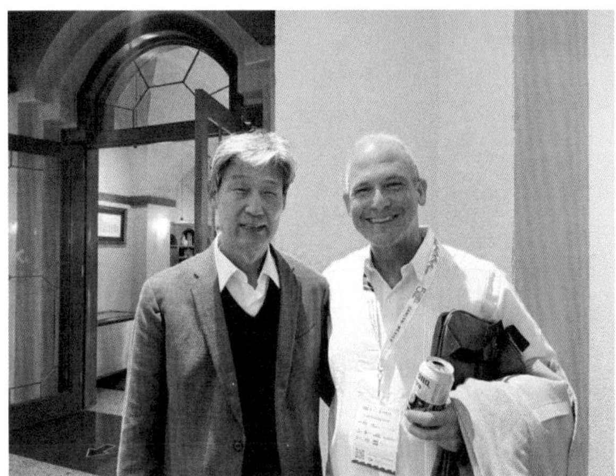

▲图 17-3-14　美国纽约特种外科医院国际著名肢体重建专家 Robert Rozbruch 教授在第五届世界肢体重建大会茶歇期间主动与秦泗河合影

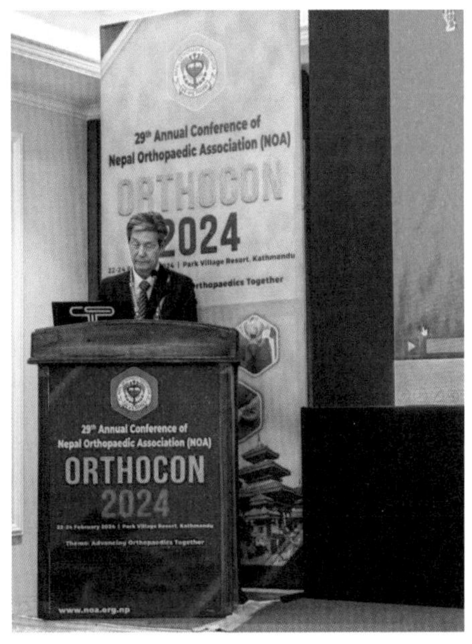

▲图 17-3-15　2024 年 2 月尼泊尔加德满都召开的骨科年会（NOA）上秦泗河应邀出席并演讲

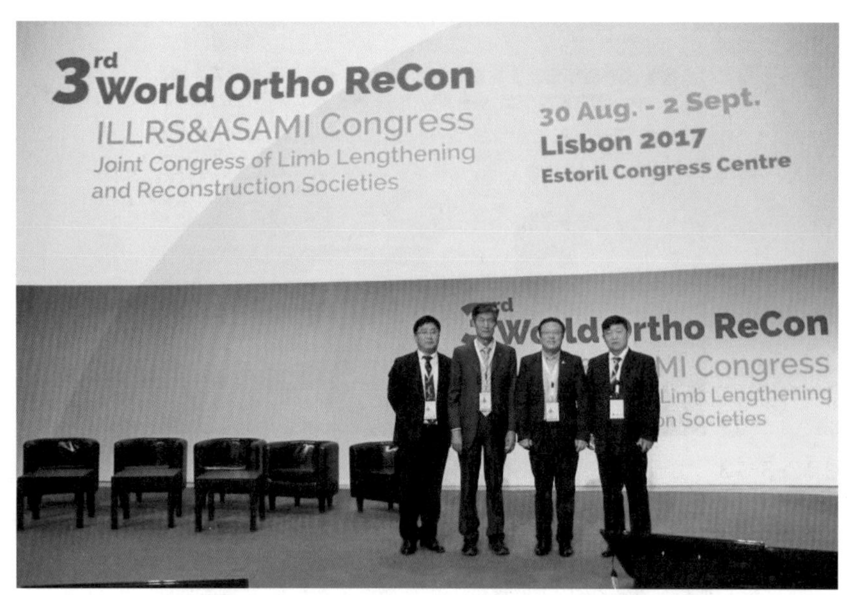
3rd World Ortho ReCon
ILLRS&ASAMI Congress
Joint Congress of Limb Lengthening
and Reconstruction Societies
30 Aug. - 2 Sept.
Lisbon 2017
Estoril Congress Centre

▲图 17-3-16　2017 年在葡萄牙里斯本召开的第三届世界肢体重建大会上宣布，北京成功申办第六届世界肢体重建大会，中国代表舒衡生、秦泗河、李刚、黄雷在主会场合影留念

第四节　秦泗河为 15 个中英文杂志组稿、撰写述评

2007 年与 2012 年，秦泗河先后应邀为《中国矫形外科杂志》《中华骨科杂志》组稿一期“外固定（Ilizarov 技术）”专刊，20 多篇论文发表后，在骨科学界引起较大反响。截至 2024 年，共有 13 个中文核心期刊、2 本 SCI 杂志，邀请秦泗河组稿或（和）撰写述评，组稿专题包括：骨外固定，Ilizarov 技术，骨不连骨缺损，肢体延长与重建，脊椎裂。按杂志专刊出版时间，简要列举如下。

一、《中国矫形外科杂志》组稿与撰写述评 2 期

1. 秦泗河 . 为推广和提高 Ilizarov 技术在骨科的应用而努力 [J]. 中国矫形外科杂志，2007，15（8）: 564–565.

2. 秦泗河 . 外固定与肢体重建—走向中国化 Ilizarov 技术时代 [J]. 中国矫形外科杂志，2017，25(4): 289–291.

二、《医学与哲学》组稿专题 3 期

2008 年 6 期组稿专题“截肢”；2014 年 10 期组稿专题“足踝”；2015 年 8 期组稿专题“外固定”。

三、《中国骨与关节外科》组稿与撰写述评 1 期

秦泗河 . 为创建我国的下肢矫形与重建外科而努力 [C]. 中国骨与关节外科，2010，3（5）：347–350.

四、《中华骨科杂志》组稿与撰写述评 2 期

1. 2012 年第 3 期撰写述评：秦泗河 . 加深对骨外固定概念的认识，提高骨外固定技术水平 [J]. 中华骨科杂志，2012，32（3）：197–198.

2. 2021 年第 11 期组稿。

五、《中医正骨》撰写述评 1 期

秦泗河 . 骨外固定技术的发展与创新 [J]. 中医正骨，2012，24（9）：3–7.

六、《山东医药》撰写述评 1 期

秦泗河 . 现代骨外固定技术—传统的继承、发展与突破 [J]. 山东医药，2012，52（36）：1–2.

七、《中华创伤骨科杂志》组稿与撰写述评 1 期

秦泗河 . 应力控制下的肢体延长与重建 [J]. 中华创伤骨科杂志，2013，15（10）：829–831.

八、《中国骨伤》撰写述评 1 期

秦泗河 . 突破骨不连与骨缺损治愈的瓶颈 [J]. 中国骨伤，2013，4：267–270.

九、《中国修复重建外科杂志》组稿与撰写述评 2 期

1. 秦泗河 . 应力控制下的外固定与肢体重建登上自然哲学殿堂 . 中国修复重建外科杂志，2018，32（10）：1235–1237.

2. 2021 年第 11 期组稿专题“脊椎裂”。

十、《中华创伤杂志》撰写述评 1 期

在新中国成立 70 周年之际，受杂志邀请撰写述评：秦泗河 . 中国矫形外科发展 70 年 [J]. 中华创伤杂志，2019，35（9）：790–795.

十一、《实用骨科杂志》组稿 1 期（与张永红教授共力）

张永红 . 坚持对现代外固定技术的探索与发展——纪念 Ilizarov 教授诞辰 100 周年 [J]. 实用骨科杂志，2021，27（5）：385–387.

十二、《骨科》组稿与撰写述评 1 期

秦泗河 . Ilizarov 技术推动外固定肢体重建发展 [J]. 骨科，2021，12（3）：193–194.

十三、《中华骨与关节外科杂志》撰写述评 2 期

1. 秦泗河 .Ilizarov 发明、发现与系统创新对中国医学界的启示：谨以此专刊纪念 Ilizarov 教授百年诞辰 [J]. 中华骨与关节外科杂志，2021，14（6）：457–461.
2. 秦泗河 . 迎来 Ilizarov 技术与肢体重建生态发展的新时代 [J]. 中华骨与关节外科杂志，2023，16（9）：769–772.

十四、英文期刊 *Journal of Orthopaedic Translation*（《骨科转化医学杂志》）2020 年 11 月，第 25 卷

由李刚，秦泗河撰写述评：GANG LI，SIHE QIN. Ilizarov Techniques in China for 30 years：From Research to Clinical Translation（Ilizarov 技术在中国 30 年的研究与临床转化）. Journal of Orthopaedic Translation，2020，25：1–2.

十五、英文期刊 *Orthopaedics Surgery*（《骨外科》）2024 年第 9 期

由秦泗河，杜述辉撰写述评：Limb Reconstruction – A New Paradigm in Orthopedic Development（肢体重建—骨外科发展的新范式），即将发表于 *Orthopaedics Surgery* 期刊 2024 年第 9 期。

第十八章

秦泗河矫形外科发展其他相关内容

第一节　秦泗河矫形外科收到患者赠送的 208 面锦旗

截至 2024 年 2 月，秦泗河矫形外科收到来自于全国 28 个省，102 个市的患者赠送的锦旗 208 面，其中单位或团体组织赠送 17 面，患者赠送 191 面（表 18–1–1）。

表 18-1-1　历年患者赠送锦旗数量统计

年份	数量	年份	数量
1980—1989 年	12	2010—2019 年	107
1990—1999 年	18	2020—2024 年	54
2000—2009 年	17		

自从人类文明进入信息社会以来，人们的日常生活从里到外都革新了一遍，医生与患者相处的模式也发生了巨大变化，乃至于患者向医生表达谢意的方式，也前所未有地丰富起来。就以笔者所在的矫形骨科为例，肢体残障的患者来了，从接待到手术，再到出院，整个过程治疗得不错，患者往往心存感谢，变着法儿回报一下医生——有人发邮件致谢，有人逢年过节给医生发个短信、微信，或者自己录一段感谢视频，凡此种种，花样百出，不得不感叹信息社会带给大家的便利已是无处不在。然而不管表达谢意的途径怎么变化，有一种老旧的方式始终没有被淘汰，那就是送锦旗（图 18–1–1）。

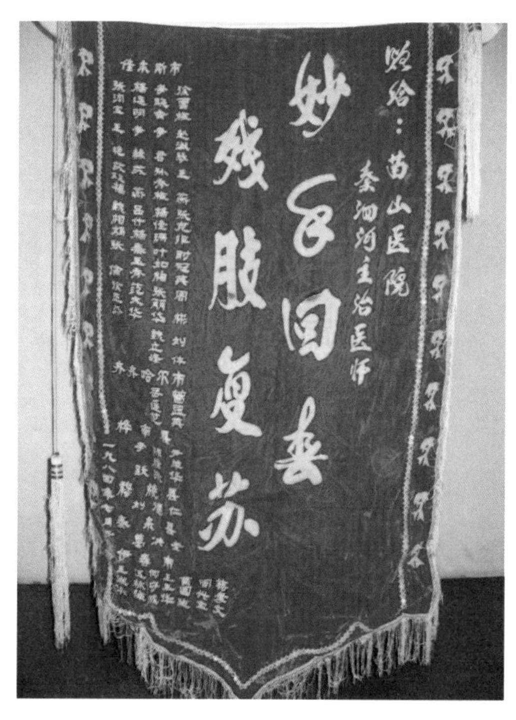

赠给：苗山医院
秦泗河主治医师
妙手回春
残肢复苏

▲图 18-1-1　1984 年黑龙江患者群体向在苗山医院工作的秦泗河赠送锦旗

旗，在上古时代最初是用以描画图腾，作为氏族部落的标志，承载着先民最庄重的精神追求，细想来，跟现在表达敬意的锦旗还真有几分关联。进入新的文明阶段之后，旗帜的样式越来越丰富多彩，《诗经 · 小雅 · 六月》有“织文鸟章，白旆央央”的诗句，记录了当时已经蔚为壮观的旗帜。在周朝，自天子以下，各个贵族阶层都有自己独特的旗帜，以不同的花纹、颜色和形状相区分。此时织造花纹、裁剪样式等装饰手段，实际上已经为后世的锦旗奠定了基础。不过距离现在“锦旗言谢”的意义还相去甚远。

旗帜具有鲜明的辨识度，于是古人顺理成章地用它来指挥军队。军队里五花八门、用途不一的旗帜，就是军旗，而用来标识主帅的那面军旗，就是帅旗。在古代战争中，斩杀敌军上将、夺取帅旗，是军中勇士最大的荣耀。当“斩将夺旗”被赋予杀敌立功的意义之后，每当有军士建功，主帅就乐于奖励他一面漂亮的旗帜，以此对勇猛善战的将士表达嘉奖之意。此后这个传统由武及文，从军事传播到民俗，传播到科考，逐渐成为表彰杰出人物的典型象征。

唐朝端午节盛行赛龙舟，在比赛的终点常常会插一根竹竿，竿上缠着一条五彩斑斓的缎子，称为“锦标”，每当龙舟竞渡到了最后关头，第一条越过终点的优胜者就会拿到锦标，接受万千观众的欢呼。现在的体育比赛常命名为“锦标赛”，渊源即出于此，而唐代的锦标实际上就是锦旗的前身。

宋朝崇文尚德，主张“万般皆下品，唯有读书高”，风姿儒雅、满腹经纶的读书人成为社会的宠儿，进京赶考的举子若是金榜题名，倒比沙场立功的将军更招人艳羡。于是，当朝天子也很贴心地给科举高中的进士们赐予锦旗，挂在家门口光耀门楣。“锦旗门巷夸联荐，椽笔春闱又中程”，锦旗这个名词出现在诗文当中了，用途也越来越接近现代了。

时至今日，送锦旗的传统不仅得到了完整的传承，而且逐渐飞入寻常百姓家。战争年代，老百姓向红军送锦旗的事迹不绝于书，例如笔者身边一个朋友就谈到，他的先辈曾经手绣了一面毛主席像锦旗，送给当时的第四野战军。至此，送锦旗正式过渡到了现在的意义，人民群众推而广之，送公安、送老师、送医生，锦旗的应用越来越广泛（图 18-1-2）。

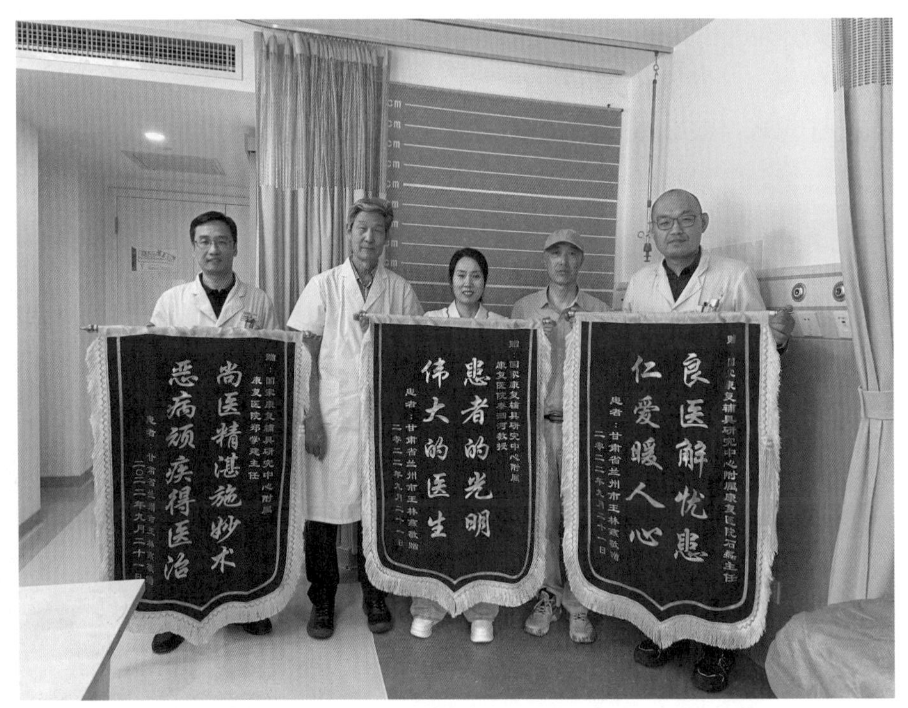
尚医精湛施妙术
恶病顽疾得医治
患者的光明
伟大的医生
良医解忧患
仁爱暖人心

▲图 18-1-2　甘肃重度马蹄内翻足畸形患者术后足的形态与功能恢复正常，特制作 3 面锦旗来北京赠送秦泗河团队并表示真诚感谢

回顾了锦旗的发展史，当笔者再面对科室里琳琅满目的锦旗时，蓦然发现它们不只是一面绣着字的旗帜，更是负载着文明发展的一个文化符号。在我们矫形骨科，患者们送的锦旗千姿百态，文辞不一，他们的志趣和情感往往就从这里反映出来——有的人露才扬己，喜欢把锦旗写得辞藻典丽，例如“一片恩情天可鉴，结草衔环报秦公”；有的人沉着内敛，喜欢用简短的文字浓缩概括，例如“医术可信，医德可敬”；面对肢体修复、重获新生的喜悦，有的人兴奋之情溢于言表，例如“仁心仁术彰显爱，万语千言难表白”；也有人对医生倍感亲切，例如“医患一家亲”。锦旗多了，办公室摆不下，只能收在箱子里，堆在柜子上，挂在小车上……有时候，我们科主任也会感到困惑：“做个锦旗又费时又花钱，太不值得了。不就是表达谢意么，口头说一下，或者发个邮件就好，送这么多锦旗干什么？”可是他哪里知道，这锦旗背后是多少期许，多少赞颂，多少言不尽意的情感（图 18–1–3~图 18–1–4）？

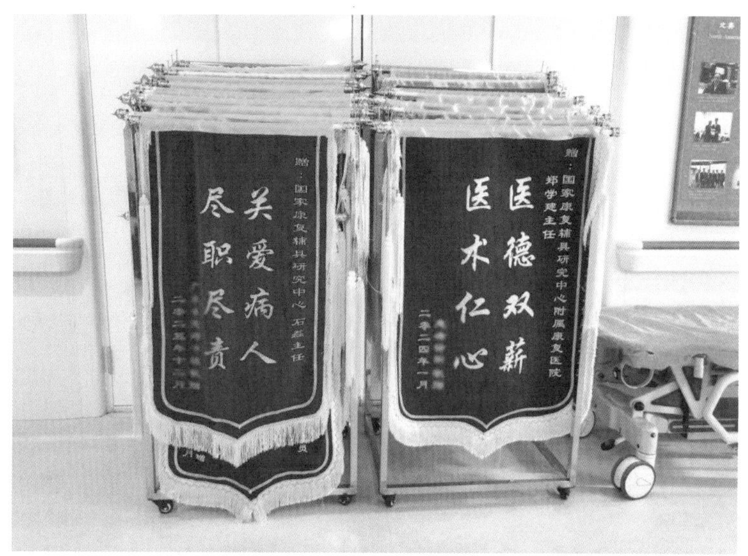

▲图 18-1-3　历年来患者赠送的锦旗陈列在矫形外科病房

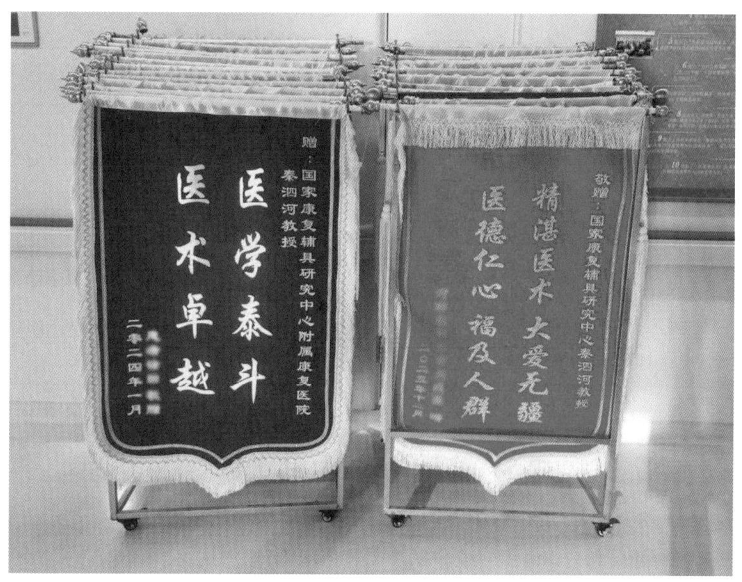
赠：国家康复辅具研究中心附属康复医院
秦泗河教授
医学泰斗
医术卓越
二零二四年一月
敬赠：国家康复辅具研究中心秦泗河教授
精湛医术　大爱无疆
医德仁心　福及人群

▲图 18-1-4　患者赠送的锦旗均完好无损地保存在矫形外科

如果你是一名医生，当患者向你送锦旗时，不要视为寻常，不要嬉笑自若，请整衣敛容，肃然接受这份美意吧！因为在这一刻，你就是患者眼中所向无敌的勇士，龙舟竞渡的冠军，文绮落霞的状元。

（本文作者王一岚，刊登于《中国医学人文》2017 年第 9 期）

第二节　1076 份肢体畸形残疾社会调查统计分析

2016 年，为了解矫形外科肢体残障患者的社会生活现状，秦泗河教授策划设计了《秦泗河矫形外科住院患者调查表》，面向矫形外科手术患者发放。迄今为止，共收到 1076 份有效反馈，现将基本信息初步汇总报告如下。

需要注意的是，本调查表为匿名填写，所有填表患者均为自愿接受调查，未成年患者大多由监护人代为填写。考虑到住院患者有一定的随意性和选择性，少量调查表存在不准确或不完整的情况。

一、基础信息

本组统计基于调查表头部一栏和第一组问题，主要用于了解患者的性别、年龄、民族、所在区域、受教育程度和一般健康状况（表 18–2–1~ 表 18–2–6）。

表 18-2-1　1076 例患者性别统计

性别	人数
男性	535
女性	506
不详	35

注：“不详”通常为未填写，或填写了无效信息。

表 18-2-2　1076 例患者年龄段分布

年龄段*	人数	年龄段	人数
1~5 岁	50	36~40 岁	69
6~10 岁	74	41~45 岁	47
11~15 岁	95	46~50 岁	51
16~20 岁	110	51~60 岁	45
21~25 岁	198	61~70 岁	6
26~30 岁	239	不详	35
31~35 岁	92		

* 最大年龄为 70 岁；最小年龄为 1 岁；平均年龄为 26.9 岁。

表 18-2-3　1076 例患者受教育程度统计

受教育程度	人数	受教育程度	人数
博士	3	初中	253
硕士	44	小学	166
大学本科	157	小学以下	6
大学专科	144	不详	99
高中、中专	105		

表 18-2-4　1076 例患者籍贯归属地分布

患者区域	人数	患者区域	人数
山东省	132	贵州省	24
河南省	120	辽宁省	23
河北省	106	云南省	21
安徽省	56	福建省	20
江西省	50	浙江省	19
湖南省	49	广西壮族自治区	13
江苏省	44	海南省	13
黑龙江省	43	北京市	11
湖北省	39	天津市	11
山西省	38	新疆维吾尔自治区	10
陕西省	35	上海市	7
广东省	32	宁夏回族自治区	7
甘肃省	32	重庆市	7
四川省	26	青海省	2
内蒙古自治区	24	西藏自治区	1
吉林省	24	不详	37

表 18-2-5　1076 例患者民族分布

民族	人数	民族	人数
汉族	986	藏族	2
回族	13	侗族	1
满族	8	彝族	2
土家族	6	朝鲜族	1
苗族	6	瑶族	1

续表

民族	人数	民族	人数
蒙古族	8	白族	1
壮族	5	鄂温克族	1
仡佬族	3	不详	32

表 18-2-6　1076 例患者整体身体状况自我评价

整体评价	人数	近期变化	人数
比较好	246	明显改善	95
还可以	585	有所改善	156
不太好	194	没有变化	300
很差	39	略有下滑	354
不详	12	越来越差	134
		不详	37

二、求医经历

秦泗河矫形外科接收的肢体残障患者大多有漫长的病史，多次就诊甚至多次接受手术者屡见不鲜，求医经历相当复杂，本组统计主要反映这一状况，见表 18–2–7~ 表 18–2–15。

表 18-2-7　1076 例患者生活环境情况统计

生活环境	人数	生活环境	人数
农村	511	二三线城市	119
乡镇	213	大都市	32
县城	196	不详	5

表 18-2-8　1076 例患者得知秦泗河能治疗肢体畸形残疾的信息渠道

信息渠道	人数	信息渠道	人数
亲朋	276	病友	271
网络	255	医生	287
广播电视	32	其他渠道	15
报刊	12	不详	11

表 18-2-9　1076 例患者既往就诊医院的数量

就诊医院数量	人数	就诊医院数量	人数
从未就诊	150	去过太多医院了，记不清	115
去 1~5 家医院就诊	720	不详	13
去 5 家医院以上就诊	78		

表 18-2-10　1076 例患者既往就诊医院的类别

医院类别	人数	医院类别	人数
县级医院	222	全国著名大医院	288
地级医院	360	国外医院	3
省级医院	427	未记录	68

表 18-2-11　1076 例患者就医时的年龄段

年龄段	人数	年龄段	人数
从未就医	90	青年时期	226
婴幼儿时期	448	一直持续至今	161
少年时期	300	不详	21

表 18-2-12　1076 例患者既往就诊的科室

就诊科室	人数	就诊科室	人数
骨科	780	普外科	53
康复科	169	泌尿科	29
儿科	189	血管外科	8
神经科	239	其他科室	37

表 18-2-13　1076 例患者既往就诊时得到的治疗建议

治疗建议	人数	治疗建议	人数
康复治疗	197	手术治疗	591
药物治疗	74	无法治疗	139
辅具治疗	143		

表 18-2-14　1076 例患者既往手术次数

手术次数	人数	手术次数	人数
从未手术	599	5~10 次	6
1 次	279	超过 10 次，太多了，记不清	4
2~4 次	150	未记录	38

表 18-2-15　1076 例患者既往手术效果

手术效果	人数	手术效果	人数
非常好	42	无效	157
比较好	125	失败	84
尚可	184	不详或无手术史	490

三、生活状况

肢体残障不仅限制了患者的日常活动，更对其学习、工作、社交、婚恋等重要的人生环节造成了沉重的、深远的负面影响。本组统计主要探究肢体残障患者在这些方面受影响的程度（见表 18–2–16~表 18–2–21）。

表 18-2-16　1076 例患者日常活动受限程度

受限的生活事项	人数	受限的生活事项	人数
体育运动受限	832	打扫卫生受限	224
搬运物品受限	475	日常散步受限	340
手提东西受限	273		

表 18-2-17　1076 例患者日常步行活动半径

活动半径	人数	活动半径	人数
不限	424	500 米	167
2000 米	128	100 米	120
1000 米	161	床边	40

表 18-2-18　1076 例肢体障碍对患者的学习和工作造成的影响

影响程度	人数	影响程度	人数
无影响	142	严重影响	225
影响小	250	失学失业	98
影响明显	335	未记录	26

表 18-2-19　1076 例肢体障碍对患者社交活动造成的限制

限制程度	人数	限制程度	人数
不限	176	严重受限	88
受限	430	无社交	125
明显受限	242	不详	15

表 18-2-20　1076 例肢体障碍对患者婚恋造成的影响

影响程度	人数	影响程度	人数
无影响	162	严重影响	111
有影响	280	对婚恋感到绝望	28
明显影响	195	不详或未成年	299

表 18-2-21　1076 例患者对独立生活能力的自我评估

独立生活能力	人数	独立生活能力	人数
没问题	512	不可能	46
有问题	351	想试试	46
很难	96		

四、家庭与情感情况

肢体残障不仅对患者个人的生活造成不同程度的限制，而且患者背后的整个家庭往往也深受影响。体现在现实层面，通常是复杂的求医历程、高昂的治疗费用带来的经济压力；体现在精神层面，则是患者本人及其家人的各种异常情绪。考虑到情感反应的主观性，本组统计尚不能作为心理调查的直接依据，但仍可以从一定程度上反映肢体残障患者身心交困的现状。具体数据见表 18–2–22~ 表 18–2–26。

表 18-2-22　1076 例患者既往就医对家庭造成的经济负担

经济负担	人数	经济负担	人数
开支可观	259	破产	19
开支沉重	441	未记录	108
负债	249		

表 18-2-23　1076 例父母对患者本人的态度

父母态度	人数	父母态度	人数
愧疚	304	苦恼	200
呵护	538	厌弃	18
平和	310		

表 18-2-24　1076 例患者的生育愿望

生育愿望	人数	生育愿望	人数
决定生育（或已经生育）	323	焦虑	31
倾向于生育	352	决定不生育	23
尚未决定	134		

表 18-2-25　1076 例患者对情感状态的自我评价

情感状态	人数	情感状态	人数
孤单	151	没有价值	149
难沟通	122	压抑	112
极端	136	以上都没有	548

表 18-2-26　1076 例患者对生活状态的自我评述

自我评述	人数	自我评述	人数
快乐	545	紧迫感强烈	127
敏感	344	面临很多问题	185
情绪波动大	184		

第三节　书信中的医患缘契

书信是历史和文化的载体。在信息时代来临之前，人与人之间的沟通要么被地理所阻隔，要么被时间所淹没，能够超越时空限制的沟通途径只有一种，那就是书信往来。我们这个民族尤其钟爱写信，从司马迁《报任安书》的矢志不渝，到李白《与韩荆州书》的豪气冲天，即使在兵荒马乱的年代，杜甫仍在吟咏着“烽火连三月，家书抵万金”。千百年来，中国人把最可贵的品质、最美好的文化都留在了书信当中。

20 世纪 70 年代，我开始在山东苗山公社医院开展矫形外科工作，当时在基层小有名气，逐渐有一些患者写信求医。我在昏暗的灯下拆开信封，那些质朴的字句就迫不及待地跳入眼帘，大声诉说着执笔人患有什么疾病、历经了多少苦难、多么渴望得到救治，满怀希望又唯恐其破灭的心情溢于言表。每读完一封信，我都像听到了自己的使命似的，反复推敲，仔细揣摩写信人的病情，把来信重新折好，小心保管，然后再工工整整地写回信。并不是写几行字那么简单，有时候回一封信，像做一台手术一样郑重其事——现在回想起来，可能书信文化早已融入我们中国人的血液了。

20 世纪 80 年代我调到黑龙江佳木斯市创建矫形外科医院，接受国家下达的命令，在全国范围内抢救治疗脊髓灰质炎后遗症，那时候一年的手术量最多达到 1500 台以上。随着矫形外科手术的广泛开展，报纸、电视等媒体的持续聚焦，患者来信也开始急剧增加，从 20 世纪 80 年代后期到 90 年代，我收到了成千上万封求医信件，寄信人早已不限于本省患者，而是遍布全国各个省份，远到新疆克拉玛依、云南红河，都会“鱼传尺素”（图 18-3-1）。通过书信这个小小的媒介，他们用同样的文字，怀着同样的心情，把各不相同的境况送到了我的书桌上。那时是信息技术革命的前夜，有人已经开始尝试使用电子邮件，而我还是用最传统的方式，每天晚上伏案读信，每封必回，算起来，我写的回信也已经上万了。后来互联网的浪潮席卷全国，年过半百的我也学会了上网，不知不觉中告别了纸质书信。

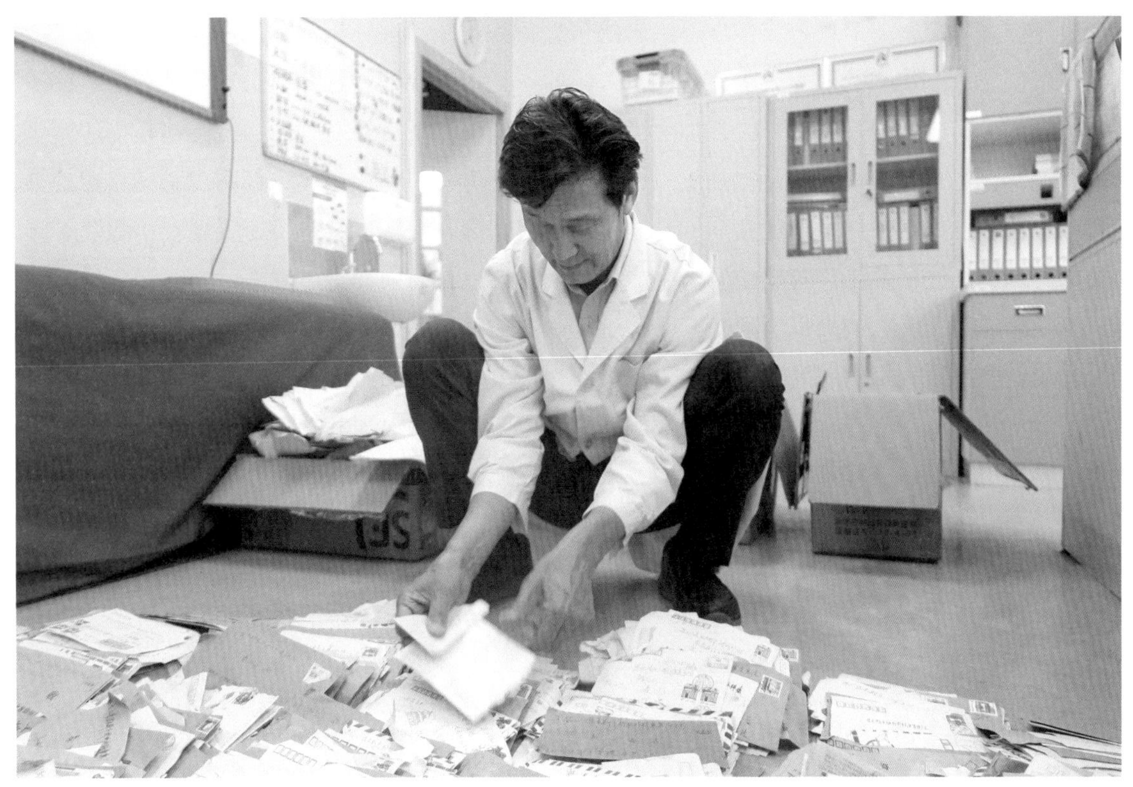

▲图 18-3-1　秦泗河存贮了近 11 000 封与患者、专家通信的纸质信件

犹记得有一次我到西安做学术演讲，演讲结束时，突然有一位中年妇女从后排座位跑上前台，送给我一包鞋垫，让我感到有点意外。直到后来我读到她的寄语——“秦大夫，是您为我做了儿麻矫形手术！手术非常成功！这次手术对我的人生有着非凡的意义！20 多年来我一直有个愿望，就是当面向秦大夫说声‘谢谢’！我偶尔看到医院贴在门口的海报：秦泗河教授来医院讲课！我非常的激动！圆了我多年的愿望！那十几双鞋垫是我老母亲早就缝制好的，老人家经常念叨让当面赠送您，今日圆了老人的心愿了……”不用回顾她的治疗过程，也不用展示她的人生蜕变，只需数一数这段话里有多少个感叹号，最朴实的感恩、最饱满的情感，都在里面了。

上万封书信来往，饱含情怀。时至今日，这些老信件我一直舍不得丢弃，把它们装了满满的几个大箱子，珍而重之地保存着。有时候打开箱子，随意翻看几封，往往还会有新的发现。例如，我看到有的患者写道“只要得到您的消息，不论天涯海角，哪怕是爬，我也要找到您！”字里行间透露出坚韧不拔的性格。有的家属写道“每到下雪的时候，我的心里就有一些刺痛，想着姐姐走在湿滑的路面上，一步一拐地去上班……”手足之情跃然纸上。

正如很多人在来信中所诉说的，肢体残障患者往往遭遇了很多不公平的待遇，生活备受挫折，记得有一封信一开头就写“您好，秦大夫：我有一桩非常痛苦的事情讲给您听……”，然后一桩桩往事依次叙述，把多年的压抑都倾泻了出来，越写到后面，字体越草，笔画越重，悲愤交加的神态如在眼前。

还有一位朝鲜族的姑娘，对中文不太熟悉，求医信上有很多错别字，但每个字都写得非常方正，仔细分辨，还能看出她是一笔一笔描上去的，可以想见，当时写这封信费了很大的工夫。每每打开这封信，我都能看到她聚精会神、小心翼翼的样子，不由得为之感动。这也是书信的魅力所在，字迹本身就携带了很多信息——信息科技体现不出来的信息。

信件中偶尔闪现出来的艺术火花，同样让人眼前一亮。我收到过好几封书法极美的信，都是用潇洒的行书写成，有的甚至是繁体竖排，加上半文言的语句，时不时还能押韵，虽然也是描述病情、询问治疗意见，读起来却多了几分诗情画意。还有很多患者为了把畸形情况解释明白，就直接把自己的腿和脚画在信纸上，其中美术功底出众的，连趾甲、毛发都画得清清楚楚，有人还在小腿肚、脚后跟涂上阴影，画出了光影效果！这些栩栩如生的作品，自然也是信中翘楚。

这种故事成百上千，如果都罗列出来，恐怕写一本书都讲不完。问题就是老信件太多，留心关注的人又太少。现在手写书信的时代已经结束，更新奇、更快捷的通讯手段层出不穷，随着新技术的发展，在不远的将来，可能连电子邮件都会被淘汰，谁还会记得书信呢？如果再不加以整理和总结，这些旧信件很快就会消失在信息时代的浪潮中，永远湮没无闻。因此，我委托办公室征调专人对这些旧资料展开清查、阅读和扫描归档。当时的计划是从中遴选精品，作为展品放在我的母校，供年轻学子和各界人士阅览。后来信件清查工作超出了我的设想，前后阅览信件近 11 000 封，其中咨询信超过 7000 封，感谢信 3000 余封，还有日记、连环画、抒情诗等各种体裁的信件，述说着千千万万个喜怒哀乐、悲欢离合的故事。希望这些信件作为珍贵的医学人文资料，逐渐成为矫形外科数据库的一部分，让现代信息技术为过去的故事插上翅膀，飞向遥远的未来。

（本文作者秦泗河，刊登于《中国医学人文》杂志 2018 年 4 卷 7 期，收录时做部分修改）

第四节　秦泗河创立的快乐骨科病房文化

秦泗河矫形外科治疗的肢体畸形残障，大多属疑难骨病范畴，患者的家庭多处偏远地区，农村居多，信息交通相对闭塞，求医过程颇为坎坷，很多患者“求医无门”“会诊无果”，就诊多家医院，历经多次手术。这些患者的身心受到的折磨比普通患者大很多。承载着肢体残障与尊严浩劫的双重创伤，部分患者心灵扭曲，性格孤僻、偏激，对生活丧失信心。为了给肢体残障人士创造温馨舒适的医疗环境，在畸形矫正，肢体功能改善的同时，身体、心灵同时得到人性温度的抚慰，矫形外科提出了“快乐骨科”理念，并在临床工作中摸索实践，使之不断完善。

一、“快乐骨科”的由来

1999 年，基于治疗万余例脊髓灰质炎后遗症肢体畸形患者的临床经验和感悟体会，秦泗河建立了“肢残患者康复乐园”，“快乐骨科”正脱胎于此（图 18-4-1）。在临床工作中，体现为高效优质的手术治疗让畸形矫正功能改善，给患者带来希望；在术后康复过程中，矫形病房内开展科普讲座、读书角、意见箱、写心得体会，画画、文艺演出等形式，激发患者袒露心声，医护患充分沟通、互相学习，患者在“被理解、被尊重”和“释放自我”的过程中，感到身心愉悦和归属感，发自内心的快乐，最终获得了超出预期的手术治疗效果。

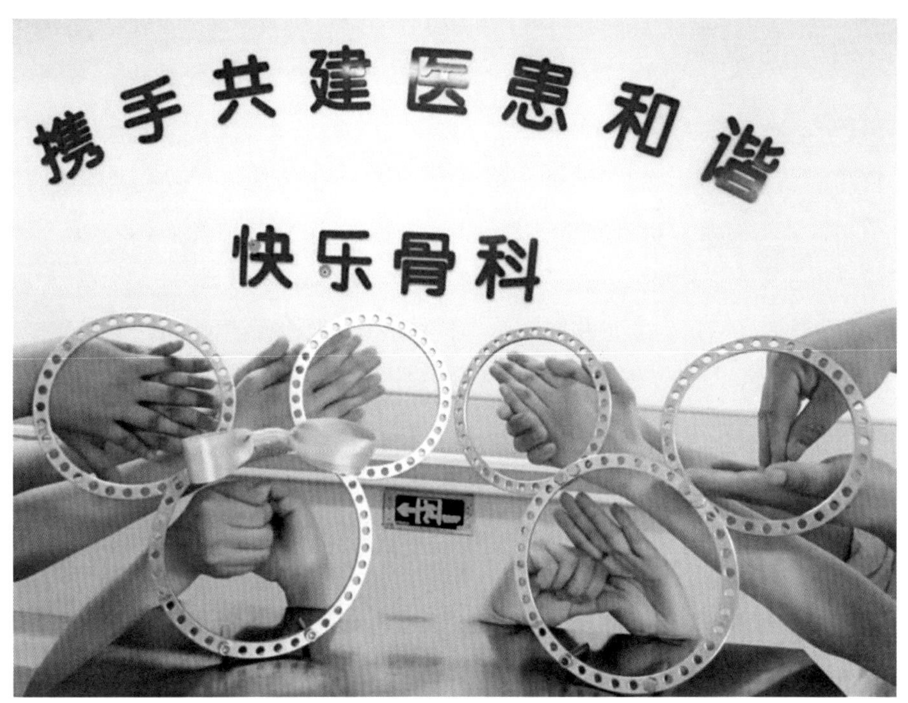

▲图 18-4-1　秦泗河矫形外科快乐骨科病房

二、“快乐骨科”的组成要素

1. 医生因素

不容置疑，医生在医疗活动中处主导地位，医生坚持治病救人，恪守医德的原则；秦泗河矫形外科在 40 余年医疗实践中，形成骨科自然重建的大格局，是“快乐骨科”得以实现的基础。经过长期临床积累，大量病例的观察随访，由量变到质变，经验变智慧，针对每个具体患者，方法根据病情选，正确的治疗方案，精湛微创高效的手术技术，保证了手术效果和顺利康复。

2. 医患诚信

在骨科自然重建理念的基础上，日常工作指导方针将“医患同位”放于首位。用最简单最有效的方法、最合理的技术和合理低廉的收费解决复杂的问题。一旦手术发生并发症，坦诚告知患者，从维护患者利益的角度出发，做出最大的补偿。只有解除了病痛，患者、家属才能快乐，医生才能获取被尊重。快乐骨科实施过程也是不断提高医生技术和人文胜任力的过程。

3. 医患互动

首先，鼓励医患、护患、患者与患者之间相互学习、交流思想，在病房为患者构建提高“医学知识”的学校，形成医患诚信、和谐相处的文化氛围。

其次，教导患者和家属与医护交朋友、结对子，与心态积极健康的病友谈心，鼓励患者学会成为医生的第一助手，掌握残障肢体自我康复的本领，感悟人生真谛。

再次，病房内设置读书角、图书柜、医患交流文化墙，定期开展医学科普讲座，定期举办医患文艺演出。医生、护士成为广大患者的朋友，善于向患者学习，追求心灵纯洁、技术精湛，享受工作过程，医护患共同决策，形成“医患和谐，人文病房”。

三、“快乐骨科”的成果

阶段性回顾2014年9月—2019年9月收治的四肢复杂畸形患者3865例的诊疗过程：他们来自于全国各省（自治区、直辖市），以及境外9个国家，其中52例是濒临截肢的严重肢体畸形，全部实施矫形骨科手术。随机抽取310例患者在术后3年进行随访，在所有病例中，除3例发生并发症，经积极处理好转外，临床效果均良好。按矫形外科术后疗效评价表进行评价，优良率91.5%，有效率98.0%。所有患者都对治疗结果满意，并用锦旗等各种形式向医护表达感谢，未发生一例大的医患矛盾和冲突。

经过治疗的大部分患者肢体功能获得改善后能更好地融入社会，解决了家庭负担，也解决了“因病致残、因残致贫”的问题。

患者的希望和感恩，催生了医生行医过程中的成就感和愉悦感。这个过程中，医生护士团队全身心投入工作，勇于解决临床问题，发表学术论文，出版学术专著，形成“人文智慧型”矫形骨科团队。

矫形外科举办肢体重建培训班27期，全国各地报名学习学员500余人，长年招收国内外进修医生200余人，启发、培养大量“人文学术型”骨科医生，将“快乐骨科”模式推广，最终惠及更多患者。

快乐骨科理念进一步完善了中国特色的肢体重建技术理论体系，将逐渐被学术界熟知和认可。

四、“快乐骨科”的探索

“快乐骨科”的提出看似抽象，但她符合唯物主义哲学物质第一性，意识第二性原理。物质对意识具有决定作用，意识对物质具有能动作用；患者心理世界的发育是适应于长期的肢体残疾功能状态。肢体畸形矫正和功能重建的同时应兼顾心理世界的重建，这也是自然重建理念的涵义之一。

中医在疾病诊疗中更注重患者的整体，“忧则气结，喜则百脉舒和”，当一个人沉浸在悲伤情绪中时，如果能用使他高兴的事情调动起欢乐的情绪，他的心情就能得到一定程度的缓解，可促进身体健康和快速康复。

音乐也是促进康复的手段。音乐的“乐”和快乐的“乐”同字不同音。在两次世界大战期间，音乐被普遍用于战士的战后康复。音乐具有自身的节律，人也具有自身的节律。特定的节奏、频率、音量、音色等要素构成了具有特定节律的音乐，合适的音乐节律与身体节律能够发生感应，最终达到共振的和谐状态，从而达到治疗疾病、身心愉悦的作用。秦泗河医疗团队在“快乐骨科”实施过程中，通过音乐演奏传递矫形外科医患之间的情感，激发复杂肢体畸形治疗过程中的快乐情绪（图18-4-2）。

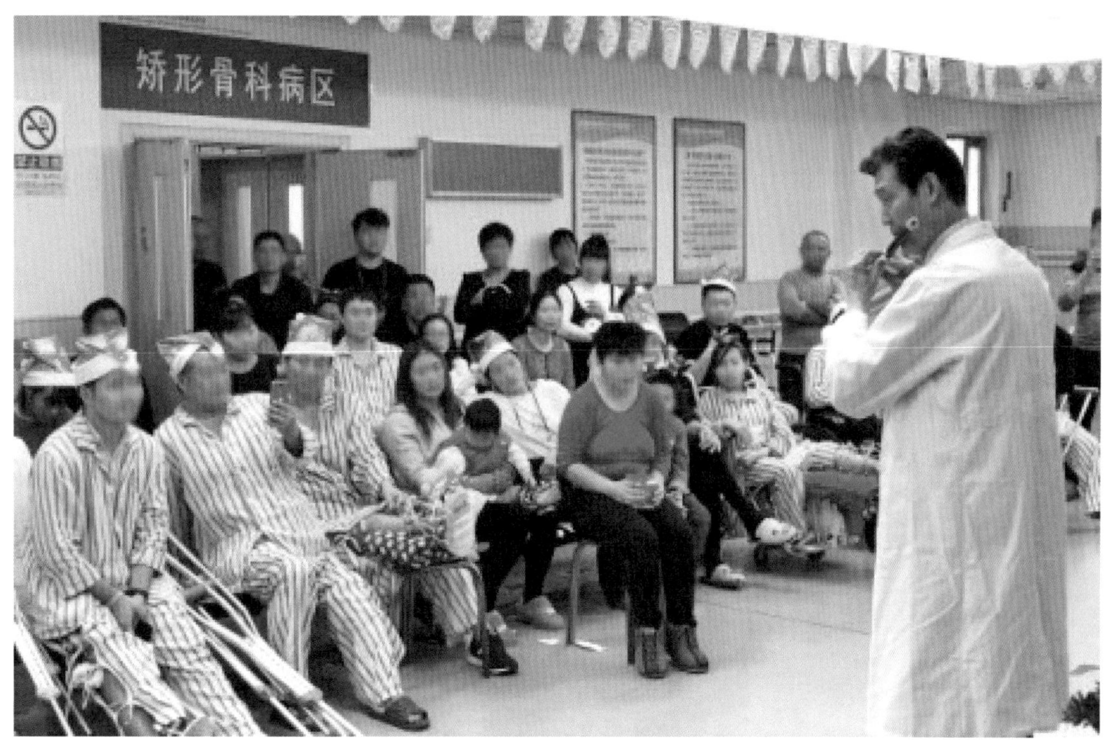

▲图 18-4-2　秦泗河与患者在病房联欢

人类从一开始就是逐水草而群居，人们都喜欢合群而不愿离群索居。“独乐乐，不如众乐乐”。“志同道合”者相聚更是高兴的事。快乐骨科实施过程中的医患文艺演出、护患交友以及医患交流文化墙，就是通过了心理学群体效应中的“助长效应”和“从众效应”发挥作用。

综上，如果要给“快乐骨科”下个定义，可概括为“在骨科疾病诊疗过程中，不仅是患者对治疗效果满意，更是全程让医护患感受到快乐，体现为和谐医患关系的一种文化模式”。从患者初次就诊，再到术后随访的整个医疗过程中，医生掌握主动权，并对治疗结果负主要责任。医生对于每个患者，有计划地实施个性化诊疗，让患者对治疗结果有充分的预期，积极参与到治疗的整个过程中来，获得认同感和归属感，并长期跟访，是建立“快乐骨科”的必由之路（图 18-4-3）。

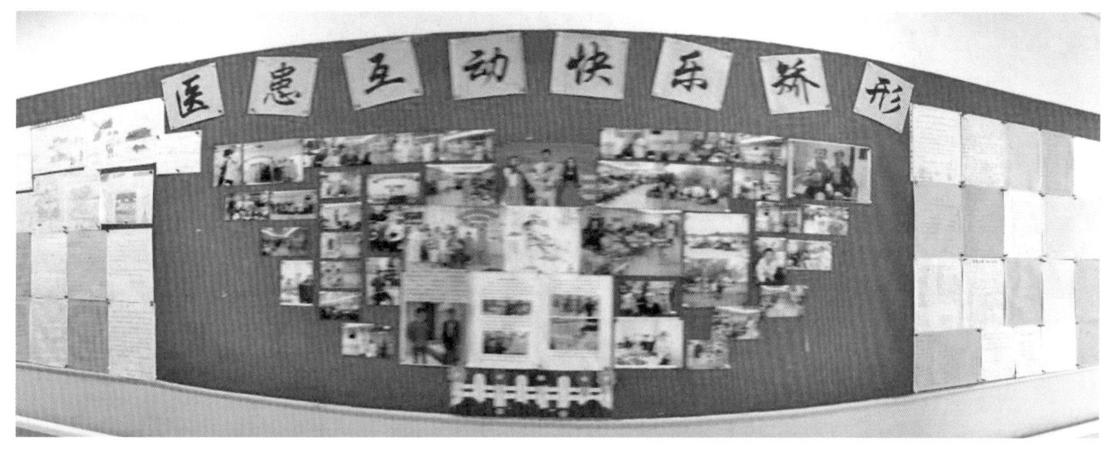

▲图 18-4-3　矫形外科病房墙上来自患者的合照和感谢信

五、结语

“现代西方医学实践的弊端体现在对于历史洞察的贫乏，科学与人文的断裂，技术进步与人道主义的疏离”。此话道出了现代医患矛盾的根源，以及“快乐骨科”产生的背景。

矫形外科形成的科学与人文交融的“快乐骨科”，亦即“快乐医学”模式，使得那些不同类别、不同地域的肢体残障患者及其家属，来到这个病区就会立即感受到解读人生、解读医学真谛的文化，理解医护人员坚持“医乃仁术”，造福肢体残障患者的良苦用心，自觉地信任医生，自然与医生携手战胜孤独、消解误解、消除痛苦，医护患视为一家人。“快乐骨科”的不断实践，体现了矫形骨科医生对和谐医患关系的执着探索，她无疑是中国特色医学人文临床探索实践中自然开放的美丽花朵，是好医生、好医术创造的好医学场景，其中承载、蕴藏的许多医患情深、人性互动的感人故事，值得人文医学与社会医学界考察、了解、支持和升华。

（本文作者臧建成，李丹，石磊，张盼，王永娜，秦泗河，曾刊登于《医学与哲学》2020 年第 8 期，收录时做部分修改）

第五节　中国肢体畸形残障医学展览馆

中国肢体畸形残障医学展览馆位于山东第二医科大学，是国内第一个以肢体畸形残障为主题的展览馆，由学校“71 级”校友秦泗河教授捐赠，秦泗河是中国肢体重建学科开创者、国际知名矫形外科专家，从事矫形外科 40 余年，为中国残疾人事业做出了重大贡献（图 18-5-1）。展览馆集科学研究、科普宣传、人文教育三大功能于一体，是学校代表性的校史校情教育基地、思政工作基地与文化育人基地。

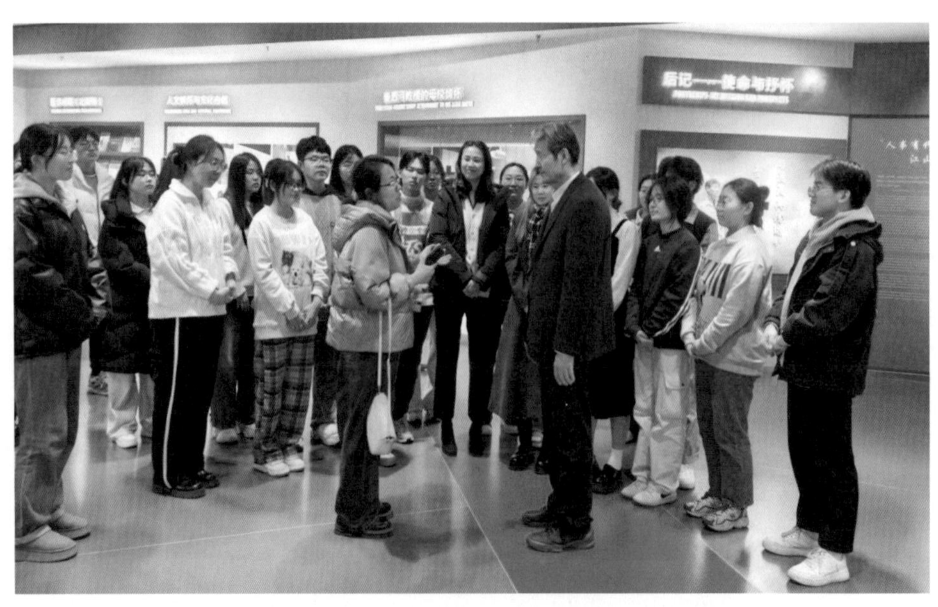

▲图 18-5-1　秦泗河教授回到母校与师生交流

展览馆建筑面积500余平方米，全景展现了导致中国肢体残疾的病因、病种分类、矫形外科发展脉络，保存着秦泗河教授记录收纳的35 075例患者数据和丰富的资料原件，1个序厅、4个展区展览分布具体如下。

一、序厅

序厅主要介绍肢体畸形残障科普知识，展示着秦泗河教授带领团队创建的中国最大、肢体畸形残疾病种最全的手术病例数据库，治疗范围横跨骨、血管、神经、内分泌、皮肤等10多个学科，涵盖220多个病种，电子屏滚动播出介绍秦泗河教授专题片《大国医生的情怀与担当》(图18-5-2)。

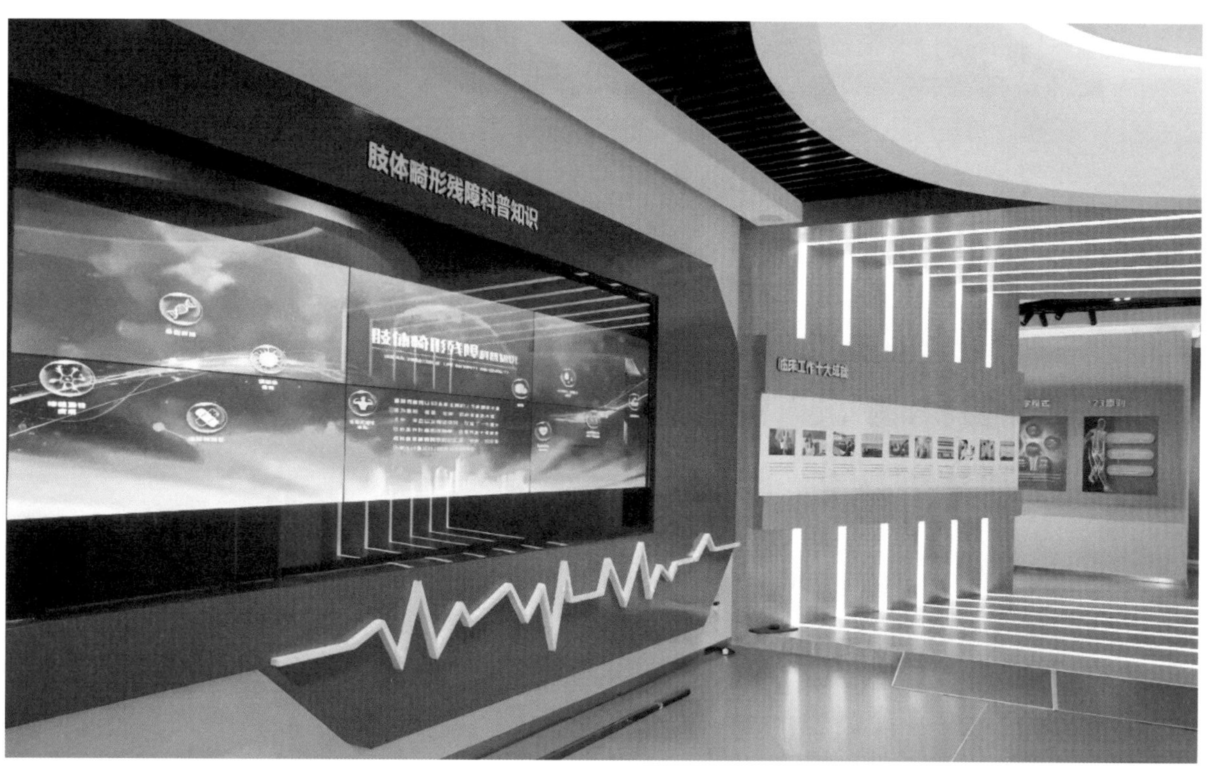

▲图 18-5-2　序厅

二、肢体畸形残疾矫治40年历程展区

本展区记录了秦教授的成长历程，1973年在山东第二医科大学毕业后，秦教授扎根基层，先后在苗山公社医院、佳木斯矫形外科医院、北京市垂杨柳医院、国家康复辅具研究中心附属康复医院工作，形成了独具特色的秦泗河医学理念和诊疗风格，荣获国家科技进步奖、全国白求恩式好医生。展区详细介绍了秦泗河提出的肢体形态与功能重建原则和秦泗河矫形外科取得的十大成就（图18-5-3）。

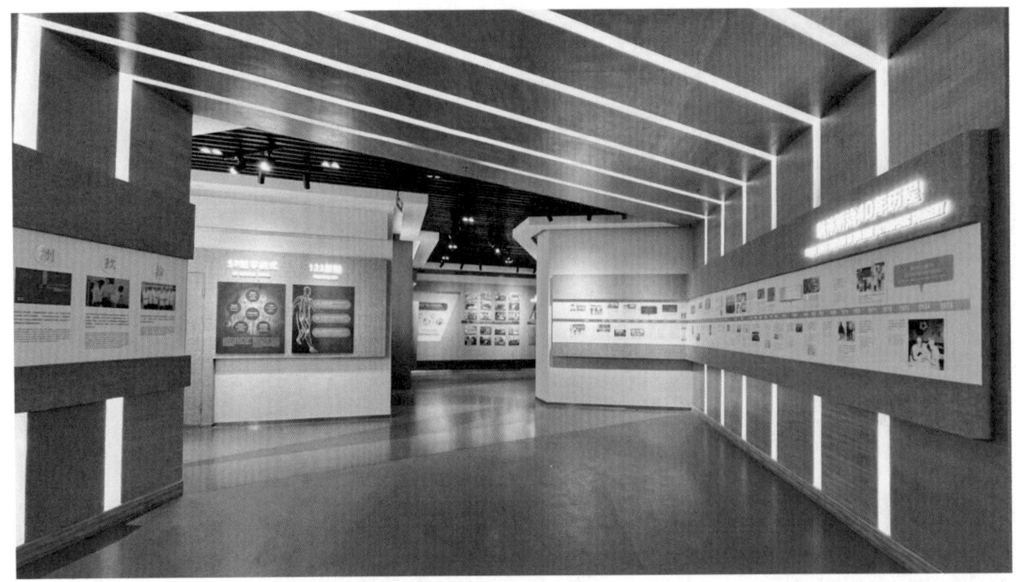

▲图 18-5-3　肢体畸形残疾矫治 40 年历程展区

三、国际交流与医学传承展区

主要展示秦泗河中国特色风格的下肢矫正技术体系在世界各地的推广历程和在全国各地手术会诊情况。目前，秦泗河走遍世界上 40 多个国家，境外 13 个国家的患者接受了他的手术，影响和培育了来自全国乃至国际的数以百计的矫形外科专家，传承与发展了秦泗河矫形外科医学理念技术体系（图 18-5-4）。

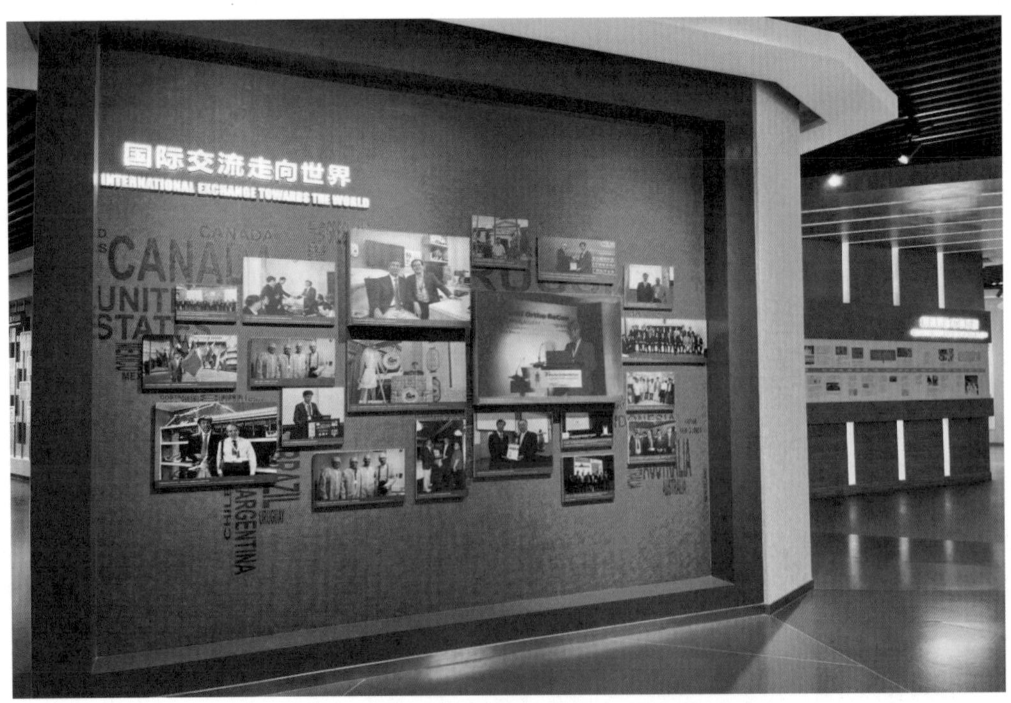

▲图 18-5-4　国际交流与医学传承展区

四、治疗肢体残障疑难病例展区

该展区记录了秦泗河教授从开展矫形外科起，保留的手术记录、影像资料。资料记录着每位患者术前、术后、复查的照片，统计着患者性别、年龄、病种、术式、效果等详细信息，特别是不同病种治疗前后的影像对比（图 18-5-5）。

秦泗河多年来与患者沟通的书信原件也在这一区域陈列，有一封信这样写道："秦医生，您精湛的医术，让我这个在地上爬了 29 年的病人站了起来，给了我做人的尊严，您是我一辈子的恩人。"

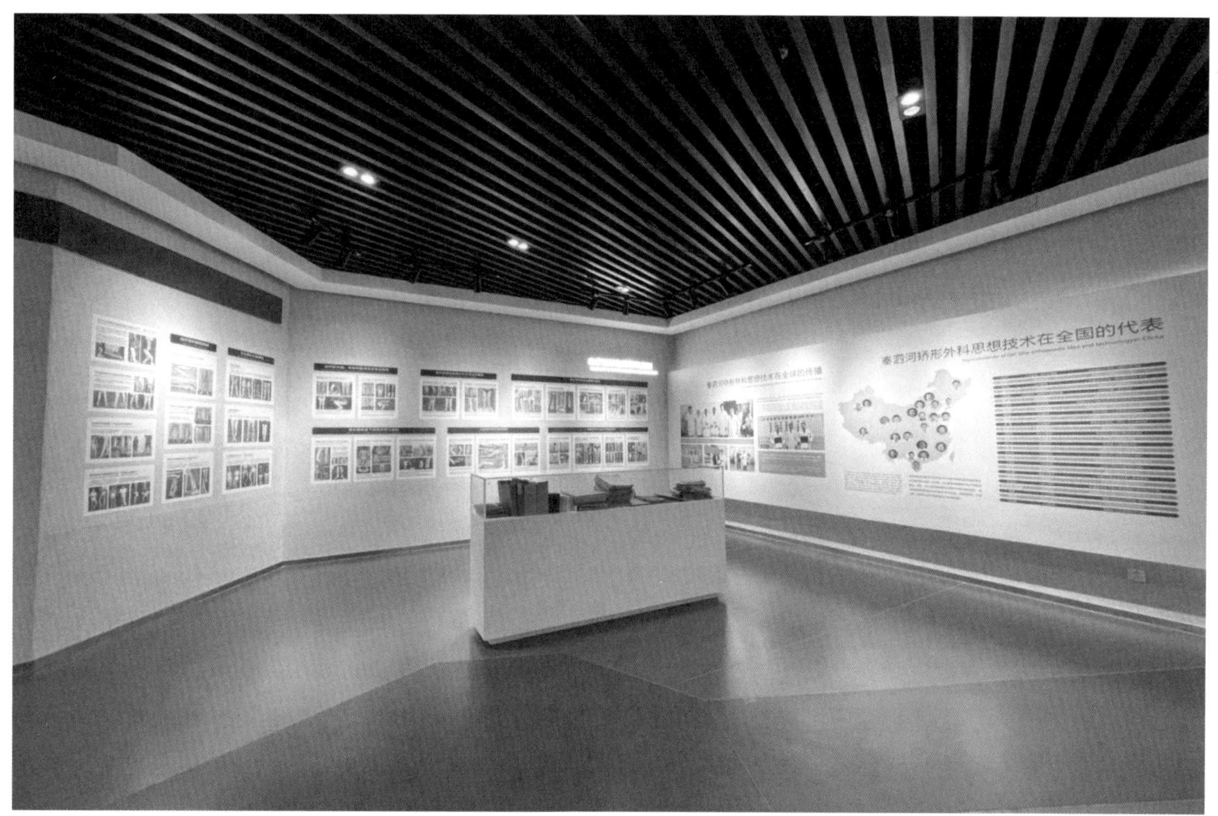

▲图 18-5-5　治疗肢体残障疑难病例展区

五、使命与抒怀展区

除了秦泗河学术成果集成、媒体宣传报道和各级各类荣誉证书，该区橱窗中展出了一部分康复患者送给秦教授的纪念礼物：云南傣族患者亲手扎制的孔雀扇，天津患者亲手捏的泥人，内蒙古患者敬献的哈达，藏族患者赠送的唐卡；儿童的手绘画作，青年人的书法作品，老年人亲手缝制的鞋垫、棉鞋……（图 18-5-6）

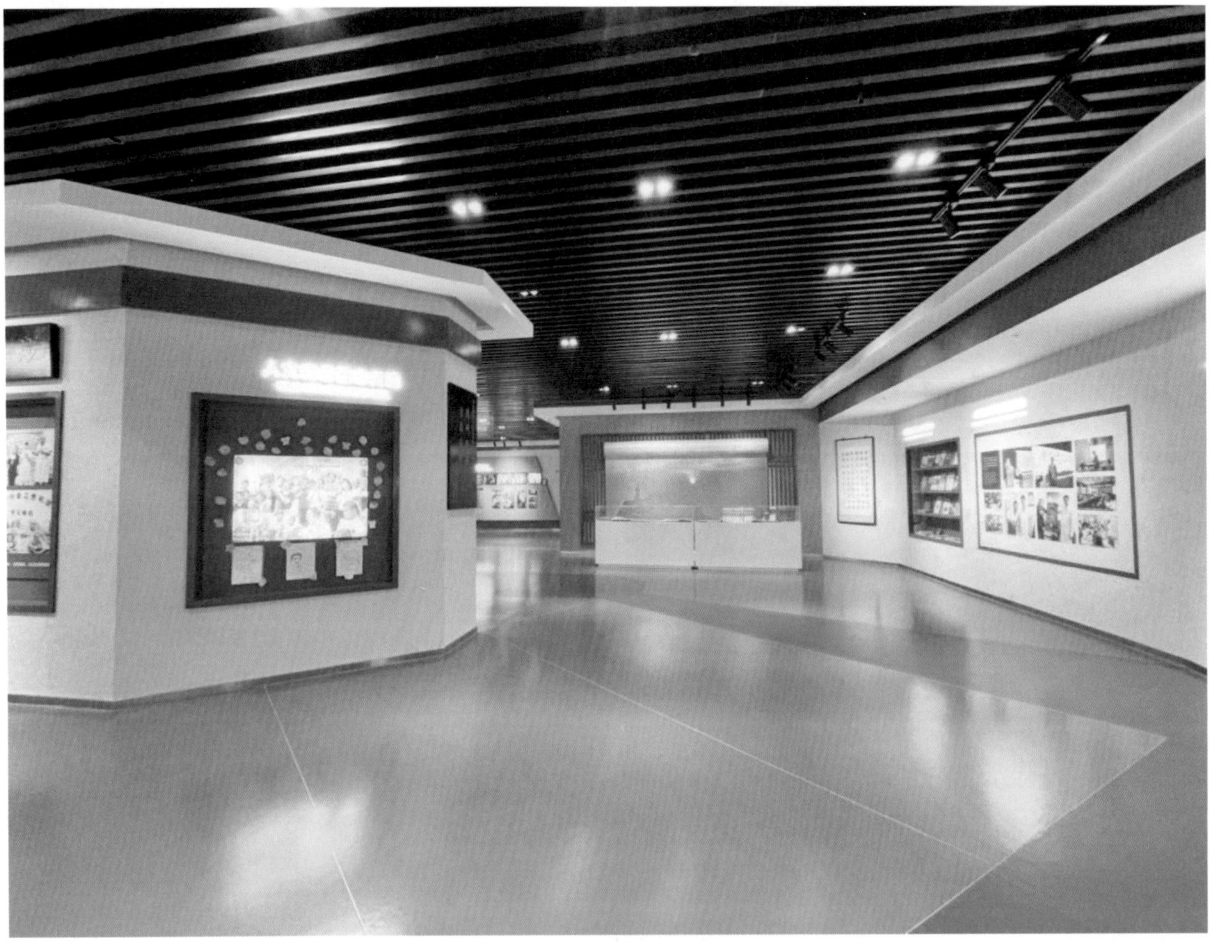

▲图 18-5-6 使命与抒怀展区

山东第二医科大学师生组成了志愿讲解团队，将杰出校友秦泗河的事迹口口相传、育人无声。其中秦泗河教授手术治愈的校友樊姝彤在博士毕业后，回到本硕连读 7 年的母校就职，成为一名山东第二医科大学的教师，以亲身经历讲述山东第二医科大学校友的感人故事，讲述他们反哺母校的学子情深和“乐道济世”的大医情怀。

展览馆的规划设计理念先进、建设布局合理、资料翔实珍贵，是肢体畸形残障医学重要科普宣传基地、学术交流平台和医学人文教育阵地（图 18-5-7）。现任中国残疾人联合会主席程凯于 2024 年 3 月 15 日到访山东第二医科大学指导工作时，在展览馆了解中国矫形外科发展脉络（图 18-5-8）。秦泗河的经历不仅是从基层走出来的大国医生的成长历程，更是山东第二医科大学“沉得下、用得上、干得好”人才培养品牌的真实写照，激励着广大学子和医务科技工作者不忘医者初心，牢记健康使命，为推进实施健康中国战略不懈奋斗。

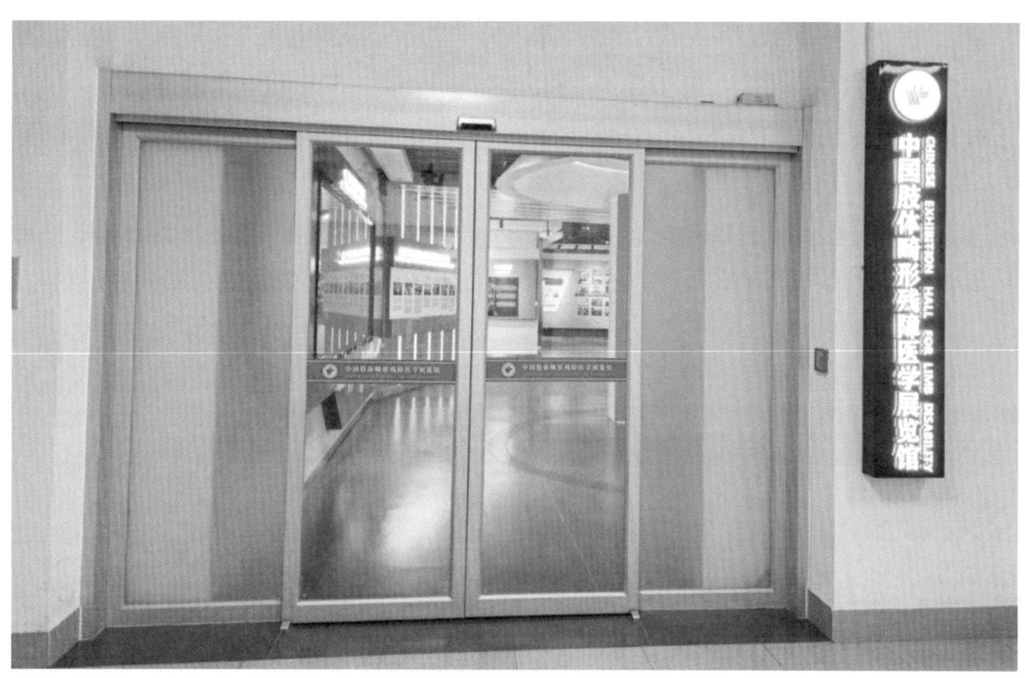

▲图 18-5-7　展览馆大门

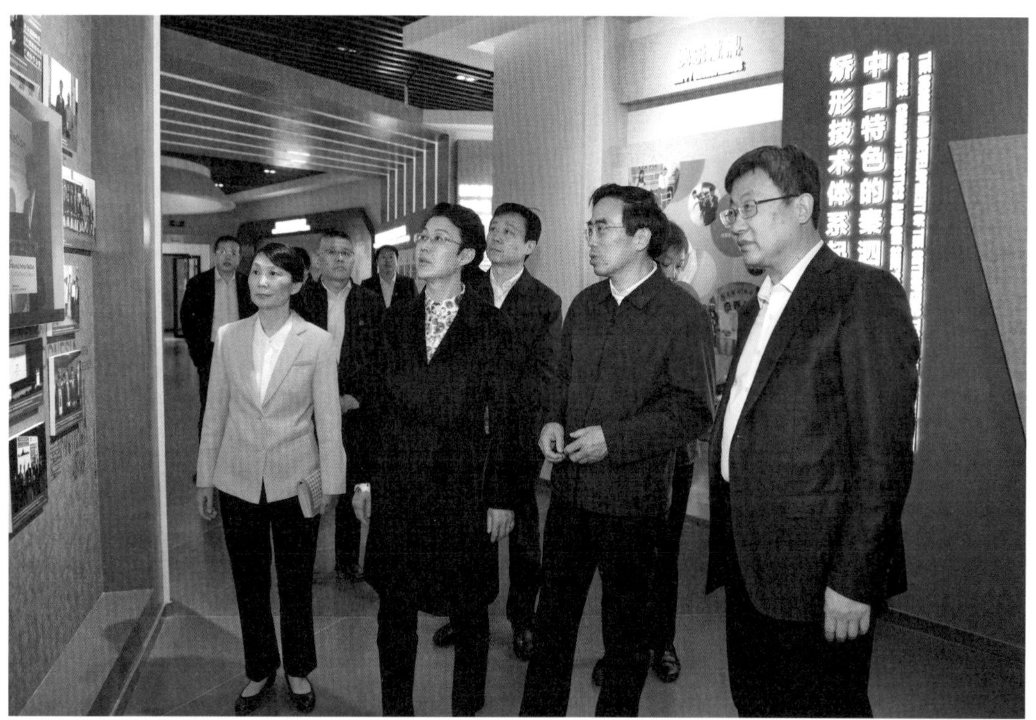

▲图 18-5-8　中国残疾人联合会主席程凯（右 2）参观展览馆

第十九章

专家学者写给秦泗河的书信精选与学术推许

第一节　专家学者写给秦泗河的 33 封书信实录

在秦泗河矫形外科 40 余年时空中，众多专家、学者、领导给予真诚的教诲、指导、鼓励与支持，其中宁志杰、邬华彬、吴守义、曲曰瀛、王澍寰、赵钟岳、潘少川、王福权、陈宝兴、韦加宁、张光铂等教授已故去。为了敬仰先辈留下真实的书信记录，启迪青年学者，将秦泗河保留的部分专家、学者信件（其中大部分为手写信），选取 33 封刊出。使读者能够了解一个人的成长、一个学科的发展，是踏着时代的脚步与社会同行，是众多贤达教育、指导的结果。

一、毛宾尧教授与秦泗河的 2 封书信

书信 1

泗河院长：

您好

大作尽读，边读边思考，边修改，有甚大教益，受益匪浅矣。兹提出如下建议，或供您参考。

1. 既是绪论，根据自己体会到的几个或十几个重要问题，一一展开进行评说。不必“点到”就算。如第 2 页倒 5，矫治下肢畸形应注意的问题尚未说透；第 3 页上 3 行，没有骨科基础的医生不宜做下肢畸形的矫正手术；P.3 ……不能丧失功能为代价，说得不透。

2. 第 3 页倒 10 行，“不要过高……费用”，改为“想病人之所想，缩短疗程，减少手术次数”。论述的重点相同。

3. 减少长句，避免句子中重复，选择明快易懂的词字。

标点准确。

标题为黑体字。

4. 每页的标准字数以 400 字为准。

若有图，可在右下方与文字近邻处加一方框。

（图　1 章次　—　2 节　—　1 图号—）

图 1—2—1

5. 第一行中第 8 字，“我”改为“作者”、“笔者”，似更好。这在许多行文是提倡的。

6. 还可以增加几项内容，作为绪论的一部分。如：

熟习正常解剖，把握正常变异可能

矫形外科的创意和生物力学概念

矫形外科对病人的整体性计划治疗

统筹优选原则

7. 第 2 页中段：“下肢畸形……发生率”：可引出一次 %。（是粗浅的）。

8. 第 2 页下：“矫治下肢……问题”：可多列几项，不宜以“？”号相逼，且要有解答述说。

全文仍蕴涵着您的锐气和个性。但总体上看，下的功夫少了。有点欠深透，每有意犹未尽感。

“不要过高估计手术刀的作用”（P.2 倒 2 行），可作为标题阐述。

绪论是难写的，务求写好它，您有能力写好。

以上当否谨供参阅，语不尽意，不当处请鉴谅。

春祺

毛宾尧

1997 年 3 月 28 日

注：毛宾尧，时任滨州医学院附属医院骨科主任，秦泗河的启蒙老师之一，这是毛宾尧教授为审改秦泗河主编《下肢畸形外科》专著前言，写的审改性回信。

书信 2

泗河院长：您好！

收到您的大作《台湾行》和函件，知您又外出考察，为之欣慰。《台湾行》写得很有特色，许多段落读时为之心动。

例如两岸专家晤面的热切场景，南投的日月潭、阿里山……都令我神往不已。我不曾去过台湾，好像亲历了那风光美景，容我与您分享那明媚和快意。您在阿里山顶的描述，如醉如梦，光彩照人。感人至深，真可谓不可不去。于右任先生的《望大海》，如泣如诉，悲愤哀伤，读时几乎难辨字行，不禁泪流唇角，亦未能自知矣。

以至我为您的阿里山之歌，在依稀的昨夜梦中再现，可见您的神笔功力之强劲。

在肯丁国家公园的见闻，也不能不为之心动。沈永训院长的热情好客，也撼动了我这个远客的沉寂之心。

很高兴学读您的游记，我希望您能集束成册出版。

节日快乐！

毛宾尧

2001 年 10 月 1 日

二、吴建时主任与秦泗河教授的书信

泗河主任大鉴：

有缘相识，甚幸。

相见恨晚，甚憾。

相识相诚，甚喜。

这次博乐（指新疆博尔塔拉蒙古自治州）之行，于我而言，收获诸倍，意外惊喜是与君相识，我信缘分，十年相知不相识，今日相知于一隅。

感谢您来边陲为残疾人服务，其中有一片无以言表的热忱和高尚。

因我今晚乘火车回乌鲁木齐，您也有已定又必须履行的活动，为了防止那没有必要的繁杂余节，也避免为主人增添麻烦，我今晚就不能与君告辞了，相信您不会见怪而会见谅。

祝新疆之行圆满，

愿兄弟情谊日增，

望多联系渐深知。

吴建时

1998 年 8 月 21 日

注：吴建时，时任新疆维吾尔自治区残疾人联合会康复部主任。1998 年 8 月，秦泗河应邀赴新疆博州为脊髓灰质炎后遗症义诊手术，吴建时主任陪同，他离开博州时给秦泗河留下这封书信。

三、王澍寰院士与秦泗河教授的 4 封书信

书信 1

秦泗河院长：您好！

来信及相片接，多多感谢！

从来信中得知我们早已见过面，但未得机会相识及深谈，实在遗憾！但后来从报刊上及同行谈话中，对您的大名并不陌生，直到在伤骨科研究所相会才得以直接面谈。有了开始，今后即可加强联系，多多交流。

您信中提到第一版《手外科学》没有作者，只有编写组一事，使我想起另一件很有意思的事。当初稿写完后，由医院打印成册，请有关专家审核提出修改意见。当时《人民日报》正好报道浙江川沙县某镇一赤脚医生的先进事迹。于是我院派我和另一名主治医师，带着打印稿专程去请教那位赤脚医生征求修改意见。我们坐火车到上海，又从浦东坐一窄轨小火车至川沙镇，换乘帆船，下船后，走了一段旱路到达某镇的卫生所。正好那位赤脚医生下田里干活去了。我们说明来意后，大队干部到田里请那位医生回到卫生所，见面后我们诚恳地请他审阅初稿，并请提出宝贵修改意见，那位医生把初稿留下，说看后再写信联系。但从此石沉大海，并未回音，我们曾写信再征求意见，也无下文。但在当时这本书是请工农兵审查过了。廿五年过去了，现在回忆往事不是很耐人寻味吗？

您如果有兴趣可写些有关儿麻上肢矫治手术的稿件投《中华手外科杂志》，以使手外科医生学习借鉴。

祝好！

王澍寰

2001 年 4 月 13 日

注：王澍寰，中国手外科之父，中国工程院院士，曾任北京积水潭医院院长、名誉院长，发起成立中华医学会手外科学分会。

书信 2

秦泗河院长：

接到大作《Ilizarov 理论与技术在国内外骨科学界不同反响的思考》一文，拜读之余倍觉文笔流畅，寓义深刻，说明您对此项理论与技术研究之深，体会之透，不胜敬佩！

“传统骨科学理论”、“传统骨科方法”、“现代骨科技术”、“现代骨科固定法”等提法是否已约定俗成，为大家所理解。因为我对这方面接触较少，故以铅笔标出，供您参考。

我从文章中学到不少知识，多谢赐教。

祝好！

王澍寰

2005 年 12 月 15 日

书信 3

秦泗河院长：

拜读了大作《对外科医生临床技能成长规律的探讨》一文，哲学味很浓，我觉得很像您自己的写照。除非亲身经历和善于思考，总结达到技艺成熟的人，是写不出这样的文章的。

文章很值得深思玩味，特别是停留在“熟练手术操作”的外科医生，应该精读、消化、吸收。

祝好！

王澍寰

2006 年 1 月 12 日

书信 4

秦泗河院长：

您好！拜读大作《Ilizarov 技术与骨科自然重建理念》后有如下感想：

文章开始部分带有哲学思维味道的理念，因我平时缺乏这方面的修养，所以不能加评论。

整个文章的意念我完全同意。现在的骨科临床越分越细，以致使医生对病缺乏全局概念。特别是设备条件好，技术造诣深的医生，多半都转到很窄专业之中，久而久之，对热门专业以外伤病无暇顾及或无人顾及，以致把骨科中的一些基本性和原则性东西渐渐疏远及致偏差。

再有您文章中强调医生要了解、认识人的生体的本能和生命的潜势，如何因势利导，发挥人的潜能，以克服伤病，重建功能。避免像修理机器一样的走向。这些观点非常重要，应该引起重视。

Ilizarov 技术是很重要的一个学派，从理论到技术都有丰富的内容。多年来国际上未予足够的重视，不能不说是一憾事。应该利用一切时机强调对这一技术研究的深化和发掘，以利对病人用简单的办法治疗复杂的伤病，造福于人类。

为了使各个学派的专家更容易取得不同程度的认同，第 3 页末一段中的几句提法，是否说得含蓄些更好。

因为所从事专业的关系，我对 Ilizarov 技术接触不多，所以提不出具体的意见或建议。上述内容有不当之处还请包涵！

顺致元旦、春节快乐！

王澍寰

2006 年 12 月 29 日

四、顾玉东院士与秦泗河教授的 7 封书信

书信 1

秦泗河主任：

你好！济南军区总院蔡锦芳教授推荐你在“足部先天性畸形”上有很高的成就，也积累了丰富的经验。

我本人也常在杂志上看到你的文章和报道，因此冒昧地写信给你约稿。请你写一章“足部先天性畸形的整复治疗”。作为参加杨志明教授总主编“整复外科”的一部分。若能支持，盼答复。字数在 2 万—5 万之间，或多或少均可，由你决定。成稿后连同软盘一并寄来。谢谢！

顾玉东

2003 年 1 月 20 日

注：顾玉东，中国工程院院士，复旦大学华山医院手外科主任，《中华手外科杂志》总编。

书信 2

秦泗河院长：您好！

春节前一天，收到你的信及大作，使节日更显得快乐。读书是我往常节日最美的差事。这次的节日，读了你的文献集，才知在这世上，山外有山，天外有天。在儿麻后遗症这个天地里，你的成就是重大的，是开创性的贡献。短短的几天假日，仅仅是草草翻阅，内容之丰富，技术之精华，需要学一辈子。

更喜悦的是知悉你在百忙之中答允参加编写“足部先天性畸形”一章，这是主编的大幸，也是广大读者之大幸，在此表示衷心的谢意。

祝新春愉快！

顾玉东

2003 年 2 月 6 日

书信 3

秦院长：

你好！

来信敬悉，从信中知道你各方面的工作都很出色，不仅在足部疾病有重大建树，而且在手部也开展了许多新技术，有合适病例一定介绍给你诊治。

在繁忙工作和交流之中，你又答允参加编写“足部先天性畸形”一章，又希望你在短期内完成，在此向你致以敬意。

你的大作《文集》是本高质量的好书，只要看王澍寰院士所写的介绍文章，足以证明：他用了几句话是从未见过如此评价：

……做出了不可泯灭的贡献。

……水平之不凡。

……可读性极强。

……参考价值极大。

每一段都用了十分赞赏的结尾。

在这篇文章评论下，其他的话都是多余的。我的老师写了这样好的评语，作为学生只能去体会理解。

祝新春愉快！

附写作要求资料

顾玉东

2003 年 2 月 14 日

书信 4

秦院长：你好！

来信敬悉。

欢迎你介绍有关 Ilizarov 张力—应力法再造手指的经验及病例报告（附术前后的状况及功能照片）。确如你所说，牺牲足趾，总是一种拆东墙补西墙的方法，能简单有效达到治疗要求应是追求的目标，《中华手外科杂志》最欢迎这类文章。

别从邮局寄上去年新版的《臂丛损伤与疾病诊治》（第二版），请你指正，我的文章和书初看还可以拿上台面，细看久看就一钱不值了。希望写第三版时再好一点。

祝春安！

顾玉东

2003 年 3 月 4 日

书信 5

秦院长：你好！

来信敬悉。

你在京召开首届 Ilizarov 生物学理论与技术会议之际，我和王澍寰院士正在无锡出席一个全国性学术研讨会，否则一定会来京倾听报告，增加见识，开阔眼界的。但从寄来的资料，特别是你的发言稿，弥补了一点损失，你可以被认为是中国的伊里扎洛夫的代表或继承者。可能还有许多创新。

能够成为该学组的顾问，是很高的荣誉，只是在技术上，可能连一般医生都不如，我的任务不是"顾"，而是"问"了。有机会多提问多讨教，提高自己对伊氏理论与技术的了解与兴趣，从而提高自己为人民服务的本领。谢谢你的聘请和提供的资料。

祝健康愉快！

顾玉东

2003 年 11 月 7 日

书信 6

秦院长：你好

敬悉了你 8.14 日的来信。

没想到在杭州的会议及学习班上能与你见面，我是抢着向 32 位优秀论文作者的高质量科技水平和表达技巧的愿望与会的，确实收获很大。

借此机会向全国同道汇报一些自己和国内外学者在臂丛领域里的进展作为回报。

不断地看到你在学术与医术上的论述，不少观点很精辟，其中强调对临床能力的培养和评价，我是举双手赞同。现在过分强调学位、论文、外文，造就了不少只会讲和写而不会做的"专家"和"主任"。

我更欣赏从小医院走出来的名医，因为从基层走出来的名医，是老百姓最欢迎的名医。

希望你的文章、观点能在各种媒体上宣扬，并引起领导重视和社会共鸣。

顾玉东

2005 年 8 月 20 日

书信 7

秦泗河院长：你好！

很高兴地收到你寄来的大作，及北京积水潭王亦璁老师的论著，二位都是从哲学、人文、科学、社会等全方位角度论述当前医学发展的种种现象，十分精辟。

我只有学习、认识、理解，再实践。并期盼你在推广与发展上多做贡献，造福患者。

祝

新年快乐！

顾玉东

2006 年 12 月 30 日

五、邬华彬教授与秦泗河教授的书信

泗河老友：

欣读寄来的“文集”，深感获悉良多。恰正逢春节，利用假日得以尝读再三。书中既有专著，又有国外见闻，以及诗歌杂文，包罗万象，阅历之深，亦属罕见。

读此“文集”使人更加深入了解您的伟大，为我国矫形外科事业的创建，达到炉火纯青之地。而且行文如流水，感到有您高超的手术，真达到手术与艺术的统一，可喜可贺！

春节七天转瞬即逝。我在此期间，一天未外出。现逐渐感到年迈，出行维艰，便以保证健康为主。但深感年青一代，茁壮成长，也使我们后继有人，也算满足了。

北国正值天寒地冻，万里冰封之际。我们这里正是春意甚浓，仅早晚略寒，故感冒甚多。现均多以挂水，大量用抗生素和激素，得以转好。我们想均应保护好身体，您能更好地完成工作大业，而我则以抱残守缺，安度晚年了。

仅此，略书片语，以恭贺。

春节幸福，万事安康，洋洋得意，事业有成。

华彬

2002 年 1 月 8 日

注：邬华彬，曾任中国人民解放军第三五九医院（现为东部战区总医院镇江医疗区）骨科主任，中国残疾人康复协会小儿麻痹后遗症研究会的创始人及首任会长。

六、韦加宁主任与秦泗河教授的书信

秦院长：

您好！很高兴看到你的来信，多时未见面了，也十分想念您。你当院长又当医生，肯定比我忙多了。特别是看到你在肢体残疾矫治方面的成绩更是十分敬佩。你不断地创新，给骨科的同道们做出很好的榜样，向您学习。

春节快到了，祝您全家节日愉快，身体健康！

加宁

2002 年 1 月 20 日

注：韦加宁，曾任北京积水潭医院手外科主任，白求恩奖章获得者，去世前编著完成经典手外科著作《韦加宁手外科手术图谱》。

七、张文科教授与秦泗河教授的3封书信

书信1

秦院长：

您好

祝新春愉快！

“论外科手术”这篇优秀论文，阅后的印象：①这篇文章难写；②写得好。就外科手术这个问题专门写一篇报告，我还没有看到过，其中所谈内容，很多问题我没听说过。所以读后收获很大，当然有活到老学到老的感觉。

通篇的主题思想明确：强调外科医生要从实际出发，不断创新，手术从病人出发，精巧地、艺术地完成操作。

我们国家的高等院校教科书外科学编写得不好，近来我看了看第五版，竟然不如第四版，像您写的这篇“外科手术”一类内容，只有英文版或俄文版（当然其他文版也有）的外科总论中能看到一部分内容，而第五版内容根本不行。这对一个医学生的全面培养不好，所以我们的医学生一代不如一代。我回来上班后，最大的感触是病房内的医生（已毕业很多年了），不能担当起工作。其外语程度也不行，计算机知识也不过是个初中生的水平。当然北京上海的可能好些，但也不能对他们估计过高，主要是不自觉。用你文章所说：“自然成长，难成大器。”这句话切中要害。写得太好了。

祝好

老友　张文科

2002年2月20日

注：张文科，毕业于湘雅医学院，精通俄文、英文，时任兰州化工集团职工医院外科主任、副院长，是秦泗河最敬重的朋友、学友之一。

关于Ilizarov技术俄文翻译稿丢失事件的遗憾：1992年，秦泗河从俄罗斯带来的许多有关Ilizarov技术俄文资料，请张文科教授花费半年多时间翻译成中文，遗憾的是，他将手写的翻译稿及俄文原件资料在邮寄中丢失，而且由于是平邮，邮局无法查找证实。

张文科教授为此事痛心不已，尤其是痛悔没有将手写翻译稿请人电脑打印。为了弥补损失，他设法通过他朋友从美国复印了意大利医生编写出版的著作《Ilizarov技术临床应用》邮寄给秦泗河。

书信2

秦院长：

您好！

元月28日收到您的贺卡及医学文献集，两件礼物都很宝贵。自接到论文集，已经粗略地看了一遍，共138篇。其中：

中华牌26篇，中国矫形外科杂志23篇。

儿麻研究20篇，康复医学及地方杂志27篇。

健康报等报19篇，会议及其他12篇。

还有1篇142页“术前不牵引治先髋”未注明刊在何刊。秦院长你太伟大了。在几位专家的前言和序中，把你称为大师及一些赞美的语词，一点也不过分。我们看看全国的骨科的主任医师，中华牌杂志上的文章能有几篇，而你的文章竟达到26篇。你是位手脑并用的矫形外科专家，如果按照“成功外科医生的素质”来要求，你的素质完全达到和超过了规定的十条要求（热情待人，博学聪慧，医德至上，谦让合作，面对现实，明确判断，自我剖析，不断求新，勇敢自信，手技灵巧）论文集中很多文章文笔流畅，生动有趣，阅读后既给人耳目一新的感觉，又使人受到无可估量的教益。

正写信至此，健康报来了，看到了“两代学者读书情”一文，写得太好了。王澍寰的一段，顾玉东的一段，尤其顾玉东的一篇已是迟到了的一段评语。如果能在论文集的前言中刊出，该是多好呀，顾玉东院士这篇评语，毫不夸张，也很诚恳，“这次春节读了你的文集，才知在这世上，山外有山，天外有天，在儿麻这个天地里你的成就是重大的，是开创性的贡献，短短的几天假日，仅仅是翻阅，内容之丰富，技术的精华，需要学习一辈子。”

祝好！

张文科

2003年2月14日

书信3

秦院长：您好

自从在《中华骨科杂志》上看到您将要在10月份主持伊氏方法的会议的消息后，我翻译伊氏（秦泗河邮寄给张文科Ilizarov技术的俄文资料）方法的兴趣又激起了，于是便着手将“骨穿针接骨术的历史背景”的内容译出。其目的有三：一是你可以给大家介绍伊氏方法不是“从天上掉下来的”，它的坚实基础，是参阅了大量论文及总结了前人的多种方法后，逐步完善的。俄罗斯的文化基础好，素质高，这篇内容共参考文献589篇，是我们国家的学者无法相比的；二是你可以作为一个专题给大家讲讲有关内容，秦院长你的灵感及悟性好，一看文章就可抓住重点，可以化简压缩；三是可以作为“选集”的内容，编入会议论文集（可以用节译或编译形式）。“历史背景”这部分内容是草草译出，你好好看看，改改。名人曰：“忘记历史的人，注定要重复故辙的惩罚”（克氏外科学绪论中用语）。所以让大家读读骨穿针接骨术的历史很有必要。

总之，这是一本不朽著作，是划时代的杰出方法，正像1988年Hardy教授说：Ilizarov创立的这种方法是近年来，也可能是今后很多年矫形外科学领域无可争议的重大进展。

秦院长：有些译名不一定妥当，你读书多，请认真看看，认真修正。

祝好！

老友　张文科

2003年9月30日

注：张文科教授对照英文与俄文，翻译了《Ilizarov骨外固定技术－组织再生和生长的理论与临床》专著前言部分——骨外固定术的历史背景，这篇内容所列参考文献589篇。

张文科教授还翻译了俄罗斯库尔干 Ilizarov 中心对 480 条犬的实验研究：牵张–应力效应对组织生长及起源的实验研究。实验一：软组织保留和固定稳定性的影响。实验二：牵引频率和速度的影响。Ilizarov 发现的张力–应力法则（生物学定律）就是通过这个动物实验研究得到证实。此实验研究译文纳入秦泗河主编的《下肢畸形外科》，1998 年由人民卫生出版社出版。

八、韦峰主任与秦泗河教授的书信

秦教授，您好！

谢谢您来看望我父亲，爸爸现在不像前些日子，体力明显下降，不知是放疗的副作用还是疾病本身发展到了这个地步，今后治疗主要听从肿瘤医院的大夫们的意见，但是我和妈妈以及爸爸本人都不希望在最后的日子里太过痛苦，并且希望爸爸能够有一段比较平静的日子，能够在家里和家人一起度过。目前他想尽快完成他的手术图谱……

爸爸以前曾多次提到您，让我向您学习，今天终于有幸见到您，希望在我今后的发展中得到您的帮助。

寄去照片以作纪念。

韦峰

2003 年 2 月 15 日

注：韦峰，北京大学第三医院骨科学（脊柱外科）博士，韦加宁教授的儿子。

九、宁志杰教授与秦泗河教授的 2 封书信

书信 1

秦院长：

您好！寄来《论外科手术时间》一文，学习后确感受益匪浅。在这个方面您体会最深，理论也比较深刻有说服力。因为您争取我的意见，外科手术时间的长短是与术者的专业“三基”有关系，概括起来就是一个人的业务素质问题。核心是①有娴熟的局部解剖基础；②科学的手术程序化，不能随心所欲；③对手术方法、步骤思维清晰，不是盲目施展；④手技、动作灵敏、快捷、准确。今后随着微创外科的概念逐渐被广大外科医生所认识，外科手术时间必然也是大家关注和提高的问题（热点）。您这篇大作，我认为对持刀手术的所有医生都会有启迪，希望进一步加工后早日与读者见面。

预祝在新的一年里锦上添花，更上一层楼！

仅供参考！

宁志杰

2004 年 2 月 9 日

注：宁志杰，时任泰安八十八医院骨科主任，中国《小儿麻痹研究》杂志、《中国矫形外科杂志》的创立者，是对秦泗河临床、学术、医德等教诲及精神影响最大的恩师。

书信 2

秦院长：

您好！寄来大作已仔细拜读，的的确确收益很大，这不是客气话。从国内开展微创工作以来，这是我看到的唯一一篇对“微创概念及其优缺点剖析”最完整、系统、全面、有理论、有实践，具有很强说服力的文章。您也花费了不少精力，必将对我国今后微创工作起到开拓创新的作用，也将会受同行的敬佩和支持！如有可能，希望将部分内容放在咱们杂志上，以扩大本刊的影响。

最后祝愿您在新的一年里万事如意，取得更大成绩。经常联系。

宁志杰

2004 年 3 月 4 日

注：这是宁志杰教授阅读秦泗河写的关于“微创技术与微创医学的初稿”之回信。秦泗河最终以“微创— 微创外科—微创技术的探索”投稿，连续 2 期在 2005 年《中国矫形外科杂志》发表。

十、冯正中主任与秦泗河教授的书信

秦泗河教授：

您好！

我是您的文章的一位读者，一位内科医生。读您的文章，常令人耳目一新。年初读到健康报上《手术时间与手术风格》一文，深为感佩和心灵震撼，立即组织在全院周一晨会上学习，并复印散发给外科医生及我的朋友们。不久又读到《医学与哲学》今年 5 期上您的《论手术时间与外科医生的手术风格》，显然比报上那篇更好。您的“张力—应力法则”一文，我也推荐给骨科医师们了。当然，通过记者采写的您和王澍寰院士的两代读书情，以及《学问、灵巧、医道》，也更进一步认识了您。

今又读到 7 月 7 日的《外科医生的成长》一文，文中的六个专题，内容都很好，只是觉得简略了些，很有必要展开来做深一步地阐述。其实,《医生论坛》对这样的文章可以多给一些版面。无论是对大医院（大城市）而言，还是对中小医院而言，无论是对外科医生而言，还是对所有的医务人员而言，都需要有您这样文章来给大家作些点拨，给以启迪，擂一阵响鼓。您是从基层医院成长起来的“专家”，但愿您的笔能够更多地为广大基层医院里的医务人员提供方法与精神。

读了您的“成长”一文后，有一点想法和秦老师交流，仅供参考。

在“自豪和荣誉”这一节，您介绍了美国《读者文摘》上的一则征询结果。查阅我的剪报集，见科技日报 2000 年 5 月 4 日 2 版鲁民文章:《谁是最快乐的人？》文中介绍，“最近”（注：指 2000 年 5 月 4 日之前），英国《太阳报》以在这个世界上谁最快乐为题，进行过一次有奖征答比赛，从八万多封应征信中评出四个最佳答案：①作品刚完成，吹着口哨欣赏自己作品的艺术家；②正在用沙子筑城堡的儿童；③为婴儿洗澡的母亲；④千辛万苦开刀后，终于挽救了危难病人的外科医生。鲁民指出：“从这四个最佳答案来看，每个答案都包括四个基本要素，即奉献、劳动、爱心、成功。这也就意味着，任何一个怀着爱心去奉献去劳动而获得成功的人，都可能是世界上最快乐的人。”

许多人都无法读到《读者文摘》或《太阳报》，特别是不懂英文的人。显然，对比之下，两则征询有一定的出入和不同。我想，秦老师可否再查一查这两则征询谁先谁后，谁是首创的“原版”，把最正确的结果告诉大家。这样做，是否有一定的意义呢！

敬颂夏祺！

四川西昌　冯正中

2004 年 7 月 12 日

注：冯正中，副主任医师，曾任梁山彝族自治州第一人民医院内科医师，医学人文学者，主编出版了《打开临床科研之门》一书。2007 年，冯正中邀请秦泗河合编《医生的境界》，于 2008 年由中南大学出版社出版，王澍寰院士及杜治政、袁钟教授为本书作序。

十一、吉士俊教授与秦泗河教授的书信

泗河院长：您好！

您托刘卫东教授赠给我的“秦泗河诗词集”已收到，不胜感谢！

读了您的大作更是感慨万分，您不仅是心灵手巧的一位杰出的骨科专家，又是一位善诗作词的文学家，真是文武双全，难得的人才。另外，我们虽然相识，交往不多，但友情至深。这本书成为友情之桥，望多加联系，请教您的经验，更欢迎来沈作客，再次感谢！

祝好！

吉士俊

2004 年 8 月 20 日

注：吉士俊，中国医科大学第二临床学院小儿骨科主任，曾任中华小儿外科学会小儿骨科学组主任委员。

十二、邱贵兴院士与秦泗河教授的书信

秦院长：

来信已收悉。

拜读您的大作，颇有感触！您是位实干家，为解决病人的痛苦，做出了很大的贡献。当然，可能有些人并不理解，我想这并不重要，重要的是，自己有真才实学，重要的是扪心无愧，对得起人民！

非常感谢您的不屈不挠的精神，感谢您为矫形外科事业，默默无闻做了大量工作。

祝您

事业有成。

邱贵兴

2005 年 8 月 22 日

注：邱贵兴，时任北京协和医院骨科主任、脊柱外科专家，2007 年当选为中国工程院院士，曾任中华医学会骨科学分会主任委员、《中华骨科杂志》总编辑

十三、王满宜教授与秦泗河教授的书信

秦教授：

您的文章已拜读，您所说的情况我太清楚了，我对 Ilizarov 理论非常感兴趣，因此才派黄雷医生在这方面开展工作，尽管与您的工作差距很远。

我认为在骨折或骨科的治疗手段上是多样化的，不可能用一种方法治疗所有的疾患，所以一个全面的骨科医生能够在一种疾患中选择最好的方法。前提是他必须具备全面的知识。在外固定方面，我国发展得比较慢，在国际上亦如此，这是由于很多因素影响，因此社会的发展随市场转移。在市场竞争年代，任何其他努力显得那么无能为力！譬如，外固定架如果在大的比较繁忙的医院使用，用不了一年，院长就会把你赶出门，因为没有病床周转率。我相信这点您比我还要清楚。

从信中我看得出来您的用意，也是我以前比较忽视的问题，即外固定方法作为骨科疾患治疗的一部分，有其特有的地位！我想可以通过学组、杂志等媒体，科学地将其反映出来。恕我直言，这种宣传要科学性强，说出来要经得起评论，杜绝广告式的宣传。只有这样，才能使学术界承认，才能有更大的发展。

我一直认为，没有学术的争鸣，就没有科学的进步，就没有医生的学术沃土。我们可以用某种方式，例如办研讨会，在期刊上刊登专题等等，普及这方面的知识，为骨科事业的发展尽一把力，最终造福于患者。

王满宜敬上

2005 年 12 月 1 日

注：王满宜，时任北京积水潭医院创伤骨科主任，后任 AO 亚太学会主席。秦泗河写的“ Ilizarov 理论与技术在骨科学界不同反响的思考”文章，邮寄给他审阅，并期望他能支持这项技术在中国的推广，此篇是王满宜教授阅读秦泗河文章后的回信。

十四、潘少川主任与秦泗河教授的书信

泗河同道，你好

先拜个早年，祝工作顺利，身体健康！

捧读大作《……规律的探索》[1]，颇有领悟。有几点浮浅看法供你参考。

一、“学”—知识，理论；“术”—操作。二者绝不可分，学术是一家，一体的。

二、实践上升到理论，理论也要前进，才是科学的、发展的，才能指导实践。

三、就技巧本身而言，还是次要的。关键在于设计，在于创新。

自问我们所做的手术（术式），有多少是我们自行设计的？这就是差距，要迎头赶上。

四、成长靠努力，但也是个机遇问题。名师出高徒，未遇名师又如何？

[1] 《对外科医生手术技能成长规律的探索》。

以上值得思索的问题不少，愿闻其详。

你工作很努力，也肯动脑思考，这是值得钦佩和学习的，不是客套。

祝

春节好！

潘少川

2006 年 1 月 25 日

注：潘少川，时任首都医科大学北京儿童医院小儿骨科主任，曾任中华小儿外科学会主委

十五、张雪非主任与秦泗河教授的书信

秦院长：您好！

来信收到，谢谢您的建议。

我在上世纪九十年代后期，就注意和想寻找新的方法解决脑瘫剪刀步的问题。分析剪刀步的机理，认为内收肌痉挛是其基本动因。设计部分内收肌移位治疗。将内收肌群中一部止点切下外移，以平衡过强的内收肌力。2000 年 7 月实施了首例，术中在股骨小粗隆以远股骨粗线向内上延续的耻骨肌线上切下 3cm 长止点（应是耻骨肌之大部）与阔筋膜条缝合，移位后扪及内收肌，即见该部肌肉张力减低。由于对股骨后部肌肉附着解剖不熟悉，特别是股骨粗线及毗邻关系不甚清楚，从学习和翻阅解剖学，知道内收短肌止于股骨粗线上 1/3，而未注意到股骨粗线在股骨体后部向上外和上内侧均延续。

所以真的非常痛心这一错误竟持续了几年时间。直到在总结近期 47 例内收肌外移切取耻骨肌之大部（3cm 长），能使髋外展角度增加 12.21° ±7.60° 时，重温解剖学，才发觉外移的是耻骨肌和股薄肌，而不是内收短肌和股薄肌。尽管耻骨肌和内收短肌同属内收肌群，尽管该术式是原创，还是因为自己学习不扎实，不严谨，粗疏造成了如此严重错误，产生极坏影响，深感内疚与不安。寄去一些解剖影印资料供您参考，也感谢您的指点。

祝夏安！

张雪非

2006 年 7 月 30 日

注：张雪非，为中国人民解放军第三五九医院骨科主任（镇江市）。其投稿《中华骨科杂志》的论文经编辑部转发秦泗河审稿时，发现并指出其论文内容解剖标注的错误，张雪非为此寄来感谢信。

十六、周忠和教授与秦泗河教授的书信

秦教授：

拜读了你的 3 篇大作，感觉都很有见解。由于我也不是专门研究人类学的，因此也提不出特别中肯的意见来。以下的一些肤浅认识仅作探讨：

“对人类体毛脱落与皮肤生理的探索”一文，我更偏信你提出的第二种推测，即“在身体逐渐直立行走的过程中，伴随体毛的逐渐退化”。我比较相信环境的因素。温暖的气候下，剧烈的运动可能

更适于较少的体毛。敏感部位的体毛的保留或许和遮羞有关。

“脊椎动物进化成人类‘自然选择’动力的探索”一文，我完全同意你对“运动行为”的强调。但我觉得，不能因此认为这是“动力”。更贴切地说，应当是“过程和机理”。因为环境的选择压力才是进化的动力。当时森林环境的缩减，草原环境的增加，食物资源的分散是外部环境，它迫使人类的祖先走出丛林－直立行走。

“直立行走”本身应当是人类起源过程中最重要（或是关键的）的适应特征。由于这一特征的获得，在某种意义上可以说，人类的演化过程切进了快车道，由此引起脑的增加，工具的制造等一系列巨大的变革。您提出的“加速度进化”有一定的道理，但应当谨慎使用；你将生物的演化分成 6 个阶段也是人为性很强的做法。“加速度进化”或许仅仅适用于某些阶段（如人类起源的阶段），但不能广泛应用到脊椎动物的进化全过程。

“对生物进化与人类骨科疾病的探索”一文的观点，大多数我都十分同意。但人类与进化有关的“特有疾病”是否和古猿快速演变为人有关，我不敢断定。事实上，任何一种生物的演化都是生物内因和环境外因结合的结果。他们在地球上的出现都具有很大的偶然性。既然如此，就没有完美的进化。即使特定的时期和条件下显得很完美，一旦情况变了，就不完美了。

毫无疑问，如您所说，直立行走的方式与很多“特有疾病”很相关联。但，如果人类演化没有这么快，难道就没有这些问题了吗？想想，人类短短时间内取得的伟大的文明，或许我们应当觉得人类的进化是最完美的了。小小的疾病也都不是不可治愈的。如果没有文明的需求，自然的情况下，我们人类也不必要天天坐在办公室那么多的时间啊！

您的很多见解对我的研究也有不少的启发！以后还要向您请教人体骨骼和功能等方面的知识。

祝好！

周忠和

2006 年 8 月 25 日

注：周忠和，进化生物学与古鸟类学家，中国科学院古脊椎动物与古人类研究所研究员，中国科学院院士，发展中国家科学院院士，美国国家科学院外籍院士，2018 年当选第十三届全国政协常务委员。

十七、俞光荣教授与秦泗河教授的书信

尊敬的秦泗河院长：您好！

您的大作已经拜读，总体上是写得非常好，非常富有哲理，因此，建议将题改为《足踝畸形矫正的现代哲理》。

平足症和拇外翻畸形负重摄片，主要是足正侧位片。如果合并下肢其他部位畸形，可能要摄下肢负重位全长正侧位片。

人工踝关节置换，目前在国际上有较大的争论，大牌教授大多数持怀疑态度，尤其是前足部关节是正常的，即便踝关节融合，足部关节会代偿部分踝关节的功能。我们的试验研究结论也是如此。

以上仅作参考。

祝冬祺！

俞光荣

2006 年 12 月 4 日

注：俞光荣，为上海同济大学附属同济医院骨科主任，曾任中华骨科学会足踝外科学组副组长。

十八、朱预教授与秦泗河教授的书信

泗河院长：

寄来信及大作两本都收到。

我正在看你写的《医生、医术与人文》。

你作为一个骨科专家，能写出人文科学的著作，不容易、不简单、不寻常。

很多点谈得很好，我有同感。

待我再看些时候，再写篇短序。

祝好，新年快乐！

朱预

2006.12.28

注：朱预，时任中国医学科学院北京协和医院院长、普外科教授，《中华外科杂志》总编辑。

十九、马承宣教授与秦泗河教授的书信

秦教授：您好！

寄来的书信已收到，我已将“境界”一书送黄志强院士，不知他有何表态，等待。

过去接触您的著作不多，虽然我们是同行，说明我的眼界思路多么封闭。

我十分赞赏您的才智，您的心路宽，知识面广，特有的奔放、豪爽、联想和思维，正是外科医生所缺少的素质。

我虽老矣，但受您鼓舞，使我已沉寂的思路又泛起新波——思路、思考、表达不可老矣。

愿从您的思维的海洋中淘点宝——成为朋友。

致

礼！

马承宣

2007-11-27 上午

注：马承宣，曾为中国人民解放军总医院（301 医院）副院长，中国著名小儿矫形骨科专家。

二十、杨秉辉教授与秦泗河教授的书信

秦主任：

谢谢赠阅《中国矫形外科杂志》。拜读了其中您的诸多论述。矫形外科，我是外行，Ilizarov 技术

于我几乎“对牛弹琴”。但对主任论述中的人文精神十分敬佩。我国医学的发展过于偏重单纯的生物学技术，而缺乏人文精神的渗透，这大概也是科技落后国家在发展中的必然吧。

先生所述外科医师手术技能的成长，我认为亦完全适合于各科医师。医生不同于匠人，医生发展的目标应该是学者。中医有谓“医者儒也”，即是此意，先生此文我将介绍于我的学生们学习。谢谢先生。

此次医学与哲学杂志会议，适逢中华医学会常务理事会，以致我只在次日中午前才获得阅读学习之机会，殊以为憾事。

承先生说起画册一事，实在惭愧，只是一项业余爱好而已，让先生见笑。

当以并颂

大安！

杨秉辉

2008 年 5 月 4 日

注：杨秉辉，时任复旦大学附属中山医院院长、内科专家，健康教育学者及医学画家，曾任中华医学会常委，出版了《杨秉辉素描》。

第二节　顾玉东院士写给秦泗河的书信、赠言手迹

一、秦泗河从事矫形外科 30 周年顾玉东院士贺词

见图 19-2-1。

三十而立，秦泗河医师从事矫形外科三十周年。

他的四大贡献：

儿麻矫治，

脑瘫整复，

伊里扎洛夫技术，

医学人文，

立在燕京平原，

立在中华大地，

立在世界东方。

顾玉东

2009 年 1 月 18 日

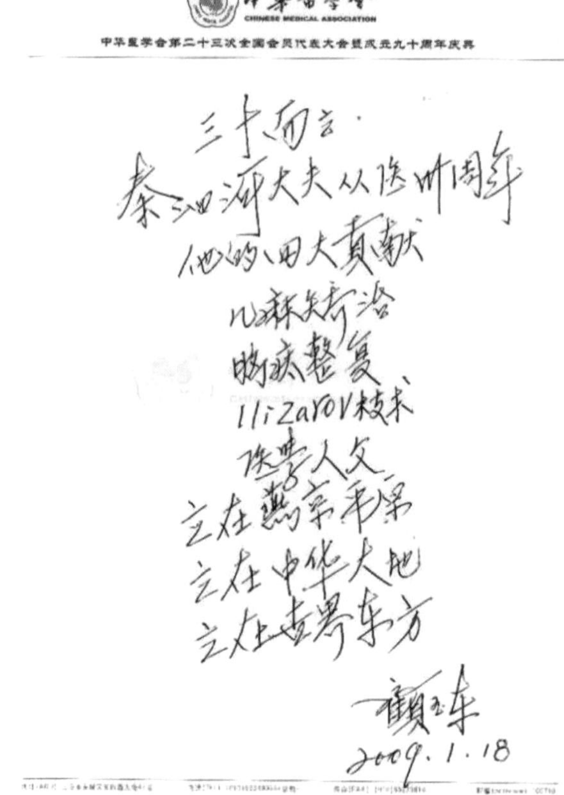
中華醫學會
CHINESE MEDICAL ASSOCIATION
中华医学会第二十三次全国会员代表大会暨成立九十周年庆典

三十而立
秦泗河大夫从医卅周年
他的四大贡献
儿麻矫治
肢体整复
Ilizarov技术
医学人文
立在燕京丰台
立在中华大地
立在世界东方

顾玉东
2009.1.18

▲图 19-2-1　顾玉东为 - 秦泗河从事矫形外科 30 周年题词

二、2017 年顾玉东院士仍然以手写信形式与秦泗河交流

见图 19-2-2。

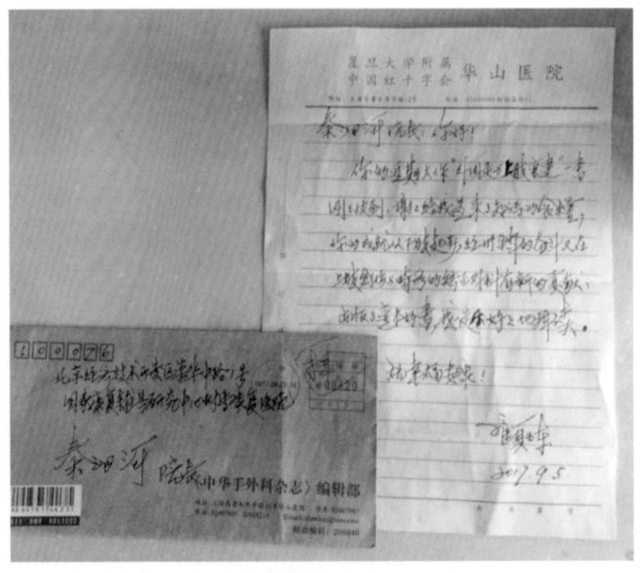
复旦大学附属
中国红十字会 华山医院

秦泗河院长，你好！

顾玉东
2017.9.5

▲图 19-2-2　2017 年，顾玉东院士仍然用手写信方式与秦泗河交流

三、顾玉东院士为《中国矫形外科杂志》Ilizarov 技术专刊题词

2006 年，秦泗河组稿 20 多篇有关 Ilizarov 技术的论文，于 2007 年《中国矫形外科杂志》以专刊发稿，这期杂志对中国大陆对 Ilizarov 技术的概念解析、多维临床应用起到了极大推动作用（图 19-2-3）。

学习、推广、发展，
Ilizarov 技术。
认识、理解、实践，
自然重建理念。
贺 Ilizarov 技术专刊出版

顾玉东
2006 年 12 月 30 日

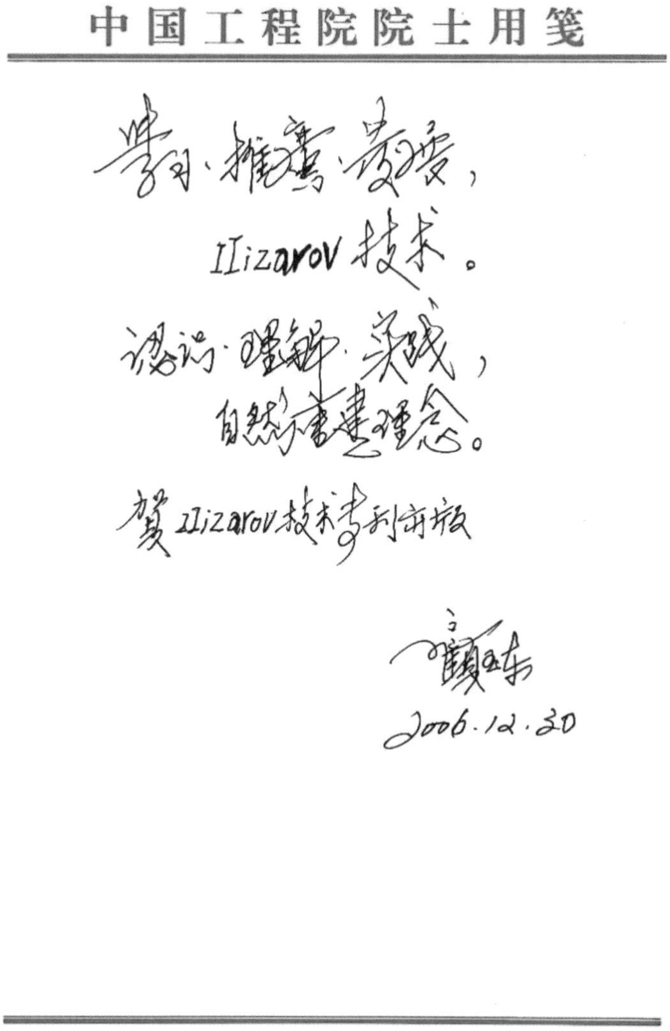

中国工程院院士用笺

学习、推广、发展，
Ilizarov 技术。
认识、理解、实践，
自然重建理念。
贺 Ilizarov 技术专刊出版

顾玉东
2006.12.30

▲图 19-2-3　顾玉东贺为《中国矫形外科杂志》Ilizarov 技术专刊题词

四、顾玉东院士将其经典著作赠秦泗河医师

见图 19-2-4。

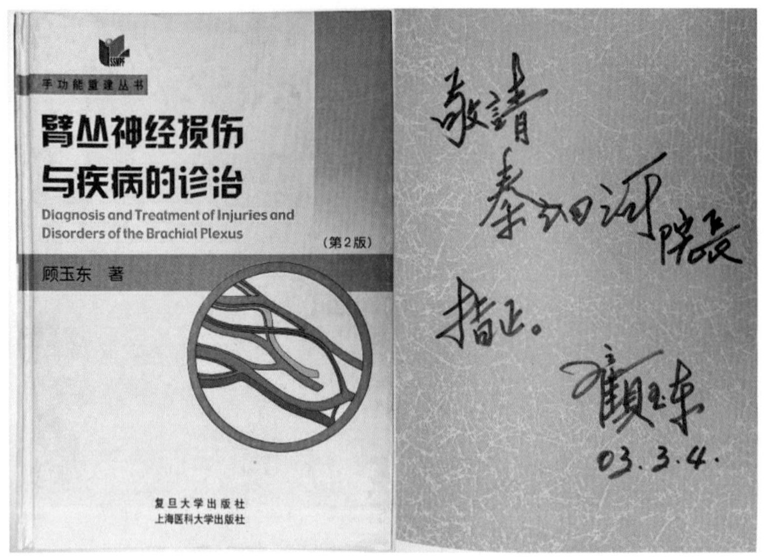

▲图 19-2-4　顾玉东将主编的《臂丛神经损伤与疾病的诊治》赠秦泗河

第三节　王澍寰院士手写题词、信件及合影

见图 19-3-1~ 图 19-3-8。

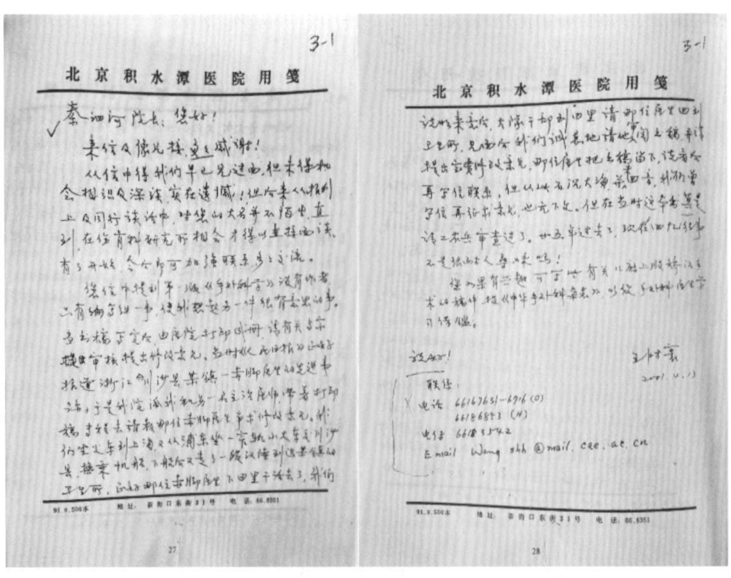

3-1

北京积水潭医院用笺

秦泗河院长：您好！

……

北京积水潭医院用笺

……

王澍寰

2001.4.13

联络：

电话 66167631-6716 (O)

66186853 (H)

电传 66183542

E mail Wangshh@mail.cae.ac.cn

▲图 19-3-1　王澍寰院士介绍《手外科学》出版过程

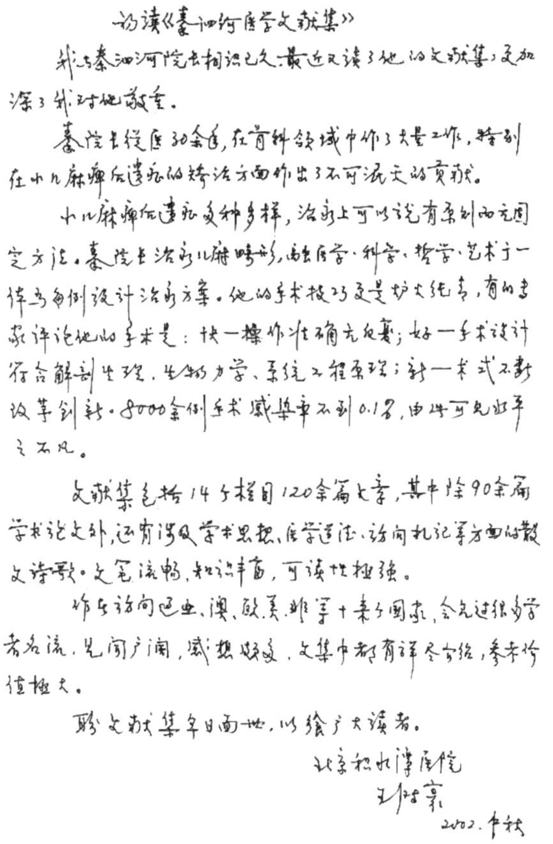

初读《秦泗河医学文献集》

我与秦泗河院长相识已久，最近又读了他的文献集，更加深了我对他敬重。

秦院长从医30余年，在骨科领域中作了大量工作，特别在小儿麻痹后遗症的矫治方面作出了不可磨灭的贡献。

小儿麻痹后遗症多种多样，治疗上可以说有原则而无固定方法。秦院长治疗儿麻畸形，融医学、科学、哲学、艺术于一体为每例设计治疗方案。他的手术技巧更是炉火纯青，有的专家评论他的手术是：快——操作准确无冗赘；好——手术设计符合解剖生理、生物力学、系统工程原理；新——术式不断改革创新。8000余例手术感染率不到0.1%，由此可见出手之不凡。

文献集包括14个栏目120余篇文章，其中除90余篇学术论文外，还有涉及学术思想、医学道德、访问札记等方面的散文诗歌。文笔流畅，知识丰富，可读性极强。

作者访问过亚、澳、欧、美、非等十来个国家，会见过很多学者名流，见闻广阔，感想颇多，文集中都有详尽介绍，参考价值极大。

盼文献集早日面世，以飨广大读者。

北京积水潭医院
王澍寰
2002.中秋

▲图 19-3-2　王澍寰院士为《秦泗河医学文献集》手写序

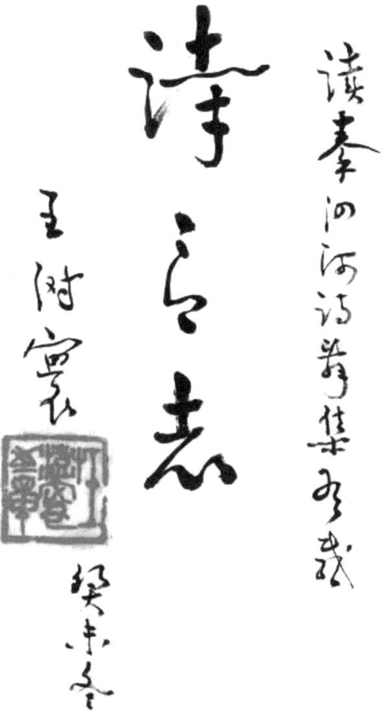

▲图 19-3-3　王澍寰院士为《秦泗河诗词集》题词——诗言志

有感而写

一种脊髓灰质炎疫苗糖丸，结束了中国大地上小儿麻痹症的流行，但是遗留了数以百万计的小儿麻痹后遗症，给骨科医生提出了艰巨的任务。

小儿麻痹症可侵犯人的每一块肌肉，因侵犯的肌肉不同而每例的残疾情况不一样，致残程度也就不一。

治疗小儿麻痹后遗症需要有丰富的骨科理论知识，扎实的基本技术以及深厚的肌肉动力学功底，方可胜任。

秦泗河教授不畏艰难，立志研究治疗小儿麻痹后遗症，为病人患者解除病痛。廿五年来他手术治疗了一万五千多余例，积累了大量经验，创造了不少新的术式，是一位骨科医生，从钻研年限来看，从治疗病例数来说，都是空前的，以后因病人减少，一个人也不太可能再作这么多病例，说他是前无古人后无来者应该是当之无愧的。

《脊髓灰质炎后遗症外科治疗》一书，是秦教授大半生心血的结晶，是作者对小儿麻痹后遗症治疗作出的巨大贡献，它不但有很高的实用价值而且还有一定的历史意义。致此巨著的[illegible] 永驻。

北京积水潭医院　王澍寰　二〇〇五年初春

▲图 19-3-4　王澍寰院士为《脊髓灰质炎后遗症外科治疗》手写序言

序　一

秦泗河主任医师医技超群，思维奔放，在从事繁重的诊疗工作同时，还写了不少散文、诗词以及带有哲理性的著作。近年来他与友人冯正中医生在医学人文方面给予了许多关注，热情认真地收集了不少名医名言名事，编写一册《医生的境界》，并把部分稿件介绍给我，要我写一序言。

“境界”一词很熟悉，虽口头常说，但多不知其所以然。阅读了部分稿件内容后，似有所悟，但还是说不十分清楚。

什么是境界？很难下个定义，一个人的境界似乎是摸不着看不到的，但又似乎是随时可见的。对一位陌生人，稍有接触后，我们大致就可以说出他是工人、农民、军人、学生、经商者，还是企业家、科学工作者、教育工作者、政府官员，虽不能百分之百准确，但大致可以认出。为什么能分辨出来？大概就是因为各行各业的个人，各有其各自的境界吧。一个人的眉宇之间或言谈举动、服饰发型，都在代表一个人的内心世界，无时无刻不在表现一个人的境界。一个表演艺术家，演什么像什么，就是演出了剧中角色的境界。如果把角色演的千篇一律，就是没有抓住每个角色的特有境界，就不能算是一个理想的演员。一个演员在舞台上可以表演各种高、低、上、下不同“境界”的角色，但社会生活中的人则不能。一个人有一个人的境界，如果一个人很有修养，他的一举一动、一言一行都能透出有高尚的境界，相反，如果一个人境界本来不高，却要装作具有高尚的境界，人家会说你装腔作势，东施效颦，反倒弄巧成拙。

在医院中，凡穿白大衣挂听诊器的都是医生，但医生与医生的境界大有不同。有医术精良、医德高尚、谦恭和蔼、诚实可信，具有上乘境界的名医、大医；有的技术也不错，但浮躁不稳，视师长为障碍，总为自己晋级、升职、扬名而努力不息。他可能成为名医，但很难成为大医；更有的医生上班来，下班走，不读书，不钻研，升级等年头，晋职待政策，只要不犯错误，也能由住院医师熬到主任医师。上述种种，同是医生，但又有别，区别之处在于各自的境界不同。

《医生的境界》读后令人慨叹：我们的医生队伍历来不乏好医生或名医大家，他们都经历了不少沧桑，依然是脚步铿锵，目光坚定，他们的医学人生境界果然品格不凡！书中展示的风范、修为、精诚、致远、无形、百家、永恒，充溢着真诚、真情、真爱，犹如一枝枝奇葩，明媚芬芳，无一不深具内涵，带给医生们久远的余香。

人往高处走，水往低处流，向上之心人皆有之，多数医生也是如此。但向上不是等来的，也不是别人赐予的，是自己终生奋斗进取来的。随着不断的进取，就能使一个人潜在的境界不断提升，日积月累，医生们的“境界”就可逐渐地高尚起来了。随之，医疗技术也就上去了，医德医风也就完美起来了，医患关系也就会慢慢融洽了。

千里之行始于足下，一个人不怕自己的境界不高，只怕停滞不往前走，每前进一步，就离目标接近一步。积跬步可以至千里。修练境界没有什么捷径，如果说有什么可以参考借鉴的，虚心品味一下《医生的境界》这本书，不无裨益。

北京积水潭医院名誉院长
中国工程院院士　王澍寰
王澍寰

▲图 19-3-5　王澍寰院士为《医生的境界》作序

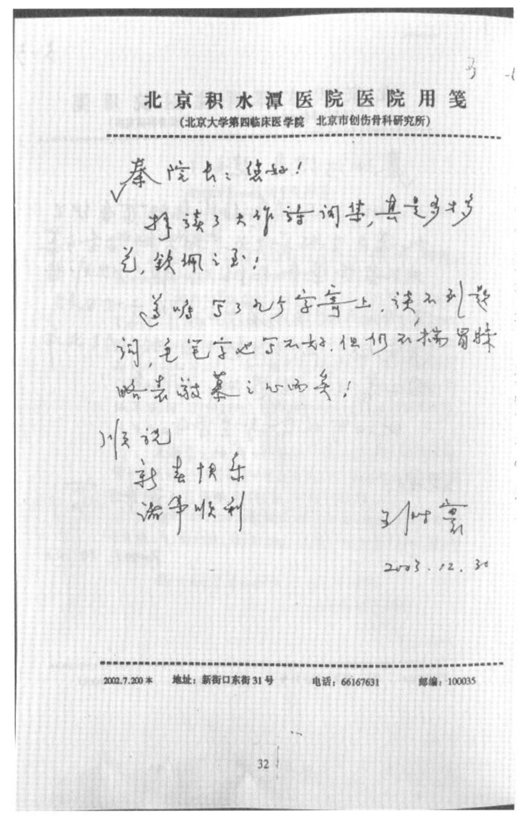

北京积水潭医院医院用笺
（北京大学第四临床医学院　北京市创伤骨科研究所）

秦院长：您好！

拜读了大作诗词集，真是多才多艺，钦佩之至！

遂略写了几个字寄上，谈不到诗词，毛笔字也写不好，但仍不揣冒昧，略表敬慕之心而矣！

顺祝
新春快乐
诸事顺利

王澍寰
2003.12.30

2002.7.200本　地址：新街口东街31号　电话：66167631　邮编：100035

32

▲图 19-3-6　2003 年王澍寰院士给秦泗河教授的手写回信

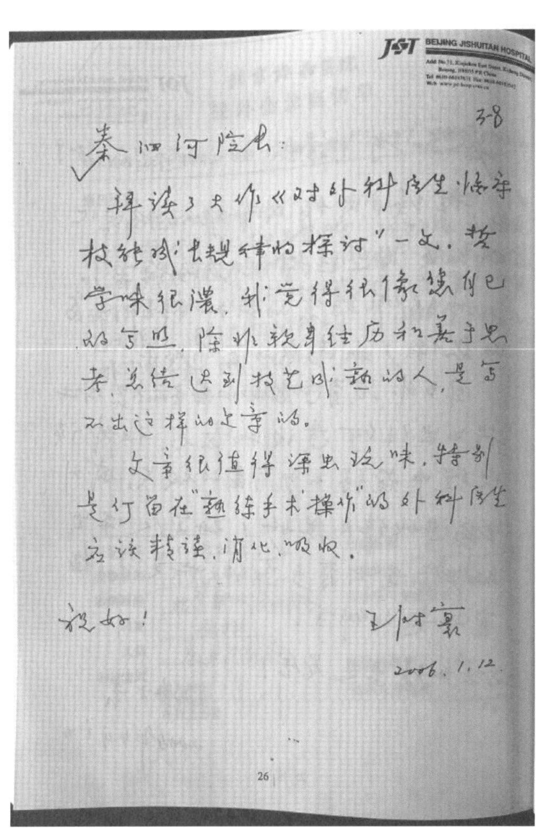

JST BEIJING JISHUITAN HOSPITAL

秦泗河院长：

拜读了大作《对外科医生临床技能成长规律的探讨》一文，哲学味很浓，我觉得很像您自己的写照。除非亲身经历和善于思考、总结达到技艺成熟的人，是写不出这样的文章的。

文章很值得深思玩味，特别是停留在"熟练手术操作"的外科医生应该精读、消化、吸收。

祝好！

王澍寰
2006.1.12

26

▲图 19-3-7　2006 年王澍寰院士给秦泗河教授的手写信

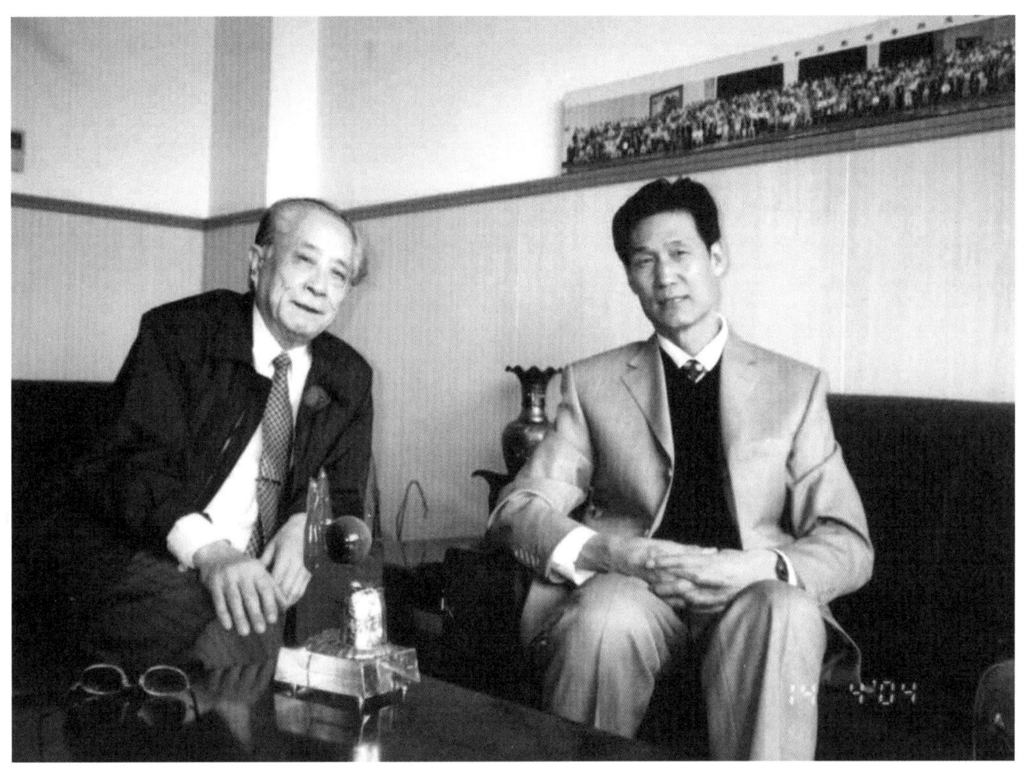

▲图 19-3-8　王澍寰院士与秦泗河教授合影留念

第四节 有关单位和专家邀秦泗河会诊的信函

全国上百个三级甲等综合医院邀请秦泗河会诊或手术示教，许多著名骨科专家将难以治疗的疑难杂症、罕见骨病、肢体畸形残缺病例介绍或推荐给秦泗河会诊或手术治疗，慕名来找秦泗河手术治疗的肢体畸形残疾患者遍及 13 个国家。秦泗河得益于独树一帜的精湛医术，很少需要影像检查，具有一眼能看穿肢体畸形本质的能力，驾驭全局的骨科医生风格，几乎避免严重手术并发症，达到 95% 以上的满意疗效。在其 70 岁后，年手术量仍在 600 例以上，且都是难以治疗的肢体畸形残疾患者。秦泗河的成才经历与现象，将给青年学子、年轻医生以无限启迪。

以下仅选取部分医院与骨科专家邀请秦泗河会诊的信函、推荐患者的便函，供读者阅读思考（图 19-4-1~ 图 19-4-13）。

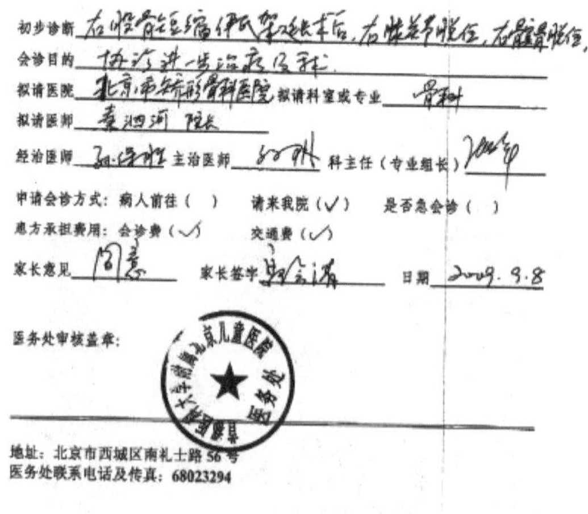

#3193 P.001

首都医科大学附属北京儿童医院

院外会诊申请单

患儿姓名 郭华麟 性别 女 年龄 12 岁 3 月 病案号 431907

科别 外2 床号 单2-1 住院日期 2009.9.3 申请会诊日期 2009.9.8

病历摘要：

患儿因右股骨短缩行右股骨截骨，伊氏架延长手术，在术后延长治疗中，患儿出现右膝关节脱位及右髌骨脱位，现请会诊，协助治疗。

初步诊断 右股骨短缩伊氏架延长术后，右膝关节脱位，右髌骨脱位，

会诊目的 协诊进一步治疗及手术

拟请医院 北京市矫形骨科医院 拟请科室或专业 骨科

拟请医师 秦泗河 院长

经治医师 [illegible] 主治医师 [illegible] 科主任（专业组长）[illegible]

申请会诊方式：病人前往（ ） 请来我院（✓） 是否急会诊（ ）

患方承担费用：会诊费（✓） 交通费（✓）

家长意见 同意 家长签字 [illegible] 日期 2009.9.8

医务处审核盖章：

地址：北京市西城区南礼士路 56 号

医务处联系电话及传真：68023294

▲图 19-4-1 首都医科大学附属北京儿童医院邀请秦泗河的会诊函

兰州大学第二医院会诊邀请函

第 50 号

国家康复辅具研究中心附属康复医院医务处（科）：

我院 骨三 科 床患者 雷生茂 性别 男 年龄 51 岁，

入院 诊断：股骨骨髓炎（右）。

为进一步明确诊断，提供治疗方案，协助手术，特邀请贵院 骨 科，主（副主）任医师 秦泗河 于 2015 年 5 月 1 日上午，前来我院会诊（手术），请贵院给予安排为盼。

主管医师：王毅　　联系电话：13893658356 13893451735

医务科 联 系电话：0931－8942234　传真 0931－8942627

附件：病情摘要

此致

感谢

兰州大学第二医院医务科

2015 年 4 月 30 日

▲图 19-4-2　兰州大学第二医院邀请秦泗河的会诊函

北 京 大 学 第 三 医 院

门 诊 病 历

姓名：袁英信　性别：男　年龄：14岁　科室：骨科门诊（特需）　ID号：002017951000

主诉及现病史：关节畸形，走路困难

既往史：既往史内容无痛无汗症 癫痫

查体和专科情况：

辅助检查：

诊断或印象诊断：关节畸形，夏科氏关节病

处理意见：

处方：请秦泗河教授会诊

诊疗：

检查：

检验：

嘱托：

提示：病情发生变化时建议门诊复诊，必要时急诊就诊。

医师：娄思权　就诊日期：2021-05-29

1/1

▲图 19-4-3　北京大学第三医院骨科专家娄思权教授邀请秦泗河会诊

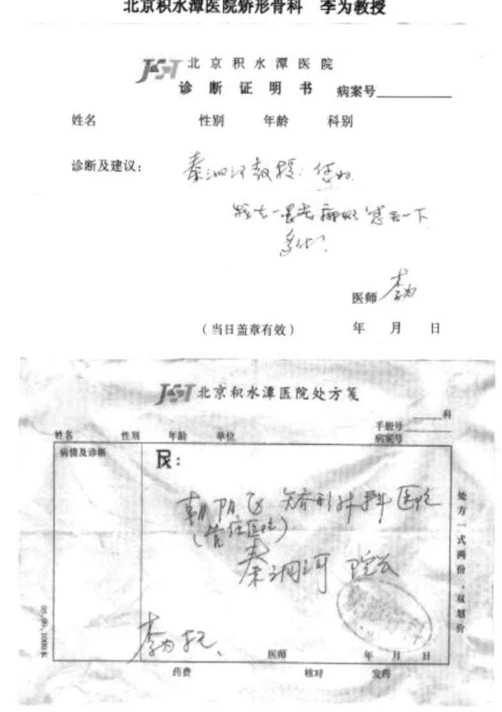
北京积水潭医院矫形骨科　李为教授

北京积水潭医院
诊断证明书　病案号＿＿＿＿

姓名　性别　年龄　科别

诊断及建议：秦泗河教授：

医师

（当日盖章有效）　年　月　日

北京积水潭医院处方笺

姓名　性别　年龄　单位　手册号　病案号　科

病情及诊断　R：

秦泗河 院长

医师　年　月　日

药费　核对　发药

处方一式两份，双划价

▲图 19-4-4　北京积水潭医院矫形骨科专家——李为教授邀请秦泗河会诊手术

北京协和医院骨科　王以明教授

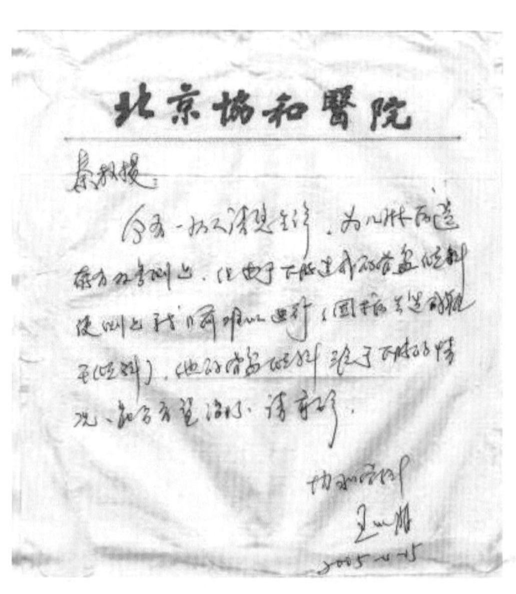
北京協和醫院

秦教授：

▲图 19-4-5　北京协和医院骨科专家——王以朋教授请秦泗河会诊

北京协和医院骨科　翁习生教授

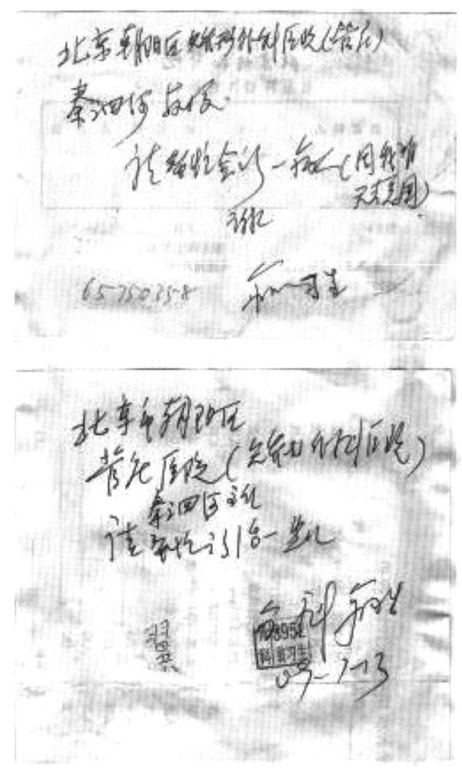

▲图 19-4-6　北京协和医院关节外科专家——翁习生主任请秦泗河会诊

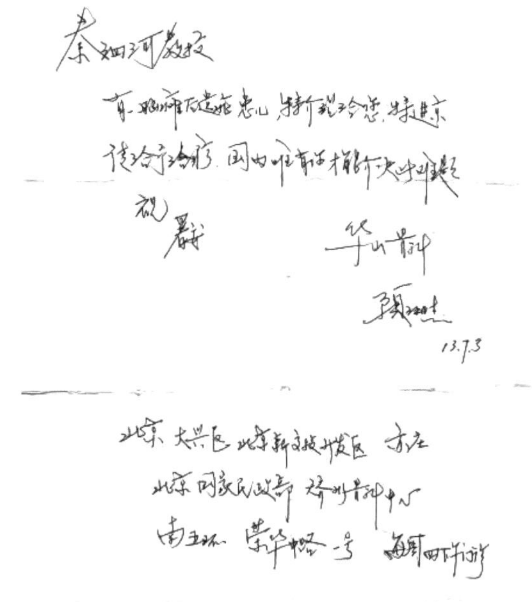

▲图 19-4-7　复旦大学附属华山医院足踝外科专家——顾湘杰教授请秦泗河会诊手术脑瘫后遗症

秦教授

你好！

今向你推荐一名患者，是股骨远端损伤导致双下肢不等长。你在这方面做了大量卓有成效的工作，经验丰富。特介绍该患者（刘夜燕君）到你那里给予更高水平的治疗。望接纳。

王成琪

2011-9-20

▲图 19-4-8　解放军第八十九医院著名显微外科专家——王成琪教授请秦泗河会诊手术

上海市第六人民医院
上海交通大学附属第六人民医院

秦教授

您好。

福建新场来的病人下肢畸形下了很大决心，去北京积水潭医院做了矫形手术，但是还遗留一些问题，希望得到您的治疗。特修书一封，请您给予帮助，谢谢！

此致

敬礼

曾炳芳

2013.7.4

▲图 19-4-9　上海第六人民医院副院长、著名骨科专家——曾炳芳教授请秦泗河为患者会诊

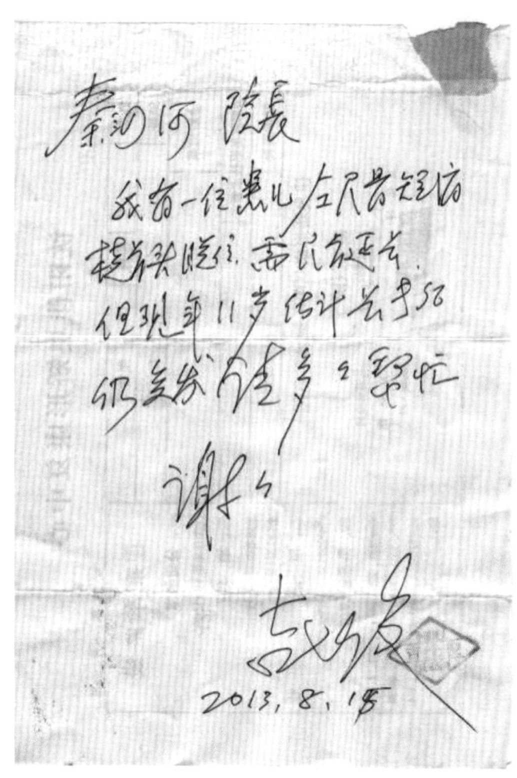

秦泗河 院长

谢谢

2013, 8, 18

▲图 19-4-10　中国医科大学附属盛京医院、著名小儿骨科专家——吉士俊教授请秦泗河会诊前臂畸形儿童

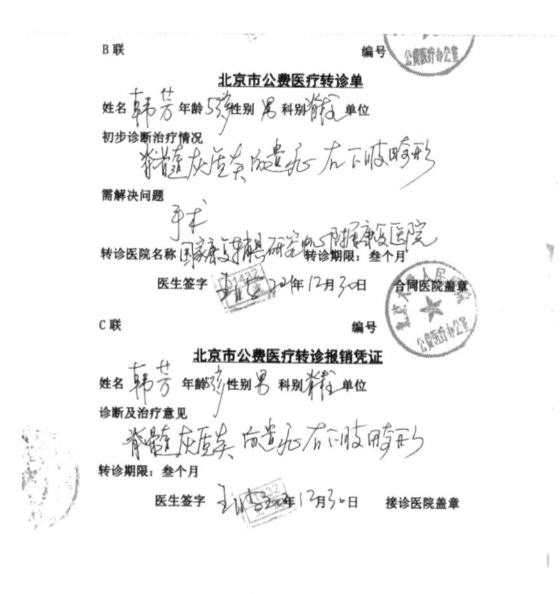

B联　　　　　　　　　　　　　　　　　　编号

北京市公费医疗转诊单

姓名 韩芳 年龄 53岁 性别 男 科别 骨科 单位

初步诊断治疗情况

脊髓灰质炎后遗症 左下肢畸形

需解决问题

手术

转诊医院名称 国家康复辅具研究中心附属康复医院　　转诊期限：叁个月

医生签字　　　年12月30日　　合同医院盖章

C联　　　　　　　　　　　　　　　　　　编号

北京市公费医疗转诊报销凭证

姓名 韩芳 年龄 53岁 性别 男 科别 骨科 单位

诊断及治疗意见

脊髓灰质炎后遗症 左下肢畸形

转诊期限：叁个月

医生签字　　　年12月30日　　接诊医院盖章

▲图 19-4-11　北京大学人民医院转诊单，请秦泗河手术治疗小儿麻痹后遗症

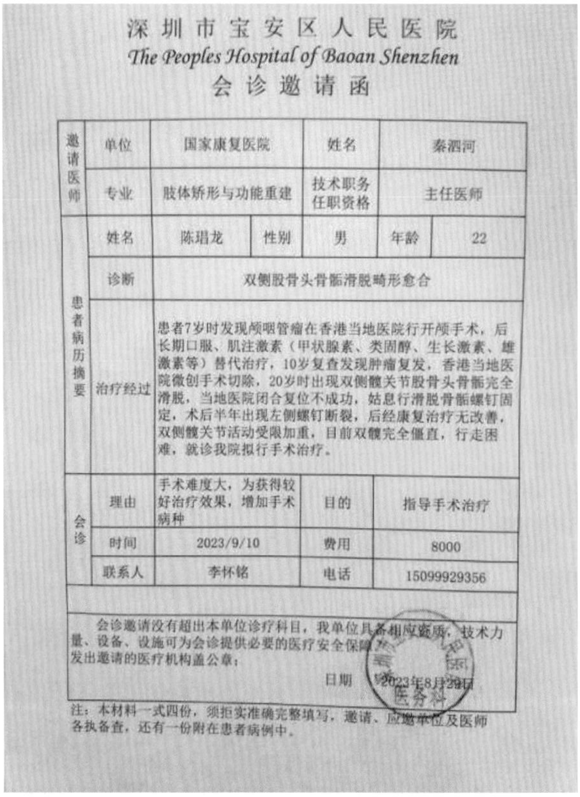

深圳市宝安区人民医院
The Peoples Hospital of Baoan Shenzhen
会诊邀请函

邀请医师	单位	国家康复医院		姓名	秦泗河	
	专业	肢体矫形与功能重建		技术职务任职资格	主任医师	
患者病历摘要	姓名	陈珺龙	性别	男	年龄	22
	诊断	双侧股骨头骨骺滑脱畸形愈合				
	治疗经过	患者7岁时发现颅咽管瘤在香港当地医院行开颅手术，后长期口服、肌注激素（甲状腺素、类固醇、生长激素、雄激素等）替代治疗，10岁复查发现肿瘤复发，香港当地医院微创手术切除，20岁时出现双侧髋关节股骨头骨骺完全滑脱，当地医院闭合复位不成功，姑息行滑脱骨骺螺钉固定，术后半年出现左侧螺钉断裂，后经康复治疗无改善，双侧髋关节活动受限加重，目前双髋完全僵直，行走困难，就诊我院拟行手术治疗。				
会诊	理由	手术难度大，为获得较好治疗效果，增加手术病种		目的	指导手术治疗	
	时间	2023/9/10		费用	8000	
	联系人	李怀铭		电话	15099929356	

会诊邀请没有超出本单位诊疗科目，我单位具备相应资质，技术力量、设备、设施可为会诊提供必要的医疗安全保障。
发出邀请的医疗机构盖公章：

日期 2023年8月29日

注：本材料一式四份，须拒实准确完整填写，邀请、应邀单位及医师各执备查，还有一份附在患者病例中。

▲图 19-4-12　深圳市宝安区人民医院邀请秦泗河会诊单

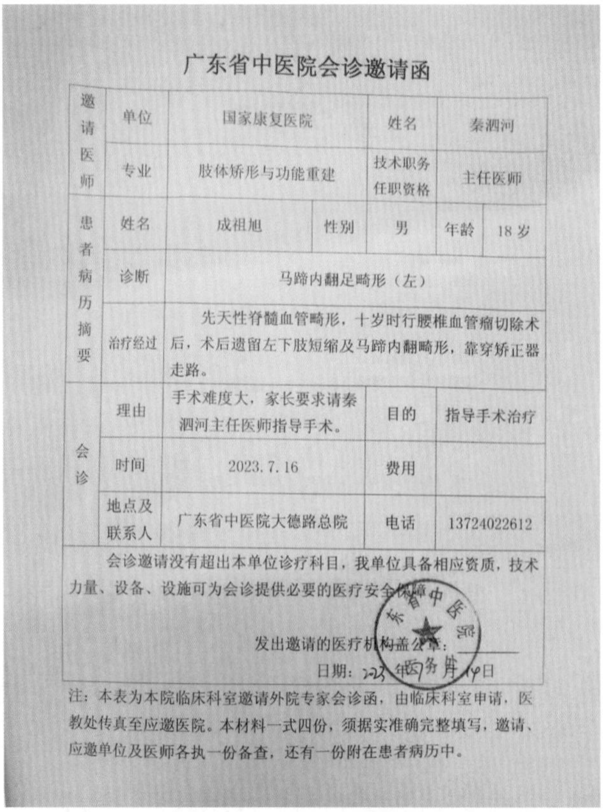

广东省中医院会诊邀请函

邀请医师	单位	国家康复医院		姓名	秦泗河	
	专业	肢体矫形与功能重建		技术职务任职资格	主任医师	
患者病历摘要	姓名	成祖旭	性别	男	年龄	18岁
	诊断	马蹄内翻足畸形（左）				
	治疗经过	先天性脊髓血管畸形，十岁时行腰椎血管瘤切除术后，术后遗留左下肢短缩及马蹄内翻畸形，靠穿矫正器走路。				
会诊	理由	手术难度大，家长要求请秦泗河主任医师指导手术。		目的	指导手术治疗	
	时间	2023.7.16		费用		
	地点及联系人	广东省中医院大德路总院		电话	13724022612	

会诊邀请没有超出本单位诊疗科目，我单位具备相应资质，技术力量、设备、设施可为会诊提供必要的医疗安全保障。

发出邀请的医疗机构盖公章：

日期：2023年07月14日

注：本表为本院临床科室邀请外院专家会诊函，由临床科室申请，医教处传真至应邀医院。本材料一式四份，须据实准确完整填写，邀请、应邀单位及医师各执一份备查，还有一份附在患者病历中。

▲图 19-4-13　广东省中医院邀请秦泗河会诊单

第二十章

秦泗河高效工作展示

第一节　秦泗河个人学术活动

一、精湛医术立身，学术进取成人

参加各类学术活动是医生成长乃至进入学术界的必由之路，尤其是参加重要的国内、国际学术会议，甚至一次学术演讲，就会引起国内、国际同行的好评与永久记忆。例如，2019 年 8 月在英国利物浦召开第四届世界肢体重建大会，秦泗河投稿的“如何使爬行蹲移患者站立行走？”被选为亚洲唯一的大师演讲，而本次大会全球仅推选了 4 位大师演讲；2012 年，秦泗河赴巴西出席“国际肢体延长与重建会议”，代表中国签字，使中国成为“国际肢体延长与重建学会”正式会员国；2022 年 10 月，秦泗河赴墨西哥出席第五届世界肢体重建大会，从来自墨西哥与巴西的主席手中接过代表大会主办权的火炬。

秦泗河曾受邀作为嘉宾出席一些著名大医院重点学科的百年庆典会，证明了其在学术界同行的地位。例如，在北京协和医院骨科百年庆典会议，医院为秦泗河颁发出席会议专家的纪念牌——“百年协和、感恩有您”（图 20–1–1）。

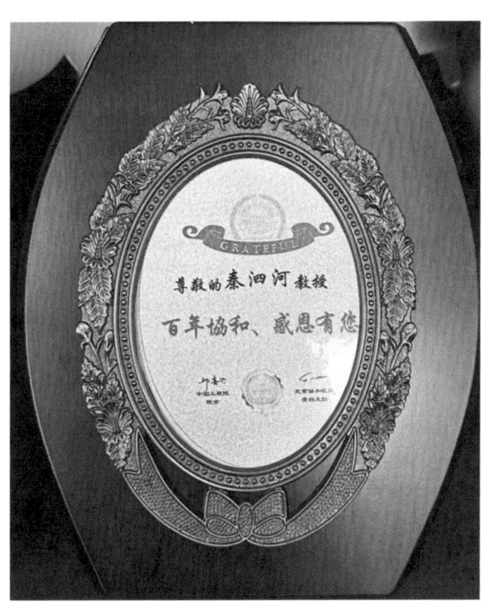

▲图 20-1-1

秦泗河在 72 岁时仍被聘为中国康复辅助器具协会肢体残障功能重建分会主任委员，证明了其在这个学科领域独树一帜的影响力（图 20–1–2）。

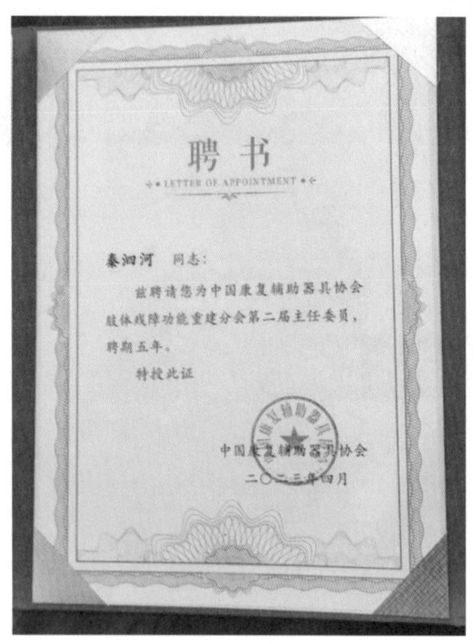

聘书

LETTER OF APPOINTMENT

秦泗河 同志：

兹聘请您为中国康复辅助器具协会肢体残障功能重建分会第二届主任委员，聘期五年。

特发此证

中国康复辅助器具协会

二〇二三年四月

▲图 20-1-2 秦泗河聘为“肢体残障功能重建分会主委”聘书

2024 年秦泗河 73 岁，仍能一天顺利主持实施 11 例四肢畸形残疾手术（图 20–1–3），并聘为《中华骨与关节外科杂志》常务编委（图 20–1–4），证明创造者的业绩一定程度存留在时空。

矫形外科手术通知单

手术日期：2024-01-10

8：00	37 床	00012725	男	12 岁	右上肢畸形	右肘关节伊氏架牵伸术	秦泗河	石磊	陈小海 许鑫	全麻	伊氏架
接台	49 床	00012734	女	33 岁	脊柱裂后遗症双足畸形	右踝上外翻外旋截骨+跟骨外翻截骨+伊氏架安置术	秦泗河	郑学建	盛凯 陈小海	全麻	伊氏架
接台	46 床	00012719	女	35 岁	儿麻右下肢	右跟腱延长+跖切+石膏固定	秦泗河	石磊	盛凯 许鑫	全麻	石膏
接台	36 床	00012718	男	41 岁	儿麻左下肢	左胫后肌延长+跟腱延长+股骨髁上外翻截骨钢板内固定+组合式外固定安置术	秦泗河	郑学建	郭佳 陈小海	全麻	钢板、组合式
接台	47 床	00012723	女	53 岁	儿麻右下肢	右跟距关节融合+腓骨长肌代跟腱+股骨髁上截骨内固定+髂胫束游离术	秦泗河	石磊	陈小海 许鑫	全麻	组合式、钢板
接台	28 床	00012726	女	57 岁	儿麻左下肢	左股骨髁上前倾截骨钢板内固定术+组合式外固定屈膝固定+踇外翻矫正	秦泗河	郑学建	郭佳 陈小海	全麻	钢板、组合式
接台	63 床	00012709	男	62 岁	儿麻右下肢	右跟骨外翻截骨+第一跖骨基底截骨+胫后肌代腓骨短肌+伊氏架安置术	秦泗河	石磊	盛凯 许鑫	全麻	伊氏架
接台	44 床	00012080	男	19 岁	后天性下肢变形	右下肢外固定架调整术	秦泗河	郑学建	郭佳 陈小海	全麻	
接台	34 床	00012431	女	31 岁	儿麻术后	右下肢外固定架拆除术	秦泗河	石磊	盛凯 许鑫	全麻	
接台	15 床	00012023	男	11 岁	低磷佝偻病	双膝 8 字钢板取出术	秦泗河	郑学建	陈小海 许鑫	全麻	钢板、组合式
接台	16 床	0001274[illegible]	男	10 岁	先天性右高弓内翻足	右跖切+胫后肌 1/2 外置+跟骨外翻截骨+伊氏架安置术	秦泗河	石磊	郭佳 陈小海	全麻	伊氏架

▲图 20-1-3 2024 年 1 月 10 日矫形外科手术通知单上，秦泗河需要主持 11 台手术

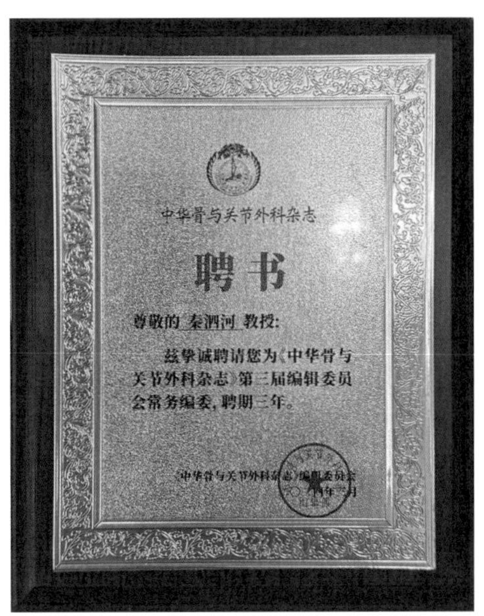

中华骨与关节外科杂志

聘书

尊敬的 秦泗河 教授:

兹挚诚聘请您为《中华骨与关节外科杂志》第三届编辑委员会常务编委，聘期三年。

《中华骨与关节外科杂志》编辑委员会

▲图 20-1-4　秦泗河聘为《中华骨与关节外科杂志》常务编委聘书

二、秦泗河参加的各类学术会议及学术活动

（1）由相关专业学会召开的国内、国际学术会议。

（2）由某单位召开的学术活动。

（3）各类培训班、学术沙龙、继续教育。

（4）庆典会、纪念会、学术杂志编委会等。

（5）到境外参加学术会议或培训班。

以下展示部分秦泗河参加国内、国际学术活动保留的一些胸牌（图 20–1–5）。

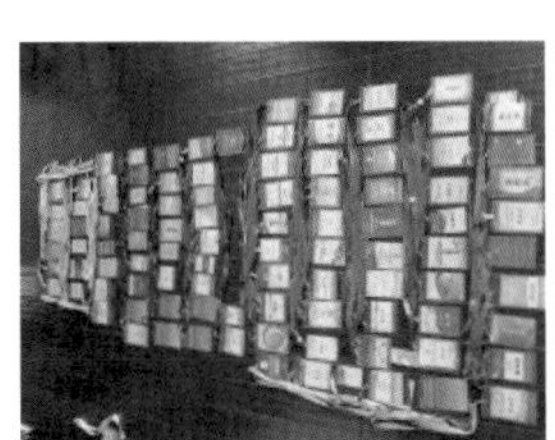

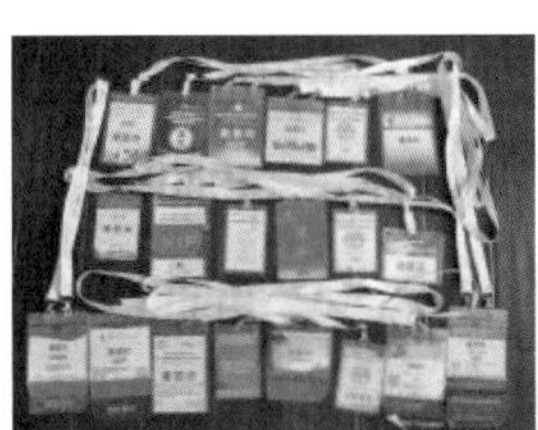

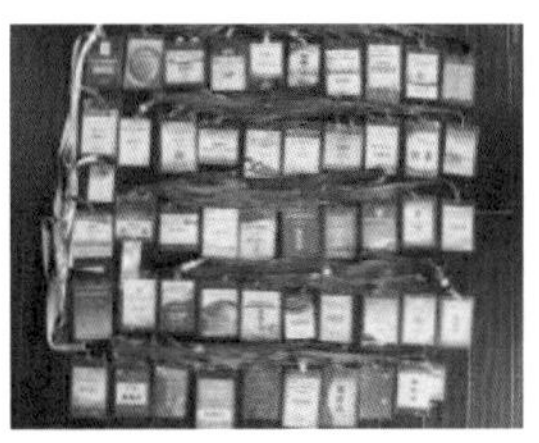

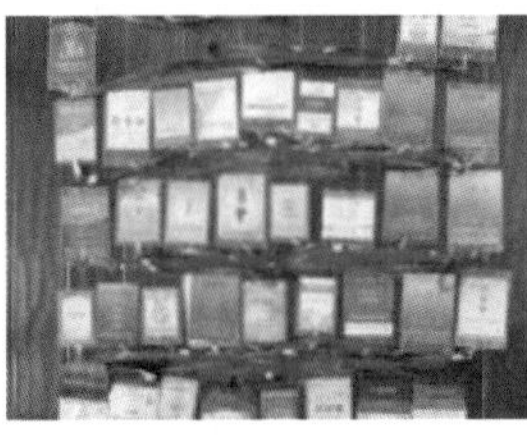

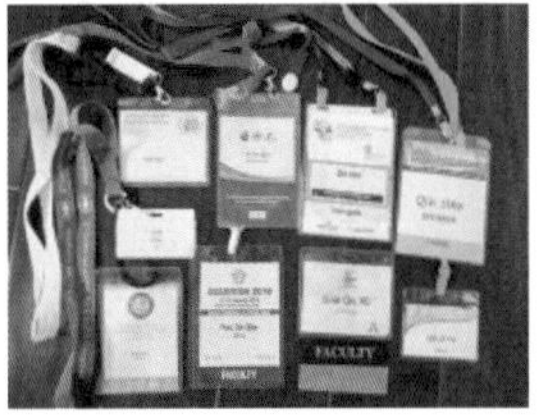

▲图 20-1-5　秦泗河参加各类学术活动的部分胸牌，启示同道朋友应适当记录自己的生命与社会运行轨迹

文明古国印度、埃及举办学术会议，颁发给境外专家的演讲证书或纪念品，则体现出古老文化与宗教信仰艺术特征（图 20–1–6~ 图 20–1–8）。

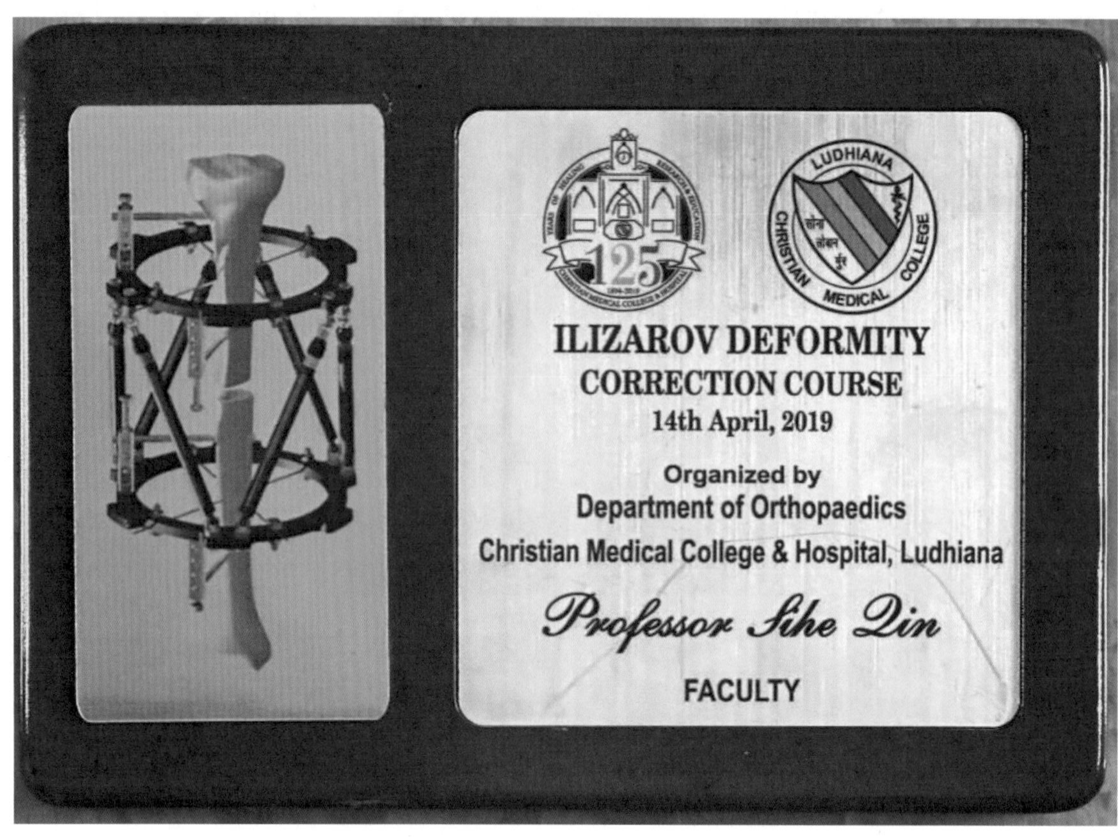
ILIZAROV DEFORMITY
CORRECTION COURSE
14th April, 2019
Organized by
Department of Orthopaedics
Christian Medical College & Hospital, Ludhiana
Professor Sihe Qin
FACULTY
LUDHIANA
CHRISTIAN
MEDICAL
COLLEGE

▲图 20-1-6　2019 年秦泗河等应邀赴印度参加 Ilizarov 技术学术会议并进行手术示教，后学术机构为其颁发纪念牌匾

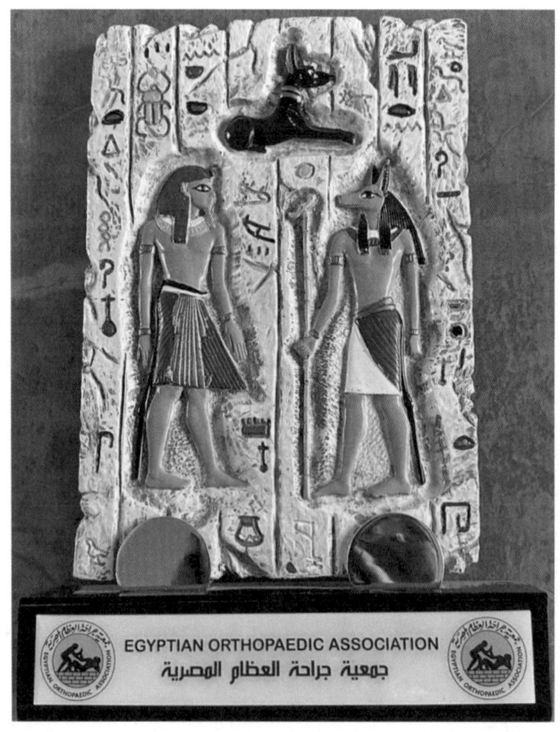
EGYPTIAN ORTHOPAEDIC ASSOCIATION
جمعية جراحة العظام المصرية

▲图 20-1-7　秦泗河出席埃及骨科年会，大会主席在尼罗河游船上为境外专家颁发的纪念牌

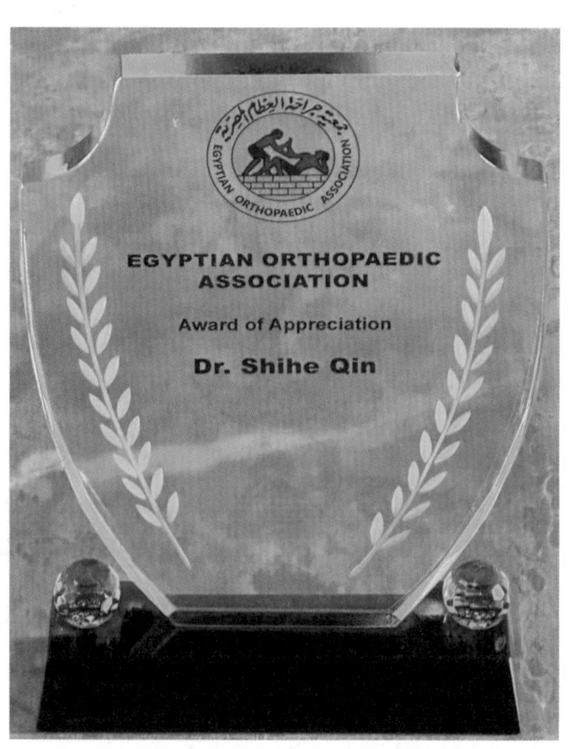
EGYPTIAN ORTHOPAEDIC ASSOCIATION
EGYPTIAN ORTHOPAEDIC
ASSOCIATION
Award of Appreciation
Dr. Shihe Qin

▲图 20-1-8　在开罗召开的埃及骨科年会上颁发给秦泗河的演讲艺术证

第二节　体验秦泗河矫形外科忙碌高效的一天

国家康复辅具研究中心附属康复医院秦泗河带领的矫形外科，是国内肢体矫形与重建医生学习交流的殿堂。秦泗河领衔的团队 40 余年来积累手术 37 000 余例，200 余个病种的各类肢体残缺畸形病例数据库。能够吸引数百位国内外进修医生来此进修学习，除了这里凝聚了最多、最为复杂的各种肢体残缺畸形病例外，还有这里独特的秦泗河矫形外科文化、快乐骨科、和谐病房以及高效的临床管理工作流程（图 20–2–1）。

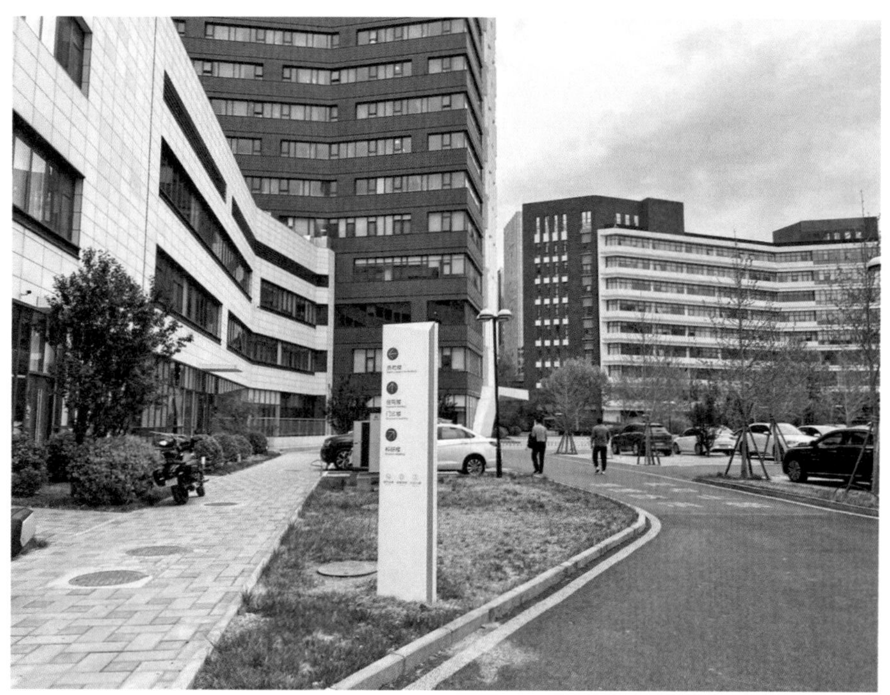

▲图 20-2-1　秦泗河矫形外科所在的国家康复医院

我来秦泗河矫形外科学习快一个月了，拥有 60 张病床的矫形外科病房几乎每天都是满床状态，等待排队入院手术的患者已经排到了 12 月份。在这种情况下，得益于秦泗河老师多年来工作经验和制订的工作流程，使得肢体畸形矫正、残缺修复与功能重建诊疗能够高效运转，从而最大限度满足来自全国各地众多肢残患者的就医需求。一周 5 个工作日，秦老师每周合理安排时间大查房、手术、门诊、制订手术方案、教学，还要抽出零散时间和患者、进修生互动，很难想象这是一个已逾古稀之年老教授的日常，精力超过了我们每一个年轻人！每周三是矫形外科的手术日，一般每周大部分的手术会安排在这一天。下面我从一天忙碌高效的手术日工作带领大家体验一下秦泗河矫形外科日常临床工作的有条不紊和务实高效。

早上 8 点接患者，约 8：30 开始第一台手术，18：00 前 9 台手术全部顺利完成，除去中午午餐时间，真正台上手术时间大约 8 个小时。术中没有用电刀、没有输血、没有电动摆锯，没有机器人等高科技，用得最多的还是骨科经典的老工具，骨刀、鼓槌、止血带等。手术时间 20~120 分钟；出血量 10~100 mL。涉及病种涵盖了脊髓灰质炎后遗症 5 人；痉挛性脑性瘫痪 2 人；脊柱裂足畸形 1 人；腓骨肌萎缩症马蹄高弓内翻足 1 人。其中 3 男、6 女，患者年龄 18~47 岁，其中脊髓灰质炎后遗症发展到成年甚至中年期手术治疗者 4 人，一例脑性瘫痪双下肢同期实施手术矫正。令人叹服的是 9 个患者居然包含了 28 个矫形外科常见手术方式等丰富的内容，充分展示了秦泗河矫形外科的特色（图 20-2-2、图 20-2-3、表 20-2-1、表 20-2-2）。

矫形外科手术通知单

手术日期：2024-04-17

接台④	13 床	00013139	李玺缘	女	18 岁	脑瘫后遗症	双侧股内收肌、股薄肌松解+双侧闭孔神经支切断+双股直肌起点松解	秦泗河	郑学建	郭佳 李矿	全麻	
接台⑤	14 床	00013138	胡旭慧	女	20 岁	脑瘫后遗症	左股直肌、股内收肌、股薄肌、半膜肌松解+闭孔神经支切断+跟距植骨融合+髌韧带下移	秦泗河	石磊	郭佳 马瑞鹏	全麻	伊氏架 ✓
接台③	20 床 Ⅱ	00013137	魏和英	女	46 岁	儿麻左下肢	左屈髋屈膝松解+股骨髁上截骨+腓骨短肌代跟腱+组合式固定术	秦泗河	郑学建	郭保逢 王宇	全麻	组合式、钢板 ✓
接台①	42 床 Ⅰ	00013142	叶爱珍	女	47 岁	儿麻右下肢	右屈髋屈膝松解+胫后肌代跟腱+股骨髁上截骨+组合式固定术	秦泗河	郑学建	盛凯 毕军花	全麻	钢板、组合式 ✓
接台⑦	49 床	00011577	汪洋	男	25 岁	脊柱裂后遗症	左踝关节融合+左踇趾间关节融合术	秦泗河	石磊	盛凯 韩长青	全麻	伊氏架 ✓
接台②	51 床	00012710	符玉玲	女	14 岁	遗传感觉运动神经元病	左跟距融合+跟腱延长+胫后肌、屈趾长肌前移代伸踇伸趾肌+右下肢外固定拆除术	秦泗河	郑学建	郭佳 李矿	全麻	伊氏架 ✓
接台⑥	26 床	00013133	吴卫国	男	45 岁	儿麻右下肢	右踝关节+距下关节截骨融合+伊氏架矫形	秦泗河	石磊	郭佳 马瑞鹏	全麻	伊氏架 ✓
接台⑨	8 床	00013158	贾艳丽	女	45 岁	儿麻右下肢	右胫后肌+腓骨短肌代跟腱+髂胫束松解+股骨髁上截骨+钢板组合式固定术	秦泗河	郑学建	郭佳 李矿	全麻	钢板、组合式
接台⑧	37 床	00013127	谭建	男	31 岁	儿麻右下肢	右跟腱延长+髂胫束松解+股骨髁上截骨+钢板组合式固定术	秦泗河	石磊	郭佳 马瑞鹏	全麻	钢板、组合式

▲图 20-2-2　秦泗河 2024 年 4 月 17 日（周三）手术单列表

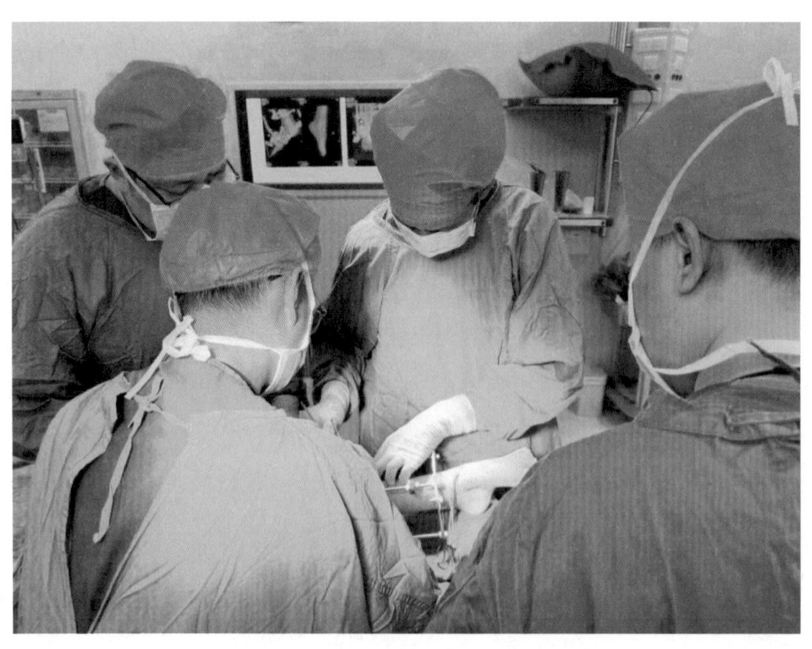

▲图 20-2-3　秦泗河老师在手术中

表 20-2-1　9 个患者手术方式统计

手术方式（28）	人次（48）	手术方式（28）	人次（48）
股骨髁上截骨术	4	胫后肌移位代跟腱	2
跟腱延长术	4	腓骨长肌移位代跟腱	1
髂胫束松解术	4	半膜肌延长术	1
跟距关节融合术	3	髌韧带止点下移术	1
跖腱膜挛缩松解术	3	胫前肌代伸趾总肌	1
屈髋畸形松解术	3	胫后肌移位代踇长伸肌	1
股内收肌松解术	3	趾长屈肌代趾长伸肌	1
闭孔神经前支切断术	3	腓骨短肌代跟腱	1
股薄肌松解术	3	胫骨取骨术	1
臀肌筋膜松解术	2	拇趾间关节融合术	1
股二头肌腱延长	2	趾间关节成形术	1
踝关节融合术	2		

表 20-2-2　手术固定方式统计

固定方式	手术例数	固定方式	手术例数
Ilizarov 外固定	4	钢板内固定	3
组合式外固定	4	石膏	1
钢板内固定	3		
石膏	1		

秦泗河矫形外科为何能在 8 个小时的时间，完成 9 例复杂肢体残缺畸形患者的手术呢？我总结秘诀之一是，秦老师娴熟的手术技巧与合理矫形程序完美结合，使得手术操作行云流水，没有拖泥带水耽误时间的地方。例如，一例脊髓灰质炎后遗症患者－同时存在下肢屈髋、屈膝、马蹄足畸形，虽然有屈髋畸形，但是秦老师能够凭丰富的经验判断是先行屈髋松解解决屈髋外旋畸形还是先行足部和膝部手术解决足部或膝部畸形。这么多患者是如何分辨？手术方案是如何有条不紊地开展实施的呢？这就涉及秦老师第二个秘诀，就是矫形外科临床检查表。术者如何能在几十个患者中分辨出来，就靠图 20-2-4 所示的检查表。

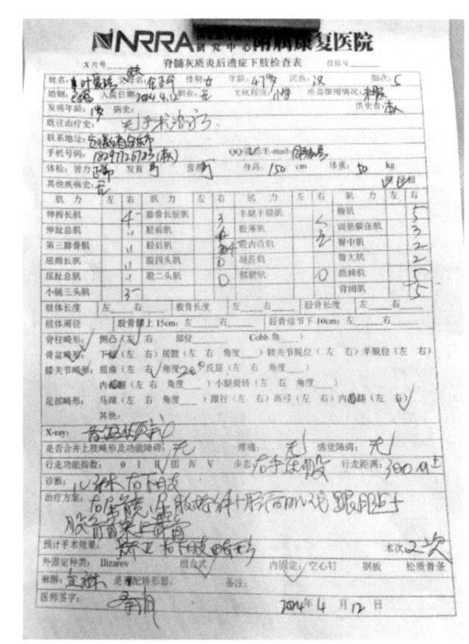
NRRA …康复医院
脊髓灰质炎后遗症下肢检查表
X-ray:
行走功能指数：0 I II III IV V
外固定种类：Ilizarov 组合式 内固定：空心钉 钢板
医师签字：
2014 年 4 月 12 日

▶图 20-2-4　矫形外科检查表

当然秦泗河矫形外科的“秘诀”远不止这两个，这里既是矫形外科医生学习的殿堂，也是一座富矿，值得致力于这个事业的同道学习、探索、思考。

（郭保逢[1]）

[1]　郭保逢，北京市垂杨柳医院骨科副主任医师，秦泗河门下的弟子之一，在矫形外科临床与学术上成就突出。

第三节　使命的馈赠——秦泗河 73 岁生日小记

2024 年是秦泗河从事矫形外科的第 46 个年头，4 月 18 日是农历三月初十，他将迎来自己的 73 岁生日。

在生日前的 4 月 17 日，秦泗河带领团队鏖战一整天，主持下肢畸形残疾手术 9 例、10 个下肢，包含 28 个手术方式，穿针安装 8 套组合式与 Ilizarov 技术外固定装置，3 个钢板内固定。患者涵盖脊髓灰质炎后遗症、脑性瘫痪、腓骨肌萎缩症等 4 个病种，8 个小时完成全部手术。

从此以后，这 9 个患者的下肢功能将获得最大程度改善，可以预见，他们未来的人生轨迹都会随之改变。

4 月 18 日生日当天的清晨，秦泗河早早来到国家康复辅具研究中心附属康复医院，开始出专家门诊。这天的门诊先后检查了近 30 个不同类别的肢体畸形残疾患者，有拖着病腿初次来就诊的，有既往在外院手术失败的，有戴着外固定器回来复诊的，也有术后康复良好特意前来致谢的。其中最特别的一位，是曾经获得两届残奥会乒乓球冠军的张淼。张淼患有脊髓灰质炎后遗症，术前仅能用手扶腿勉强支撑站立，行走依靠轮椅代步。两年前来到秦泗河矫形外科，接受复合型手术，术后畸形矫正、行走能力大为改善，随后结婚生子，拥有了美满的家庭。此次她抱着 6 个月大的宝宝来门诊复查，幸福之情溢于言表（图 20-3-1 ~ 图 20-3-3）。

门诊结束后，秦泗河马不停蹄赶往出版社，审定书稿编排事宜。经过一下午的商讨、修改与核对，终于将书稿版式敲定下来。到晚上赶回科室，推门看到全科医护人员准备好的生日蛋糕，术后患者刘佳明赠送的鲜花（图 20-3-4），秦泗河才想起今天是自己的生日，惊喜之余，一天的疲惫烟消云散。

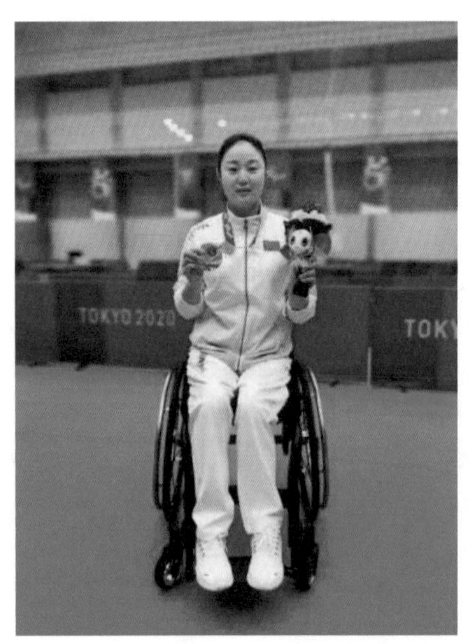

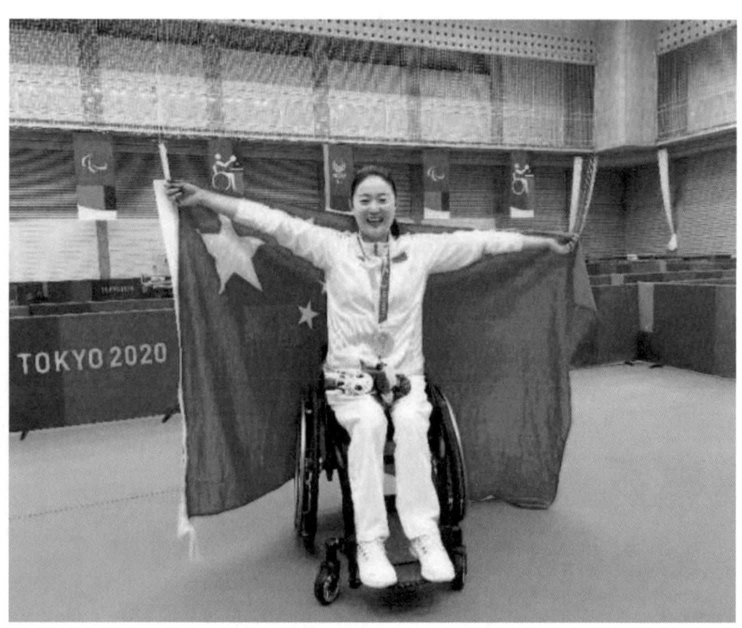

▲图 20-3-1　张淼在 2020 东京残奥会获得轮椅乒乓球比赛金牌

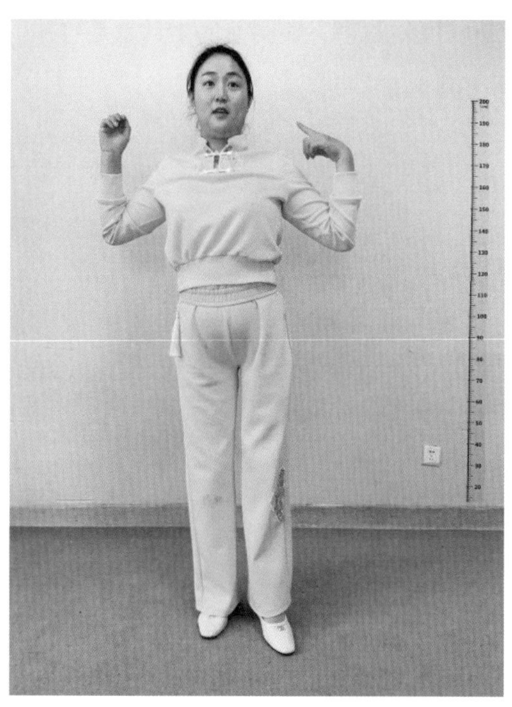

▲图 20-3-2　世界轮椅乒乓球比赛金牌获得者——张淼术后 2 年来复查，能够徒手站立行走

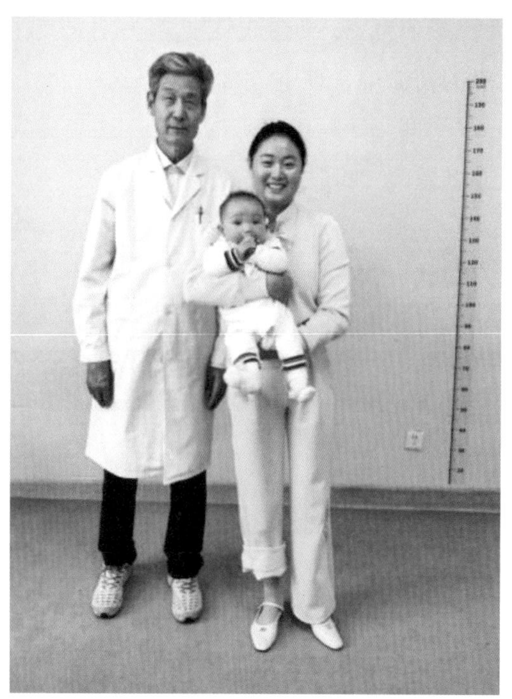

▲图 20-3-3　张淼特意带着 6 个月大的宝宝与秦泗河合影，这是对手术疗效最真诚的感恩

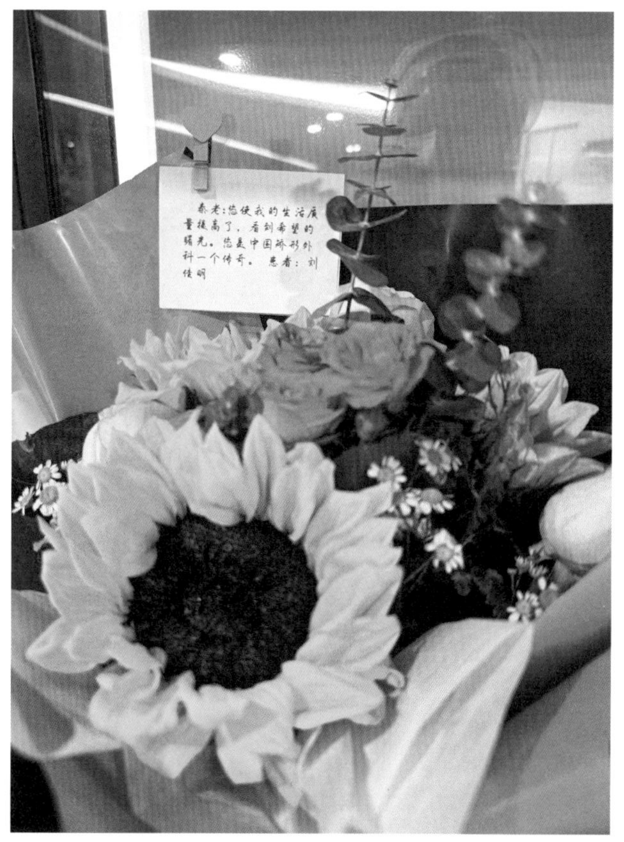
秦老:您使我的生活质
量提高了，看到希望的
曙光。您是中国矫形外
科一个传奇。患者：刘
佳明

▲图 20-3-4　术后患者刘佳明赠秦泗河生日 - 鲜花

“大智源于为公，使命成就崇高。”自从走上矫形外科道路以来，秦泗河的生日总是与扶助残疾、造福病患的使命难舍难离。73 岁生日这一天，秦泗河看到了新老患者脸上的希望，遇见了自己满意的“作品”，写下了留给未来的答案。这些，就是秦泗河的生日礼物。当秦泗河将人生奉献给使命，使命也报以最珍贵的馈赠。

（张峻铭　王一岚）

第四节　秦泗河的音乐医学与笛子外交

秦泗河少年就对音乐有兴趣，曾学习拉二胡，因为生活在贫穷的农村家庭，而后改为自学价廉、方便携带的竹笛。在潍坊上医学院期间，曾经作为伴奏参加“毛泽东思想宣传队”，去部队、厂矿演出，得到少许演练。

医学院毕业进入临床后，繁重的学习与临床工作已经很少再练习吹奏笛子。2012 年后，先后有日本、韩国、印度、埃及等国医生，来参观考察以及进修学习，发现秦泗河医生不但四肢矫形手术做得行云流水、奇妙无穷，且能演奏古老的东方乐器——竹笛，从而邀请秦教授出国讲学时务必带着笛子，在招待各国外宾的宴会上演奏。

截至 2024 年，秦泗河曾在俄罗斯、印度、菲律宾、马来西亚、埃及、德国、英国、巴西、墨西哥、泰国、尼泊尔、中国香港等学术会议上被邀请笛子演奏。2019 年 9 月，在英国利物浦召开的第四届世界肢体重建大会，东道主英国举办晚宴欢迎来自 66 个国家的参会代表，邀请秦泗河为嘉宾吹奏《远方的朋友我们来相会》，这是秦泗河为了适合外宾观赏需求，自己创编的笛子演奏曲。

秦泗河中国特色四肢矫形与重建外科技术体系，已经在世界同行产生广泛认可与影响，向国际同行传播肢体重建外科理念、技术的同时，优美的笛声旋律为众多外宾带来欢乐、留下惊喜。

除了竹笛，秦泗河在 50 岁后又学习弹奏电子琴，再配合笛子演奏与歌唱，他尤其喜欢放声歌唱《青藏高原》。矫形外科不定期在病房召开医患联欢会，他认为音乐诗歌对肢体残疾术后患者的功能重建发生有益的力量。曾经有个经济条件好的住院患者，特别购买捐献给矫形外科病房一架电子钢琴，供广大住院患者和家属学习弹奏。

音乐这种无形的艺术，为学术添彩，为快乐骨科增色，使手术成为艺术，已经成为秦泗河矫形外科一个特别的标签（图 20-4-1~ 图 20-4-7）。

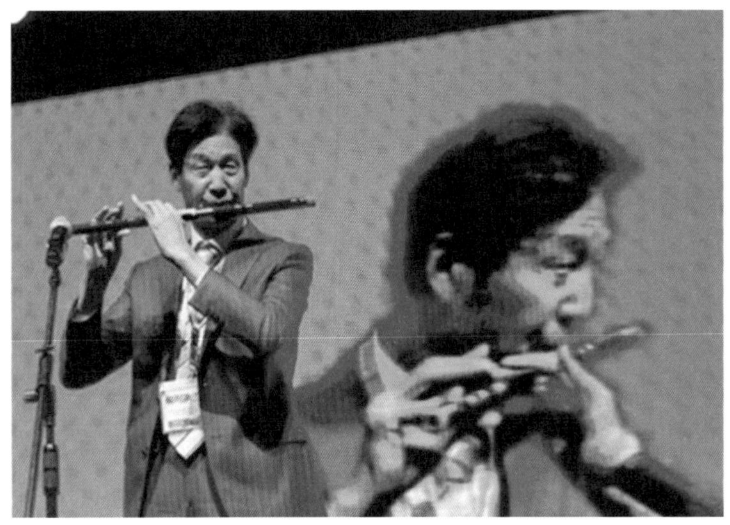

▲图 20-4-1　秦泗河在埃及开罗召开的骨科年会晚宴上笛子演奏

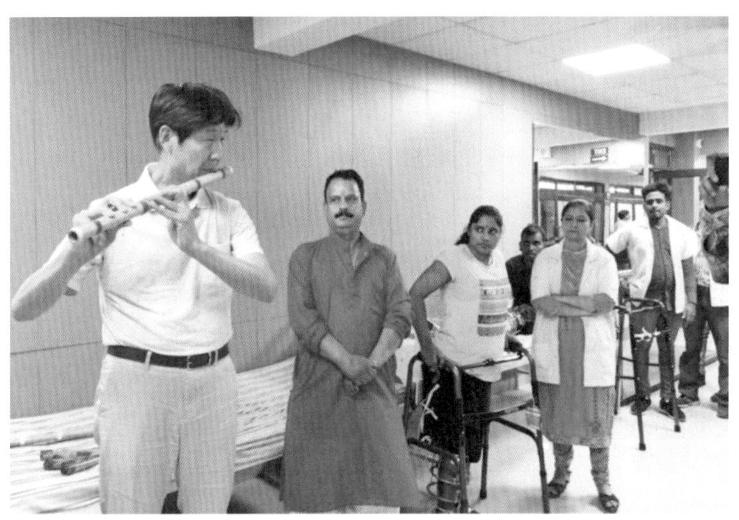

▲图 20-4-2　在印度脊髓灰质炎后遗症矫治医院吹笛，这个竹笛是印度骨科医生赠送

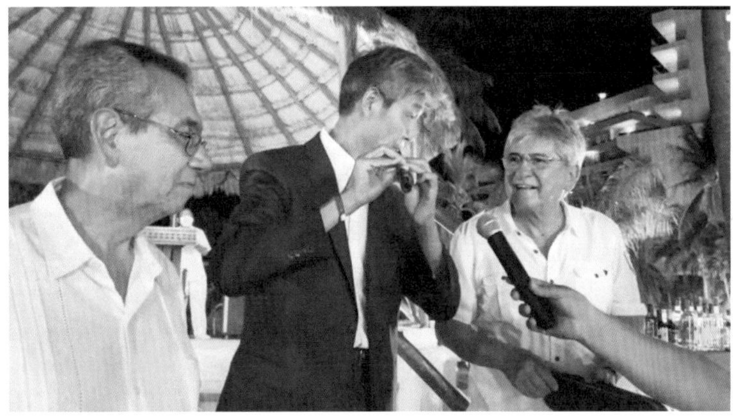

▲图 20-4-3　第五届世界肢体重建大会于 2022 年 10 月在墨西哥坎昆召开，晚宴期间组委会邀秦泗河笛子演奏（左为大会主席墨西哥的 Fernando de la Huerta 教授，右为大会主席巴西的 José Carlos Bongiovanni 教授）

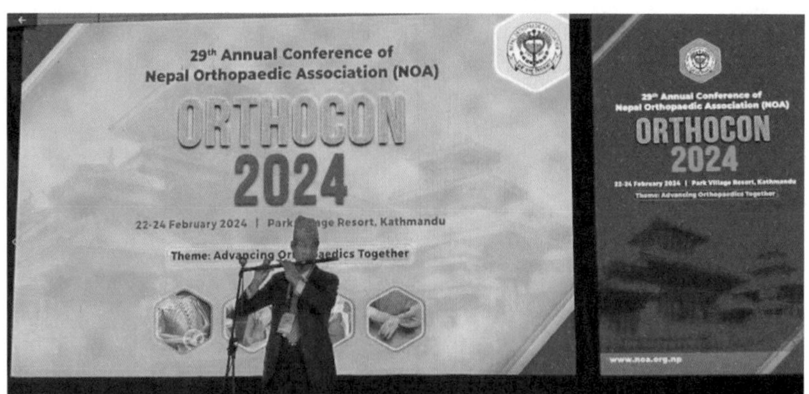

▲图 20-4-4　2024 年在尼泊尔加德满都召开的骨科年会，欢迎晚宴上秦泗河应邀进行笛子演奏

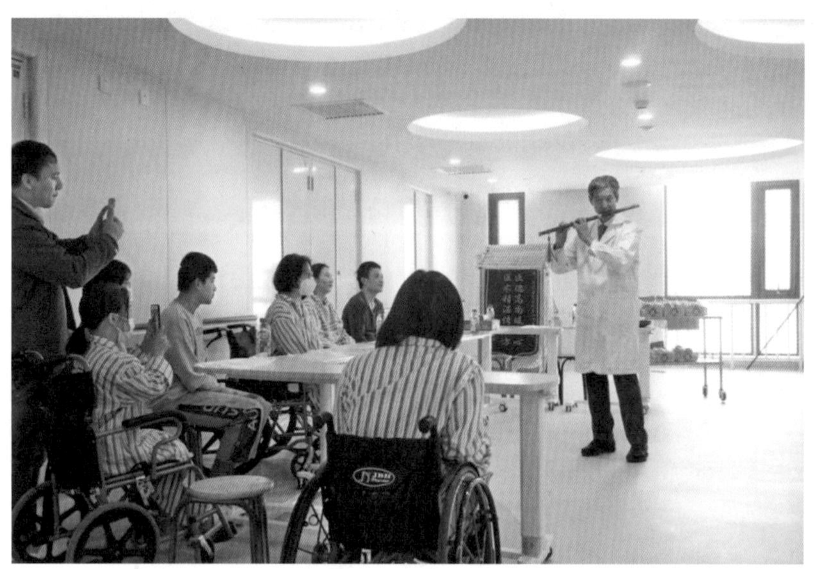

▲图 20-4-5　2023 年春节除夕夜，秦泗河为术后住院患者鸣笛欢度新春

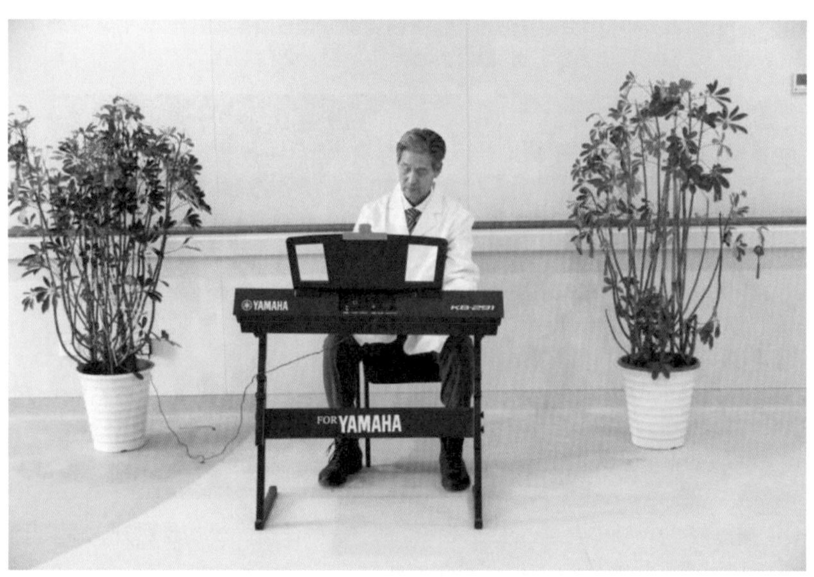

▲图 20-4-6　秦泗河在病房弹奏电子琴

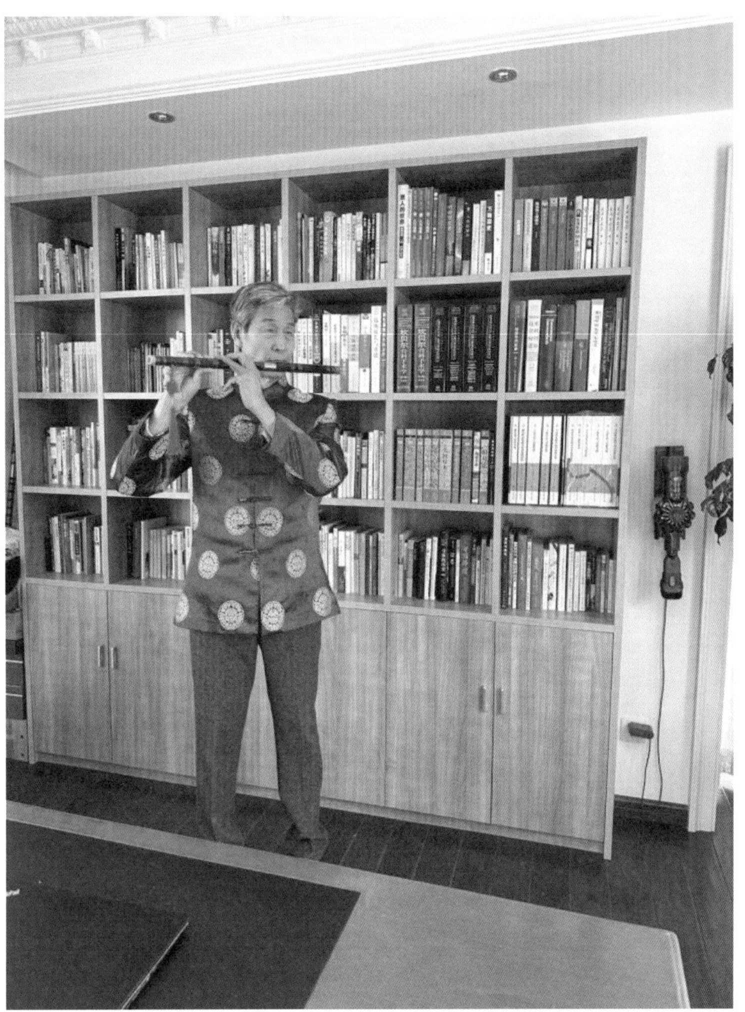

▲图 20-4-7　2024 甲辰龙年秦泗河为同道亲友吹奏《山丹丹开花红艳艳》贺春

附　录

第六届世界肢体重建大会国际组织委员会与学术委员会成员名单

第六届世界肢体重建大会国际组织委员会与学术委员会成员名单

List of members of the International Organizing Committee and Academic Committee of the 6th World Congress of ASAMI-BR&ILLRS Societies

组织委员会与学术委员会主席
Chairman of the Organizing Committee and Academic Committee

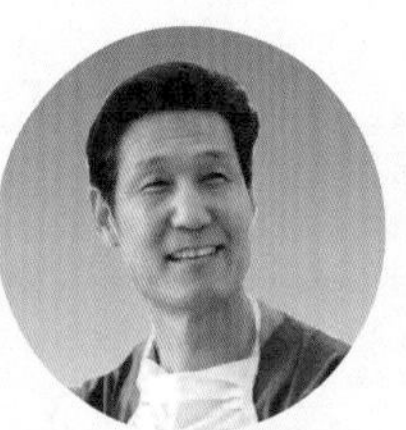

秦泗河 教授
Prof. Qin Sihe

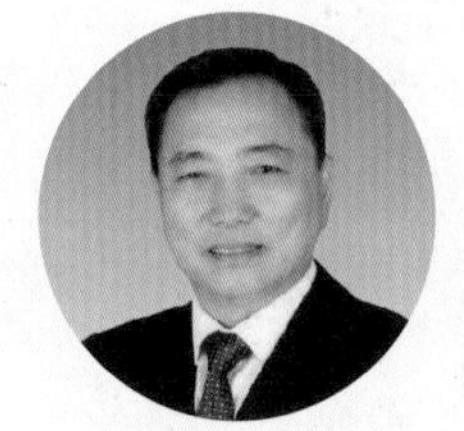

唐佩福 院士
Academician Tang Peifu

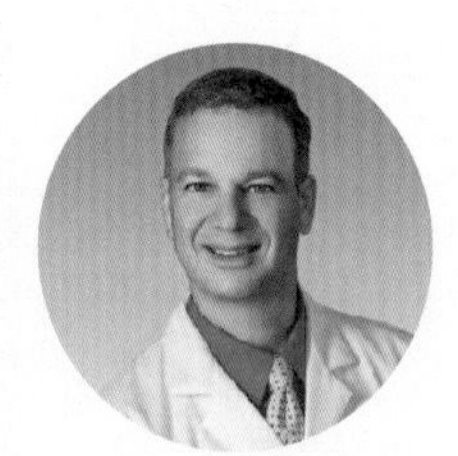

Paley 教授
Prof. Dror Paley

秘书长
Secretary General

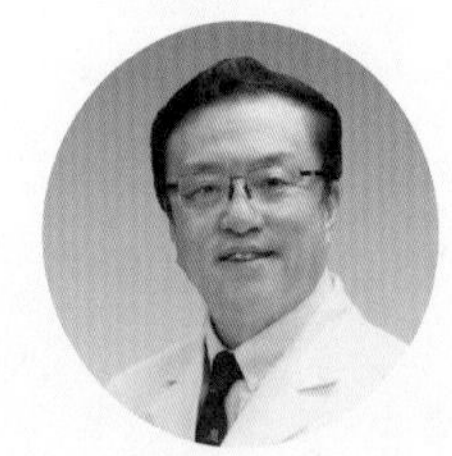

李刚 教授
Prof. Li Gang

※ 国际组织委员会 Organizing Committee

主席 Chairman

秦泗河 Sihe Qin（中国 CHN）

唐佩福 Peifu Tang（中国 CHN）

副主席（姓氏字母顺序排列）Vice Chairman（in alphabetical order of surname）

José Carlos Bongiovanni（巴西 BRA）
Alexander Gubin（俄罗斯 RUS）
蒋协远 Xieyuan Jiang（中国 CHN）
Dror Paley（美国 USA）
Rainer Baumgart（德国 GER）
James Fernandes（英国 GBR）
Gamal Ahmed Hosny（埃及 EGY）
Nuno Craveiro Lopes（葡萄牙 POR）
Aik Saw（马来西亚 MAS）

委员（姓氏字母顺序排列）Members of the Committee（in alphabetical order of surname）

Rajat Agrawal（印度 IND）
Julio Eduardo Amaya（阿根廷 ARG）
Norhaslinda Binti Bahaudin（马来西亚 MAS）
Omer Ali Rafiq Barawi（伊拉克 IRA）
Oliver Birke（挪威 Norway）
Manish Dhawan（印度 IND）
Mahmoud El-Rosasy（埃及 EGY）
Nando Ferreira（南非 RSA）
HR Jhunjhunwala（印度 IND）
Alexander Kirienko（意大利 ITA）
Philipp Lanz（奥地利 AUT）
Davirov Sharof Majidovich（乌兹别克斯坦 UZB）
Ignacio Ginebreda Martí（西班牙 ESP）
Mario Matos（多米尼加 DOM）
Jurgen Mesnwr（苏格兰 GBR）
Arshak Mirzoyan（亚美尼亚 ARM）
Piotr Morasiewicz（波兰 POL）
Ashraf Nizami（巴基斯坦 PAK）
Minoo Patel（澳大利亚 AUS）
Christof Radler（奥地利 AUT）
Jan Rölfing（丹麦 DEN）
Ghassan Salameh（叙利亚 SYR）
Hemant Sharma（英国 GBR）
Theddy Slongo（瑞士 SUI）
Nobuyuki Takenaka（日本 JPN）
Jabrayil Alakbarov（阿塞拜疆 AZE）
Gladys Reyes（哥斯达黎加 RCR）
Hamza Alrabai（沙特阿拉伯 KSA）
Chayanin Angthong（泰国 THA）
Bibek Banskota（尼泊尔 NEP）
Mofakhkharul Bari（孟加拉国 BAN）
Daniel Dungca（菲律宾 PHI）
Yasser Elbatrawy（埃及 EGY）
Levent Eralp（土耳其 TUR）
Sergio Iriarte（玻利维亚 BOL）
Muhammad shoaib Khan（巴基斯坦 PAK）
Metin Küçükkaya（土耳其 TUR）
Andres Machado（哥伦比亚 COL）
Ernesto Manrique（玻利维亚 BOL）
Yousef Marwan（科威特 KUW）
Takashi Matsushita（日本 JPN）
Faisal Miraj（印度尼西亚 IND）
León Mora（哥伦比亚 COL）
Durai Nayagam（英国 GBR）
Michael Okunola（尼日利亚 NGR）
Danieli Pili（意大利 ITA）
Fábio Lucas Rodrigues（巴西 BRA）
Martin Russi（乌拉圭 URY）
Dirk J. Schaefer（瑞士 SUI）
Andy Yeo Kuei Siong（新加坡 SIN）
Hae-Ryong Song（韩国 KOR）
Sebastian Tronconi（阿根廷 ARG）
DIEGO ANDRES PEREZ RODRIGUEZ（哥伦比亚 COL）
Konstantins Plotnikovs（拉脱维亚 LAT）

※ 国际学术委员会 Scientific Committe

主席 Chairman

秦泗河（中国）

Dror Paley（美国）

副主席（姓氏字母顺序排列）Vice Chairman（in alphabetical order of surname）

R A Agrawal（印度 IND）
Reggie Hamdy（加拿大 CAN）
Gamal Ahmed Hosny（埃及 EGY）
马昕 Xin Ma（中国 CHN）
Kevin Tetsworth（澳大利亚 AUS）
Maurizio Catagni（意大利 ITA）
Mofakhkharul Bari（孟加拉国 BAN）
Fernando de la Huerta（墨西哥 MEX）
Robert Rozbruch（美国 USA）

委员（姓氏字母顺序排列）Members of the Committee（in alphabetical order of surname）

Anna Aranovich（俄罗斯 RUS）
Teshayev Azamat Azamovich（乌兹别克斯坦 UZB）
Alexander Burtsev（俄罗斯 RUS）
Milind Chaudhary（印度 IND）
Yeok pin Chua（马来西亚 MAS）
Hani El-Mowafi（埃及 EGY）
Vaida Glatt（美国 USA）
John Herzenberg（美国 USA）
Svetlana Ilizarov（美国 USA）
Suheal A Khan（英国 GBR）
Om Lahoti（英国 GBR）
Soon-Hyuck Lee（韩国 KOR）
Munjed Muderis（澳大利亚 AUS）
Mangal Parihar（印度 IND）
Harunur Rashid（巴基斯坦 PAK）
Sanjeev Sabharwal（美国 USA）
Harshad M Shah（印度 IND）
Mikhail Teplenkii（俄罗斯 RUS）
Peter H. Thaller（德国 GER）
Nazri Mohd Yusof（马来西亚 MAS）
Shawn R. Gilbert（美国 USA）
SAIED WALID（突尼斯 TUN）
Sharof Davirov（乌兹别克斯坦 UZB）
Alfredo Aybar（秘鲁 PER）
Franz Birkholtz（南非 RSA）
Gracielle Cardoso（巴西 BRA）
Alexander Cherkashin（美国 USA）
Luis Enrique Cruz（哥伦比亚 COL）
Mohamed Fadel（埃及 EGY）
Jean-Marc Guichet（法国 FRA）
Shamsul Huda.（印度 IND）
Juanito Javier（菲律宾 PHI）
Gavin de Kiewiet（英国 GBR）
Donghoon Lee（韩国 KOR）
Takashi Matsushita（日本 JPN）
Satish Nesari（印度 IND）
秦岭 Ling Qin（中国 CHN）
Gonzalo Rubies（阿根廷 ARG）
Mikhail Samchukov（美国 USA）
Leonind Solomin（俄罗斯 RUS）
Tsukasa Teramoto（日本 JPN）
Mauro Vivas（阿根廷 ARG）
Jevgenijs Movcans（拉脱维亚 LAT）
MOHANNAD AHMED ALIYAN（沙特阿拉伯 SAR）
cristhian turnil murga（危地马拉 GUA）
Vitali Aranbitski（以色列 ISR）

秘书长 Secretary General

李刚 Gang Li（中国 CHN）

副秘书长 Deputy Secretary-General（in alphabetical order of surname）

杜辉 Hui Du（中国 CHN）
臧建成 Jiancheng Zang（中国 CHN）

秘书处 Secretariat（in alphabetical order of surname）

Shengsheng Guan（美国 USA）
Mohamed Abdelaal Hussein（埃及 EGY）
Ritesh Pandey（印度 IND）
Anatolii Sudnitsyn（俄罗斯 RUS）
Kae Sian Tay（新加坡 SIN）
Jidapa Wongcharoenwatana（泰国 THA）
张峻铭 Junming Zhang（中国 CHN）
张巍 Wei Zhang（中国 CHN）

参考文献

1. NO KADYROVA，LV Pavlova. Statistical analysis of big data：an approach based on support vector machines for classification and regression problems. Biofizika 2014 ，59（3）：446–57.

2. 秦泗河，郭保逢，郑学建，等 . 国产骨外固定器治疗四肢残缺畸形 7289 例应用报告 . 中华外科杂志，2017，55（9）：678–683.

3. BLAGOJ RISTEVSKI，Ming Chen. Big Data Analytics in Medicine and Healthcare. Journal of integrative bioinformatics. 2018，15（3）：2017–30.

4. 秦泗河，郭保逢，焦绍锋，等 . 应用骨外固定技术矫正四肢畸形 8113 例数据分析 . 中国修复重建外科杂志，2018，32（10）：1241–1248.

5. 秦泗河 . 中国矫形外科发展 70 年 [J]. 中华创伤杂志，2019，35（9）：790–795.

6. Davide Cirillo，Alfonso Valencia.Big data analytics for personalized medicine. Current opinion in biotechnology，2019，08（58）：161–167.

7. 秦泗河，郭保逢，臧建成，等 . 35 075 例手术治疗的肢体畸形残疾患者统计分析（秦泗河矫形外科 1978.5.25–2018.12.31）. 中国修复重建外科杂志，2019，33（11）：1333–1339.

8. 秦泗河，郭保逢，臧建成 . Ilizarov 技术引入中国大陆 30 年 [J]. 骨科，2020，11（3）：181–185.

9. Qin S，Zang J，Jiao S，et al. Lower Limb Deformities：deformity correction and function reconstruction. Berlin：Springer，2020.

10. 郭保逢，秦泗河，潘奇，等 . 14 839 例儿童肢体畸形临床数据分析 [J]. 骨科，2021，12（4）：344–347.

11. 秦泗河，郭保逢，彭爱民，等 . 成人胫骨缺损新分型与骨搬移重建策略：附 58 例报告 . 中华骨与关节外科杂志，2020，5（13）：402–408.

12. 秦泗河，郭保逢，石磊，等 . Ilizarov 技术联合髓内钉固定治疗成人 I 型神经纤维瘤病相关胫骨假关节 . 中华骨科杂志，2021，11（41）：687–693.

13. 潘奇，张永红，秦泗河，等 . 应用延长重建手术治疗下肢短缩畸形 2574 例数据分析 [J]. 实用骨科杂志，2022，28（1）：1–7.

14. Jean Jacob–Brassard，Charles de Mestral. Big data：Using databases and registries. Seminars in vascular surgery，2022，35（4）：413–423.

15. Andrew R Mayer，Josef M Ling，Andrew B Dodd，et al. Multicompartmental models and diffusion abnormalities in paediatric mild traumatic brain injury. Brain：a journal of neurology，2022，45（11）：4124–4137.

16. 秦泗河，郭保逢，石磊，等 . 骨外固定技术临床规范应用与医疗质量控制的初步探索（8113 例临床应用经验总结）[J]. 实用骨科杂志，2021，27（5）：388-391.

17. 秦泗河，郭保逢，郑学建，等 . 22062 例足踝畸形患者临床特点分析（秦泗河矫形外科数据库 1978 年 5 月 25 日—2020 年 12 月 31 日）. 中国修复重建外科杂志，2023，37（1）：74-80.

18. YiHui Zou. Congenital ear malformation（CEM）. Acta oto-laryngologica 2023 Nov; 143（sup1）: S3-S16.

19. Samuel Berchi Kankam，Amin Tavallaii，Esmaeil Mohammadi，et al. The neurodevelopmental outcomes of children with encephalocele：a series of 102 patients. Journal of neurosurgery. Pediatrics，2023，31（2）：151-158.

20. 秦泗河，郭保逢，王一岚 . 1012 例脊柱裂继发下肢畸形患者特点初步分析（秦泗河矫形外科数据库 1986 年 10 月 12 日—2020 年 12 月 31 日）. 中国修复重建外科杂志，2021，35（11）：1380-1383.

21.Yingling Yao，Haolin Zhou，Lianyong Li，et al. Epidemiological statistics of congenital thumb duplication in the Chinese population. Journal of orthopaedic surgery and research，2021，16（1）：481.

22. Baofeng Guo，Sihe Qin，Xuejian Zheng，etal. Ilizarov technique for severe knee flexion contracture in juvenile rheumatoid arthritis. Journal of Orthopaedic Translation，2020，25（6）：33-38.